改訂新版

糖尿病の基本の食事

監修 朝日生命成人病研究所 所長 春日雅人

料理制作 管理栄養士・料理研究家 金丸絵里加

Gakken

はじめに

最近、「血糖値が高くなった」「お腹まわりが気になる」と感じていませんか。

患者さんがもっとも多い2型糖尿病は、初期には自覚症状がほとんどありません。そのため気がつかないうちに、全身の血管が傷つけられて、体のさまざまな臓器に影響を与えてしまい、突然死、失明、腎不全などが進行してから気がつくということもあります。

糖尿病、糖尿病予備軍と診断されたら、基本は食事療法です。まずは食事と運動で血糖をコントロールしていきます。

適切なカロリーとバランスのよい栄養素をとるように、食事を調節していきましょう。本人が食事を自己管理して「自分で治す」という意識が必要になります。食事療法の他に、運動をプラスすると、さらに効果的です。

本書では、糖尿病の基本の食事療法を紹介しています。毎日の食事を安心して食べられることはもちろん、無理なく続けられることが、食事療法では大切です。糖尿病と診断されていなくても、血糖値が気になる方、患者さんのご家族にもおすすめのレシピばかりです。

また、レシピの他に巻頭・巻末やコラムでは、糖尿病の食事療法の基本や調理法、病気の基礎知識も掲載していますから、あわせてご覧ください。

血糖コントロールができ、よい状態を保つことができれば、健康な人と変わらない生活を送ることができます。

本書が、患者さんやご家族にとって、日々の食事の一助となれば幸いです。

朝日生命成人病研究所　所長
春日雅人

糖尿病の基本となる食事療法に必要なのは、血糖値を上げすぎないこと。そのためには、低カロリー、塩分が少なめ、糖質をとりすぎないことが大切です。

糖尿病の食事というと「量が少なそう」「味がなさそう」というイメージを持たれますが、かさ増しをしてボリュームをアップしたり、薄味にする分、酸味や辛みで味にメリハリをつけたりと、ちょっとしたコツで「こんなに食べてもいいんだ」「薄味が気にならない」と思っていただけるようなレシピになるように考えました。

糖尿病の1日の摂取エネルギーを計算しやすいように、それぞれのレシピに、エネルギー、塩分、糖質の数値を明記してあります。また、主菜やワンプレートにはそれらに合う副菜、汁物・スープのおすすめ献立例も紹介しています。

患者さんのご家族をはじめ、糖尿病ではない人でも満足して食べていただけ、より健康になれるレシピになっています。

まずはレシピ通りに作って、分量やどんな食材・調味料が糖尿病には向いているのかを確認してみましょう。〝低カロリーのコツ〟もいっしょに覚えると、他のレシピのときにも応用することができます。

患者さんや、血糖値が気になるという方にとって、この本が毎日の食事を作る上での工夫や助けになれば幸いです。

管理栄養士・料理研究家
金丸絵里加

楽しく、長く続けるための5つのポイント

糖尿病あるいは、血糖値が高いと診断されて食事療法をはじめてみたものの「あれも、これもカロリーが高いから食べられない」と、毎日が似たようなメニューになっていませんか。食事は、朝・昼・夕と毎日食べるもの。バリエーションのないメニューでは飽きてしまいます。食事を楽しく、長く続けられるように、この本では次の5点を重視しています。

ポイント 1 ボリューム感を重視!!

こんなに食べても低カロリー

糖尿病は、カロリーを控えなければならないと思いがちですが、この本では肉もワンプレートも「こんなに食べてもいいの！？」と思えるくらい、ボリュームを大事にしました。かさ増しなどのちょっとした工夫で、ボリュームアップを心がけています。

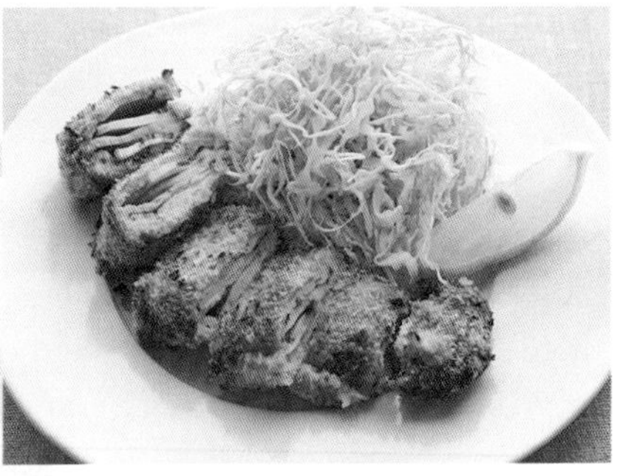

薄切り肉としいたけを重ねた焼きカツ。

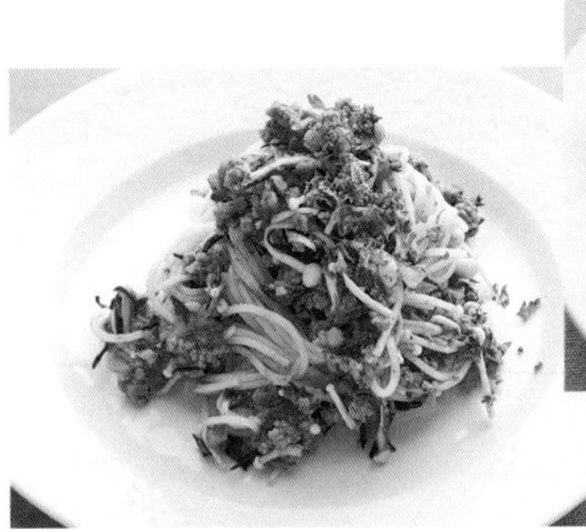

えのきでかさ増ししたミートソース。

ポイント 2 材料も調味料も身近なものしか使わない!!

特別なものはありません

近所のスーパーで買えるいつもの材料、調味料を使っています。特別なものは使っていません。手間もお金もかかりません。

片栗粉はとても便利。水溶き片栗粉で、あんかけにしてボリュームアップさせたり、シチューの素のかわりに使ってとろみを出すとカロリーを抑えることもできます。

ポイント

デザートだって食べたい

3 甘いものも楽しめる！

食後の甘いものが楽しみという方も多いでしょう。糖尿病だからと、禁止にしてしまうと、それがストレスになって血糖値を上げてしまうことも……。自身の摂取カロリー内で調節ができるように低カロリーのデザートレシピを紹介しています。

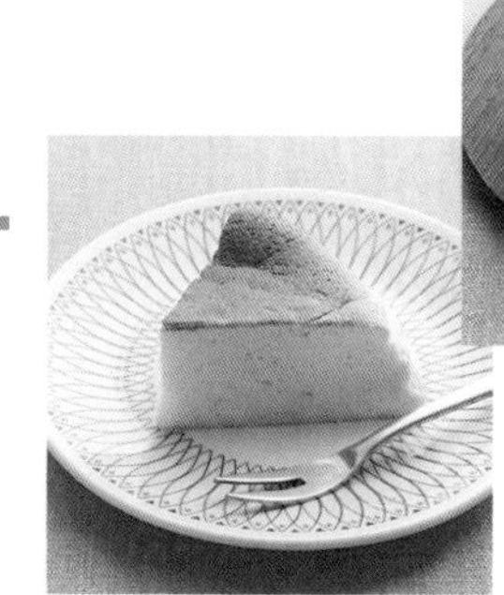

小麦粉を減らし、おからにしたり、チーズだけではなくヨーグルトも使って低カロリーにしています。

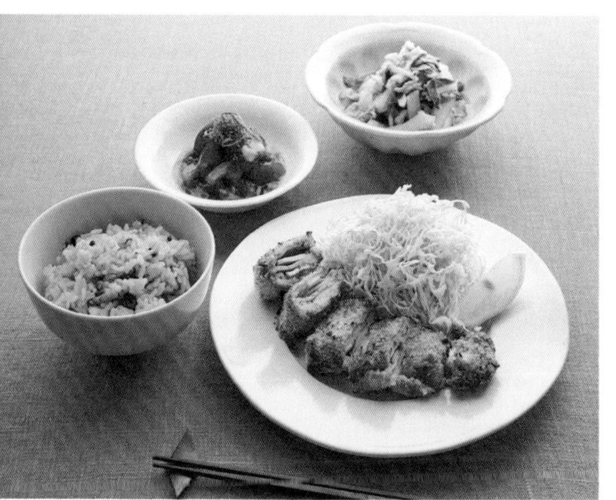

夕食の献立例。揚げないカツでカロリーオフ。

ポイント

面倒な計算はいりません

4 主菜、副菜、汁物別の掲載で献立作りが簡単!!

主菜を選んだら、副菜、汁物で献立のできあがり。さらに主菜とワンプレートのところには、その献立におすすめの副菜や汁物を掲載しています。摂取カロリーと相談しつつ、毎日の献立に役立つように紹介しています。

ポイント

おいしくて、作りやすい安心レシピ

5 今までどおり＋ひと工夫でOK!!

レシピ名をみると「から揚げ」「ハンバーグ」「しょうが焼き」など定番のものが多くあります。今までどおりの作り方に、ちょっとしたひと工夫で、血糖値が心配な人もおいしく、安心して食べられるレシピになっています。

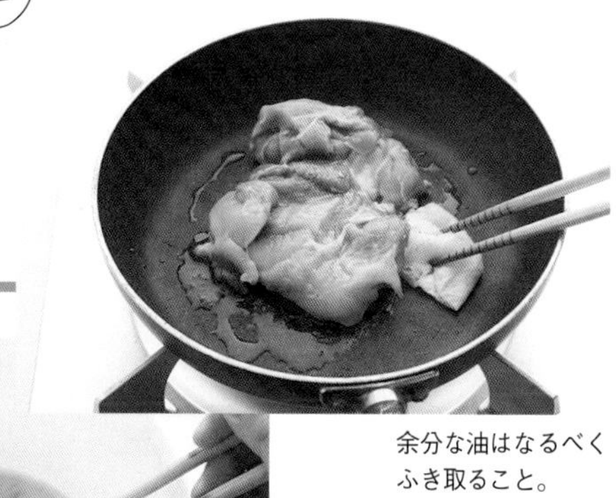

余分な油はなるべくふき取ること。

かに玉に、豆腐を加えてかさ増しに。

目次

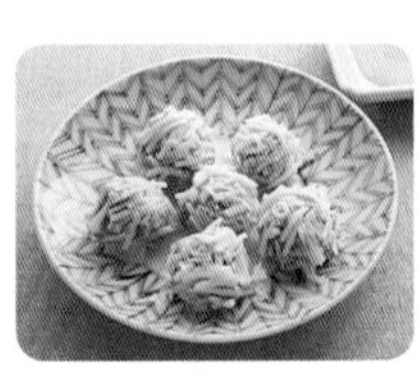

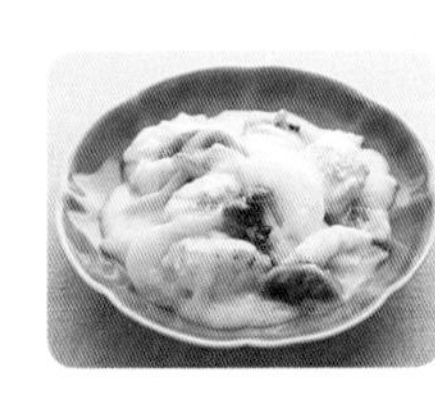

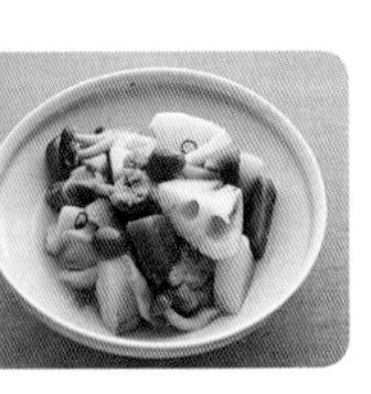

【卵・豆腐料理】

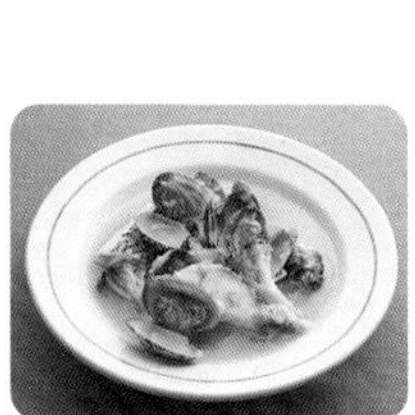

◎副菜レシピ

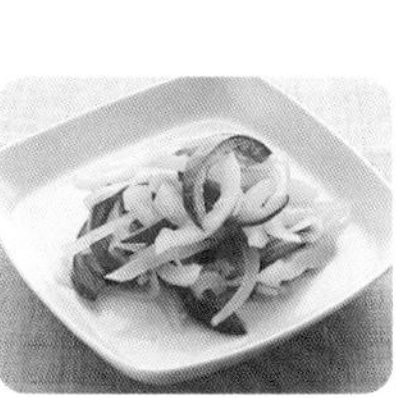
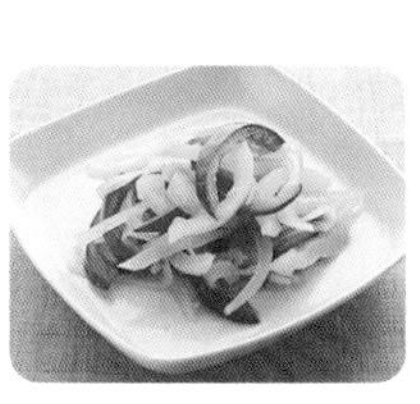

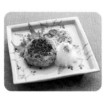

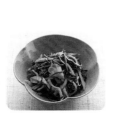

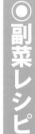

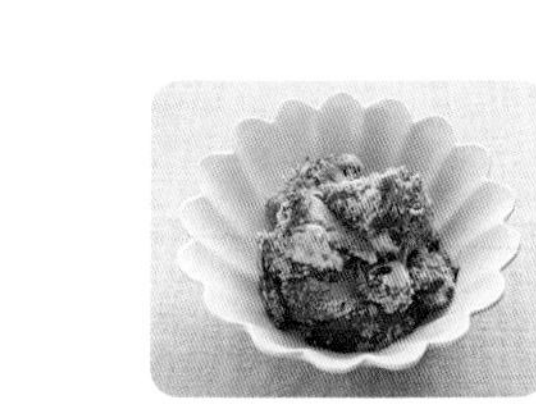

◎汁物・スープレシピ

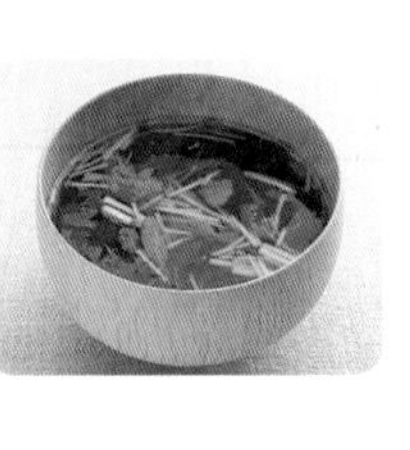

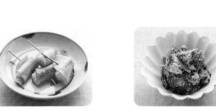

◎麺・丼・ワンプレートレシピ

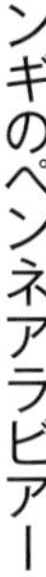

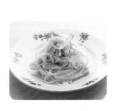

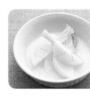

◎もう一品（低カロリー／デザート）レシピ

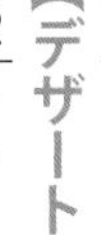

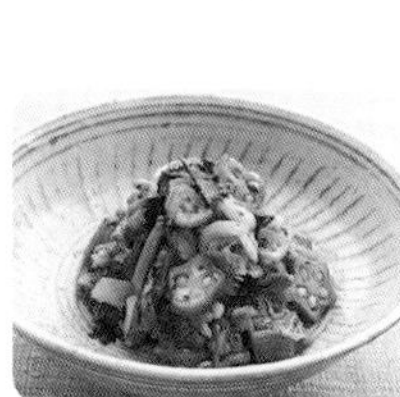

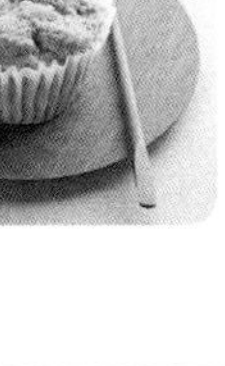

◎糖尿病の基礎知識

参考文献

◎春日雅人監修『明解！ あなたの処方箋　最新版　本気で治したい人の糖尿病』（学研プラス）
◎上村泰子・片山隆司監修『目で見る食品カロリー辞典　ヘルシー＆肥満解消』２０１３〜１４年版（学研プラス）
◎日本糖尿病学会編『患者さんとその家族のための糖尿病治療の手びき　改訂第55版』（日本糖尿病学会編・南江堂）
◎則岡孝子監修『最新　栄養成分の事典』（新星出版社）

食事内容の見直しが病気の進行を抑えるカギ!!

食事の改善が大切

糖尿病、あるいは血糖値が高いと診断されたら、合併症の進行を抑えるために、**血糖値を正常に保つこと**が何より重要です。そのためには食生活を改善する必要があります。

ただし、糖尿病になったからといって、好きなものを食べられなくなるわけではありません。食生活改善のポイントは、**「食べすぎないこと」「バランスよく食べること」「規則正しく食べること」**の3つです。大事なことは継続することですから、無理せず、楽しく、食生活の改善に取り組みましょう。

自分の適正摂取エネルギー量

食べすぎを防ぐためには、自分の**適正摂取エネルギー量**を知る必要があります。適正摂取エネルギー量は年齢、性別、身体活動量によって異なります。基準は左表のとおりです。

糖尿病と診断された人は、主治医と相談して正確に決めてもらうようにしましょう。

これだけは覚えよう!

6つのグループ

炭水化物を多く含む

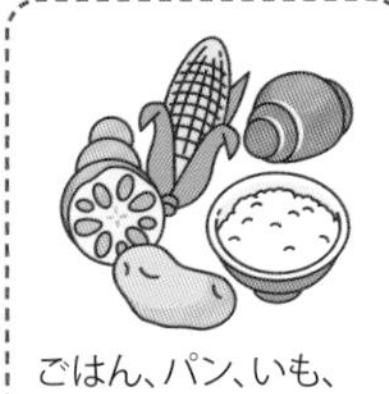
ごはん、パン、いも、れんこん、とうもろこし

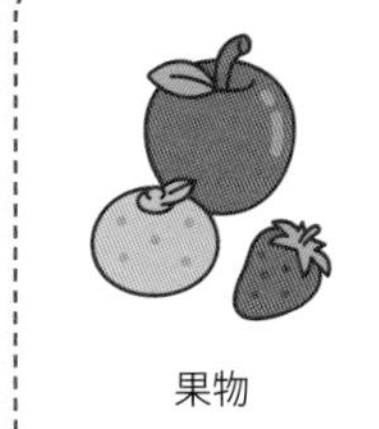
果物

たんぱく質を多く含む

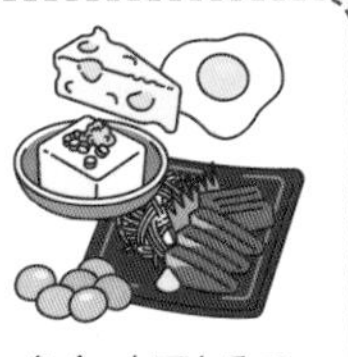
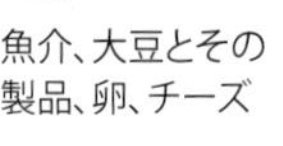
魚介、大豆とその製品、卵、チーズ

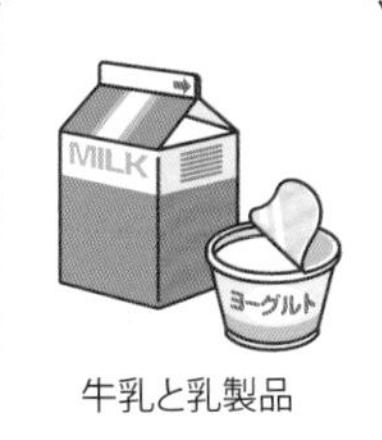

牛乳と乳製品

脂質を多く含む

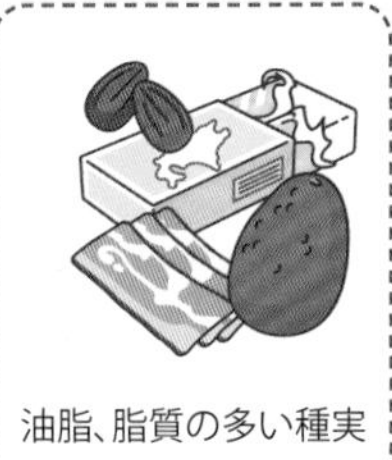
油脂、脂質の多い種実

ビタミン、ミネラルを多く含む

きのこ、野菜、海藻、こんにゃく

適正摂取エネルギー量＝標準体重×身体活動量

（→P143の計算方法参照）

身体活動量（kcal/kg）

軽い労作	25 ～ 30
普通の労作	30 ～ 35
重い労作	35 ～

チェックしてみよう

こんな食生活は血糖値を上げてしまいます。
どの項目が一番多く当てはまりましたか。
食事内容、食事時間を見直してみましょう。

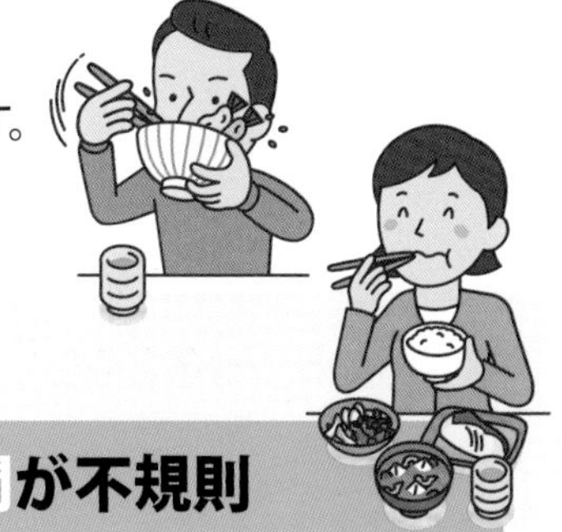

摂取エネルギーが多すぎる

- □ 早食いのほうだ
- □ 満腹になるまで食べる
- □ 大盛り、おかわりを頼むことが多い
- □ デザートや間食をよく食べる
- □ お酒をよく飲む

食事時間が不規則

- □ 朝食は食べないことが多い
- □ 夕食の時間が遅い
- □ 寝る前に何か食べる
- □ いつも何か食べている

塩分が多すぎる

- □ 濃い味付けが好きだ
- □ 漬け物、つくだ煮はいつもほしい
- □ 麺類はスープも全部飲む
- □ 外食で塩・しょうゆを足すことがある

栄養バランスが悪い

- □ 野菜は嫌い、あまり食べない
- □ 揚げ物や脂っこいものが好き
- □ 甘いものをよく食べる
- □ ジュースや清涼飲料水をよく飲む
- □ 外食では定食より麺類、丼物が多い

食べ方の工夫

適正摂取エネルギー量内でも、食べ方次第で満足感と栄養が得られます。

工夫1 食事はよく噛んで、ゆっくり食べる。

噛むことで脳の満腹中枢が刺激され、早く満腹感が得られます。逆に早食いをすると、満腹感がないまま食べすぎてしまいます。食物繊維の豊富な野菜を大きめに切って調理するなど調理法も工夫しましょう。玄米など歯ごたえのある食べ物なら、噛む回数が自然に増えます。

工夫2 はじめに食物繊維をとる。

食物繊維の多い野菜を先に食べると、食後の血糖値の上昇がゆるやかになり、脂肪の吸収も抑えられます。

工夫3 炭水化物の割合を抑える。

食後の高血糖を防ぐためには、炭水化物の割合を総カロリーの50～60％に抑えることが大切です。低カロリーで食物繊維の豊富なきのこ、海藻、こんにゃくや良質なたんぱく質を含む大豆製品を上手に取り入れましょう。

献立例から見る具体的な改善ポイント

高血糖改善には適正なカロリー摂取が大切。今まで食べていたものが、どれくらいのエネルギー・塩分・糖質だったのかを、具体的な献立で比べてみましょう。朝、昼、夕と1日分の献立をそれぞれ比べてみました。

改善前の朝食

エネルギー	塩分	糖質
611kcal	5.9g	79.1g

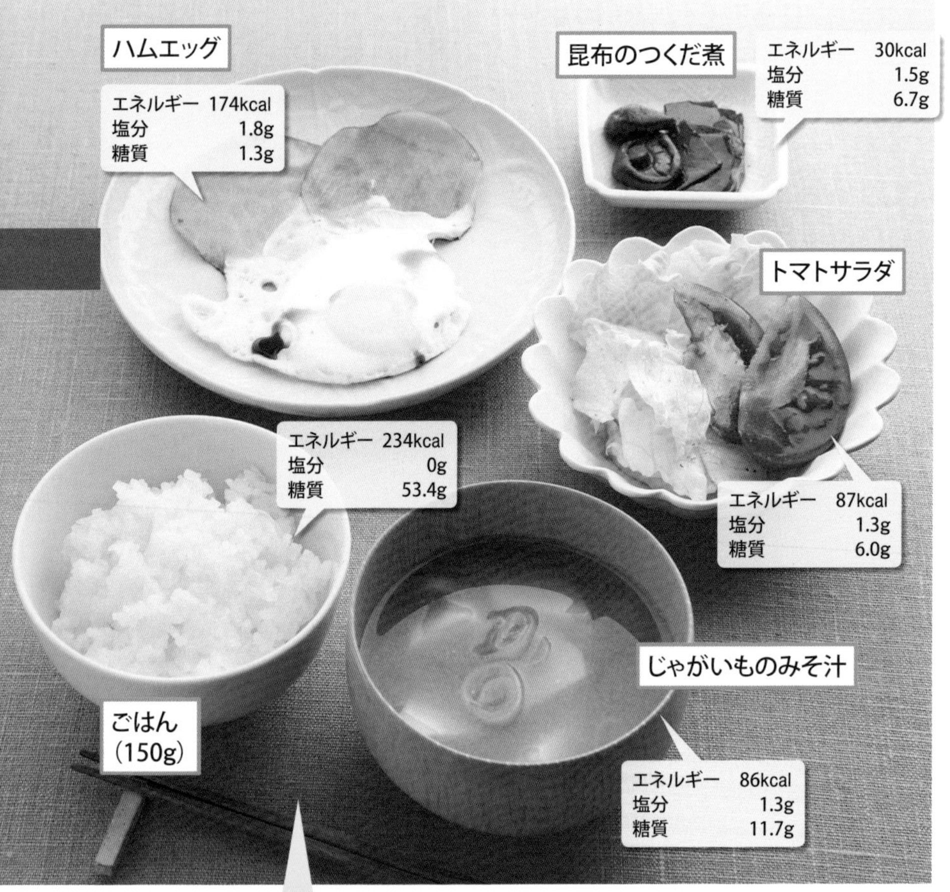

ハムエッグ
エネルギー 174kcal
塩分 1.8g
糖質 1.3g
昆布のつくだ煮
エネルギー 30kcal
塩分 1.5g
糖質 6.7g
トマトサラダ
エネルギー 87kcal
塩分 1.3g
糖質 6.0g
エネルギー 234kcal
塩分 0g
糖質 53.4g
ごはん
(150g)
じゃがいものみそ汁
エネルギー 86kcal
塩分 1.3g
糖質 11.7g

改善すべきポイント

朝食といえば、卵、みそ汁、つくだ煮や漬け物が定番という人も多いでしょう。

改善前 **サラダ**で野菜をとっていることはいいのですが、ここにドレッシングをかけることでカロリーが高くなります。また、**つくだ煮**は保存をよくするために、塩分が多くなっています。**ハムエッグ**は、油で焼き、さらにしょうゆをかけています。

改善後 みそ汁を**すまし汁**にすることで、塩分をカット。サラダを**ごま和え**にしています。同じ野菜をとるのでも、ごま和えのほうがドレッシングに含まれる油を使わないので低カロリーです。野菜と納豆が入った食べごたえのある**スパニッシュオムレツ**は、栄養価の高いもの。ハムエッグと比べるとより多くの栄養をとることができます。

改善後の朝食

エネルギー	塩分	糖質
513kcal	2.7g	65.7g

（1日の適正摂取エネルギーが1600～1800kcalとした場合）

●納豆や野菜の味を生かしているので塩分は控えめ
●具だくさんなので栄養価が高い

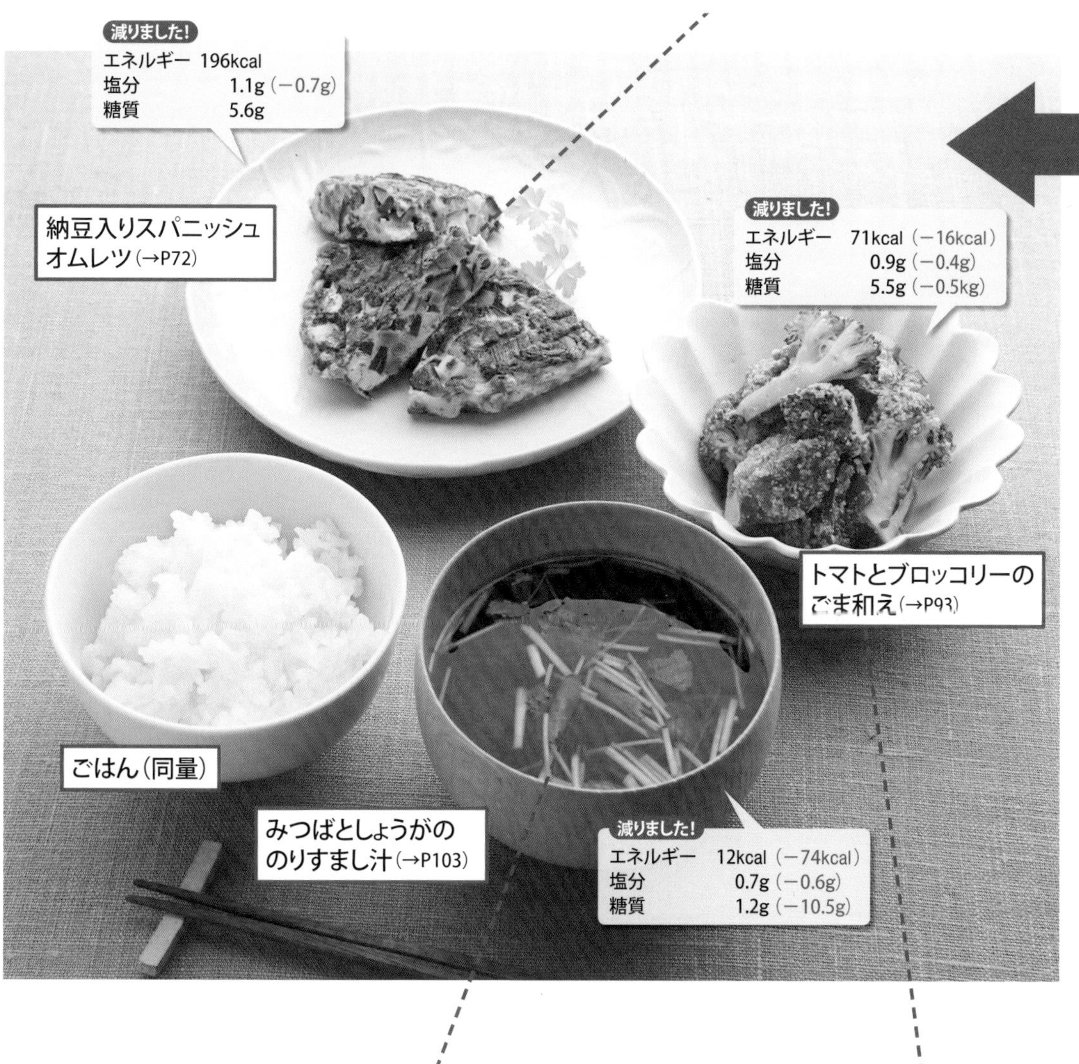

●すまし汁にしたので塩分を0.6gオフ
●具材も糖質の少ないみつば、のりなので、糖質を10.5gも減らせる

●サラダにはドレッシングを使っているのでカロリーが高くなるが、ごま和えにしたのでカロリーは16kcalオフ

改善前の昼食

エネルギー	塩分	糖質
878kcal	5.0g	95.9g

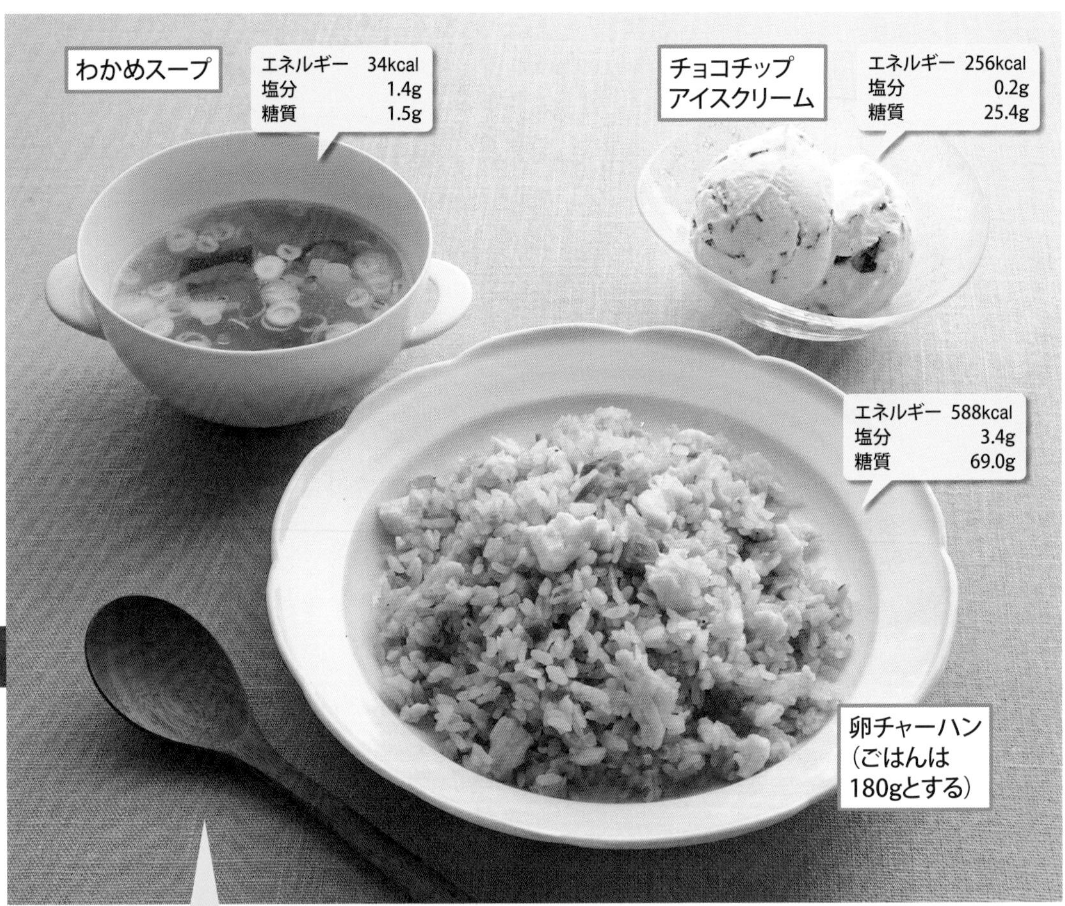
わかめスープ
エネルギー 34kcal
塩分 1.4g
糖質 1.5g
チョコチップ
アイスクリーム
エネルギー 256kcal
塩分 0.2g
糖質 25.4g
エネルギー 588kcal
塩分 3.4g
糖質 69.0g
卵チャーハン
(ごはんは
180gとする)

改善すべきポイント

定食のほうが、栄養バランス的にもよいのですが、昼食は手軽に食べられるワンプレートを選ぶことも多いでしょう。また、外食では分量が多くなっているお得なセットが多いものです。そのときには、ごはんや麺の量を減らしてもらったり、もったいないですが残すようにして調節しましょう。また麺のスープは飲み干すと塩分が高くなるので、こちらも残すようにします。

改善前 チャーハンの卵は油をよく吸ってしまい高カロリーに。また、食後の甘いものとしてアイスクリームを選んでしまうと、さらにカロリーが高くなってしまいます。

改善後 卵ではなく**根菜を中心としたチャーハン**に。噛みごたえもあるので、満腹感が増します。また、同じわかめを使った**スープ**ですが、もやしを入れてボリューム感を出しています。デザートも、フルーツや、中華ならば**杏仁豆腐**など低カロリーなものにしましょう。

改善後の昼食

エネルギー	塩分	糖質
524kcal	3.2g	77.7g

（１日の適正摂取エネルギーが1600～1800kcalとした場合）

●食後のデザートはフルーツにするとカロリーが抑えられる
●ゼリー、シャーベットでもＯＫ

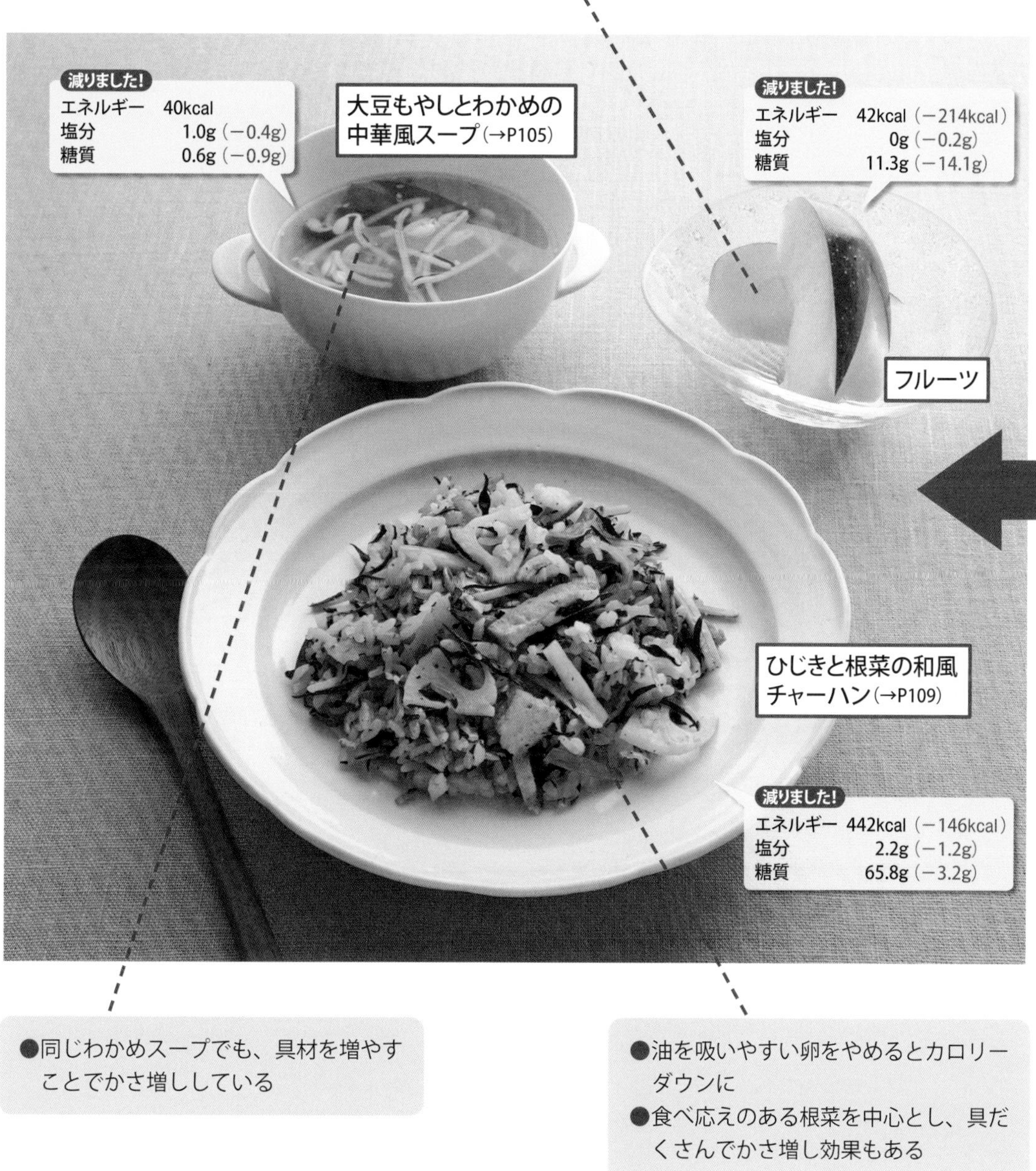

減りました!
エネルギー 40kcal
塩分 1.0g（－0.4g）
糖質 0.6g（－0.9g）
大豆もやしとわかめの中華風スープ（→P105）
減りました!
エネルギー 42kcal（－214kcal）
塩分 0g（－0.2g）
糖質 11.3g（－14.1g）
フルーツ
ひじきと根菜の和風チャーハン（→P109）
減りました!
エネルギー 442kcal（－146kcal）
塩分 2.2g（－1.2g）
糖質 65.8g（－3.2g）

●同じわかめスープでも、具材を増やすことでかさ増ししている

●油を吸いやすい卵をやめるとカロリーダウンに
●食べ応えのある根菜を中心とし、具だくさんでかさ増し効果もある

改善前の夕食

エネルギー	塩分	糖質
922kcal	5.2g	93.4g

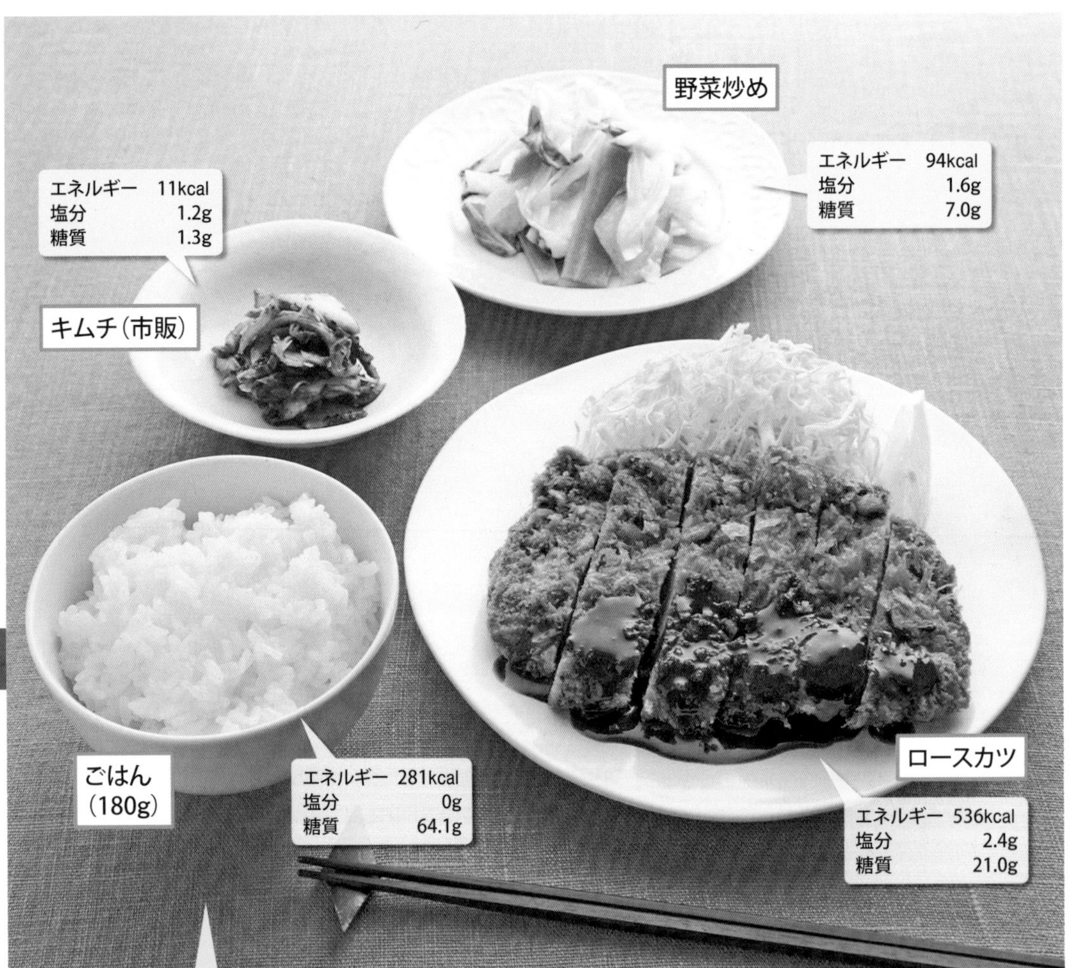
野菜炒め
エネルギー 94kcal
塩分 1.6g
糖質 7.0g
エネルギー 11kcal
塩分 1.2g
糖質 1.3g
キムチ（市販）
ごはん（180g）
エネルギー 281kcal
塩分 0g
糖質 64.1g
ロースカツ
エネルギー 536kcal
塩分 2.4g
糖質 21.0g

改善すべきポイント

夕食は、１日の中でもボリュームをもたせている人も多いでしょう。主菜や副菜などの定食スタイルが一般的。

改善前 ロースカツはとんかつの中でもカロリーが高めです。ヒレカツのほうがカロリーを抑えられます。また野菜炒めですが、油を多く使うのでこちらも高カロリー。さらに漬け物で塩分が多くなっています。

改善後 薄切り肉にしいたけをはさんでかさ増しをして低カロリーに。また、野菜も**煮びたし**にし、漬け物の代わりに**酢の物**にして、どちらもカロリーを抑えています。さらに白米を**雑穀米**にすることで食物繊維もアップ。

改善後の夕食

エネルギー	塩分	糖質
517kcal	2.9g	69.8g

（１日の適正摂取エネルギーが1600～1800kcalとした場合）

●酢の物なので、塩分が減る

●煮びたしなので、油が少なくてすむ
●薄めの味つけにして、塩分をカット

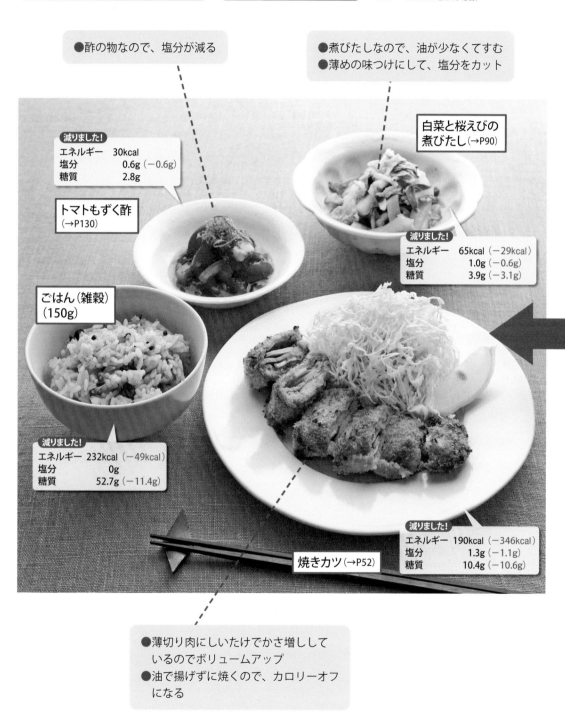

●薄切り肉にしいたけでかさ増ししているのでボリュームアップ
●油で揚げずに焼くので、カロリーオフになる

糖尿病の食事療法の基本①
血糖値を急激に上げない

主食を食べすぎない

炭水化物の中の糖質は、たんぱく質や脂質に比べ、食後の血糖値を急激に上げます。総摂取カロリーに占める炭水化物の割合が、50～60%になるようにセーブします。

糖質を食べる
↓
体内でブドウ糖に分解され、全身へ
↓
インスリンが働く
↓
血糖値が下がる

糖の多い食材

いも類、かぼちゃ、れんこんなどの根菜類、とうもろこし、大豆以外のグリーンピースなどの豆類、果物には糖質が多く含まれています。

ブドウ糖に分解される炭水化物

炭水化物には糖質と食物繊維が含まれていますが、**ほとんどが糖質**です。糖質は体内でブドウ糖に分解され、血液とともに全身の細胞に運ばれて、エネルギー源となります。炭水化物は、三大栄養素の中でもたんぱく質や脂質と比べ、血糖値を急激に上げます。

血液中にブドウ糖が増えると、膵臓（すい）からインスリンというホルモンが分泌され、血糖値を下げる働きをしますが、糖尿病の人はインスリンの量が少なかったり、働きが悪いため、糖質の摂取量が多いと、高血糖が続くのです。

果物、甘いものも控えめに

果物はビタミンやミネラル、食物繊維が豊富ですが、果糖やブドウ糖を多く含んでいます。みかんなら1日に2個、りんご、なしは半個までと決めておきましょう。お菓子は「がんばったときのごほうび」「食べたら運動30分」など、ルールを決めて月に数回に抑えます。

糖も油も「おいしい」けれど

脳は、たんぱく質と油と糖を「おいしい」と感じるようにできているといわれています。丼物や麺類は、糖も油も多いことから満足感が高くなります。

丼物は茶碗2杯分のごはんが入っていますから、「もったいない」と思っても半分残すか、「ごはんは少なめ」と注文しましょう。一品料理は野菜不足になりがちなので、おひたしなどの副菜をプラスしましょう。

不規則な食事は糖尿病を悪化させる

血糖値は食事をとると上昇し、膵臓β（ベータ）細胞からインスリンが分泌されて、血糖値が下がるということを繰り返します。

まとめ食いや、いつも何か食べているだらだら食いでは、膵臓が疲れてインスリンの出が悪くなったり、働きが悪くなり、血糖値を下げる力が低下します。

食事回数が減りそうなときは、間におにぎりを1個食べたり、昼間にたくさん食べたら夜は軽くすませるなど、調節するようにしましょう。

糖と油の多い料理に注意

丼物や麺類は、忙しい昼食時などには助かりますが、急いで食べるので食後高血糖の原因に。炭水化物だけでなく油も多いので、高血糖・高カロリーのダブルパンチに要注意です。

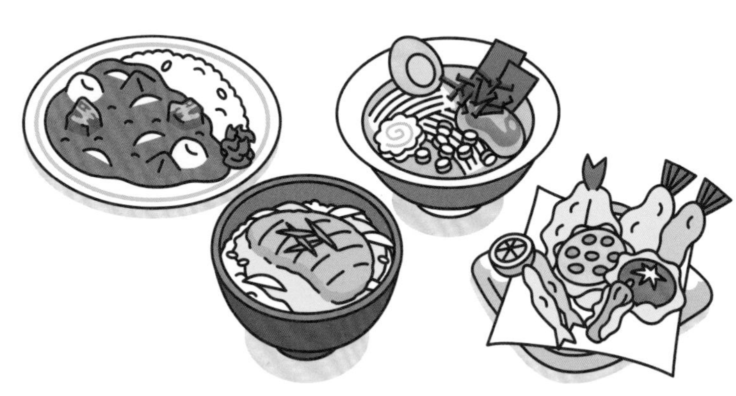

朝食を必ず食べよう

規則正しく朝食を食べることは肥満予防の観点から重要です。朝食を抜いてまとめ食いをすると血糖値の急上昇につながります。

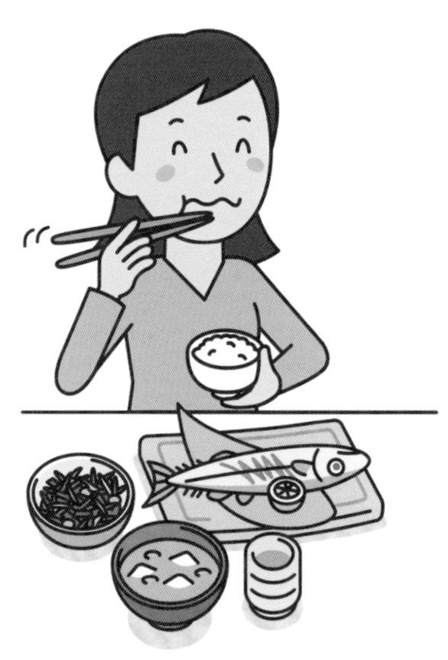

糖尿病の食事療法の基本②
摂取カロリーを減らす

脂質は三大栄養素の4分の1以下に

摂取カロリーを減らすうえで大事なことは、**栄養バランスを崩さないこと**。三大栄養素の割合が、**炭水化物50～60%、たんぱく質15～20%、脂質25%以下になることが理想**です。さらに、食物繊維、ビタミン、ミネラルも不足しないよう、多品目の食材から栄養をとるように心がけましょう。

脂質は大切なエネルギー源であるばかりでなく、細胞膜や血液、ホルモンなどの材料にもなるので、脂質をゼロにする必要はありません。

飽和脂肪酸のとりすぎは動脈硬化を招く

脂質をとりすぎると、血液中の総コレステロール値が高くなり、動脈硬化を促進させます。総コレステロールを増やす飽和脂肪酸（主に肉類の脂）1に対して不飽和脂肪酸（主に植物性脂肪や魚の油）を1.5～2の割合でとるのが理想です。

油・脂を減らす料理方法

肉・魚の脂を落とすには……

網焼きにする　**湯通しする**　**蒸す**

肉や魚の脂（油）はとりすぎに注意しましょう。焼き物には油を引かなくてもよいフッ素樹脂加工のフライパンや鍋を活用します。どうしても油を引きたいときは、専用スプレーを使うのもよい方法です。

肉や魚は網焼きや蒸し焼き、湯通しして、余分な脂（油）をなるべく落とすようにします。

揚げ物は、フライよりも衣に油が含みにくい天ぷらや唐揚げ、または素揚げにして、揚げたらすぐ、ペーパータオルなどにのせ、油をよくきるように心がけましょう。

また、揚げ物は素材を大きいまま揚げたほうが、表面積が少ないため、とる油の量は少なくなります。

脂質は肉より魚から

脂質には飽和脂肪酸と不飽和脂肪酸があります。肉、バターなど常温で固まるのが飽和脂肪酸で、血液中のＬＤＬコレステロールを増やし、動脈硬化の原因になります。いわしやさばなど青魚の油、オリーブ油などの植物油は不飽和脂肪酸で、ＬＤＬコレステロールを減らす働きがあるので多めにとりましょう。

ドレッシングはノンオイル

ドレッシングは油の量を減らすか、ノンオイルに。塩分を控えめにするには、大根や玉ねぎなどの野菜のすりおろしや、青じそなどの香味野菜、ゆず・レモンなどの柑橘類で風味を加えます。マヨネーズやヨーグルトを使うときはカロリー減のものを使いましょう。

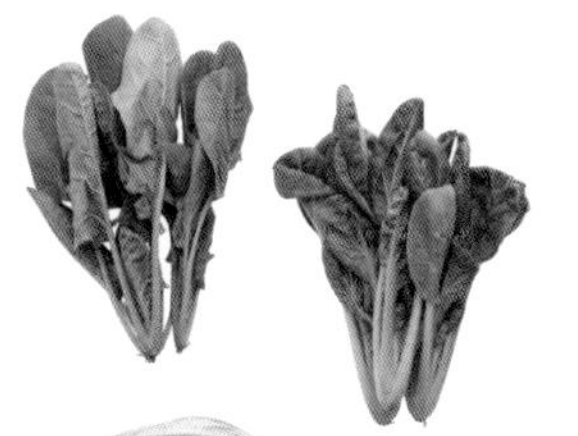

低カロリーなのでたくさん食べてもＯＫ。
空腹感を抑えるのに役立ちます。

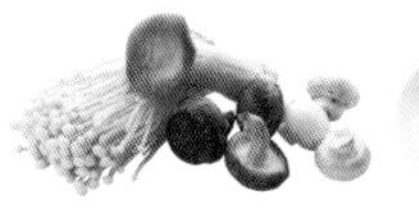

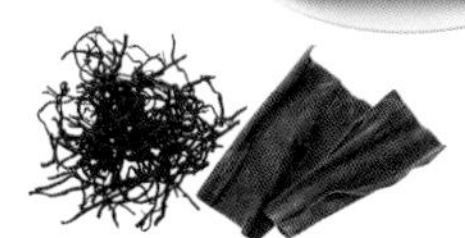

野菜の食物繊維を効率よくとるためには、加熱をして、かさを減らしましょう。生より多く食べられます。

食べ方の工夫

ほうれん草、小松菜、キャベツ、きのこ類、海藻類、こんにゃく。これらは食物繊維が豊富。いろんな食材から食物繊維をとるように心がけましょう。

血中のコレステロールを下げる食品

飽和脂肪酸は血中コレステロールを上げますが、不飽和脂肪酸を多く含む食品はコレステロール値を下げる働きをします。脂や果物のとりすぎはいけませんが、適正な摂取エネルギーの範囲で、コレステロールを下げる食品は積極的にとることをおすすめします。

コレステロールを下げるのは、大豆製品、野菜、果物、青魚の油でＥＰＡ、ＤＨＡ、ヤシ油とピーナツ油を除く植物油に多いリノール酸、オレイン酸などの油です。

また、肉は脂の少ない部位を選びましょう。

・牛肉→もも、肩、ひれ。霜降り肉はＮＧ。
・豚肉→もも、肩、ひれ。ばら肉はＮＧ。
・鶏肉→ささみ、むね。皮はＮＧ。

食物繊維をとろう

野菜は毎日、ボウルに１杯（約350ｇ）食べようといわれますが、なかなか難しいものです。野菜は火を通してかさを少なくしたほうがたくさん食べられ、結果的に食物繊維をたくさんとることができます。

穀類は精製の程度により、食物繊維が減ります。白米よりは胚芽米や玄米、パンなら全粒粉のパンやライ麦パンのほうが食物繊維が多くなります。

肉を食べるときは、必ず野菜など食物繊維を先に食べるか、肉に巻くなどして一緒に食べましょう。

食物繊維は1日20〜25g

食物繊維には、余分な脂や塩分、老廃物を便とともに体外に排出する働きがあります。**1日に野菜なら３５０g、食物繊維は20〜25g**をいろいろな食材の食品からとるように意識しましょう。

海藻類やこんにゃくは低カロリーなので、たっぷり食べても大丈夫です。カロリー制限が必要な人にとっては、空腹感を抑える強い味方になります。ただし、甲状腺の病気がある人は、海藻類は控える必要があります。

脂質異常症にも注意

血液中のコレステロールとともに、中性脂肪が増えすぎると脂質異常症になり、これも動脈硬化の原因になります。

血液中の中性脂肪を増やさないためには、**炭水化物と糖分のとりすぎを予防する必要**があります。甘いお菓子や果物、飲み物のとりすぎには十分に注意しましょう。

糖尿病の食事療法の基本③
塩分を抑える

減塩で高血圧を予防する

糖尿病や予備群で高血糖値の人、喫煙者、塩分の多い食事が好きな人、飲酒習慣のある人などは、すべて高血圧のリスクが高くなります。高血圧と高血糖が合わさると、血管が硬くもろくなり、動脈硬化の危険が高まります。塩分の多いおかずは、食べすぎをまねきがちで、肥満の要因にもなります。

減塩は高血圧の予防だけでなく、胃がんのリスクを下げる、動脈の柔軟性を高めるなど、多くの利点があるので、ぜひ減塩にとりくみましょう。

減塩のテクニック

香辛料や香味野菜で味にアクセント

こしょう、カレー粉、とうがらしなどのスパイスは、少量で味にアクセントがつきます。パセリや香菜、バジルなどの香味野菜も薄味の料理を引き立てます。

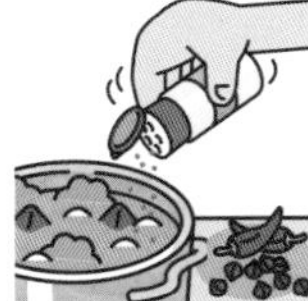

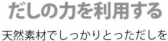

だしの力を利用する

天然素材でしっかりとっただしを使うと、塩味に頼らず、薄味でもおいしいと感じられる料理ができます。市販のだし入り調味料や粉末だしには塩分が多く含まれるものがあるので、注意しましょう。

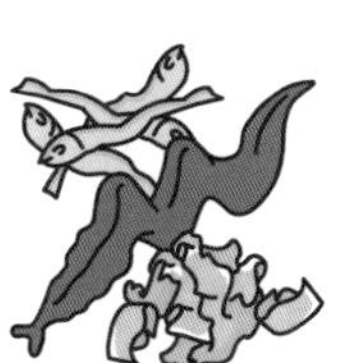

麺類のスープは残す

手軽に食べられる麺類ですが、そのスープにはラーメンで4g、みそラーメンは6g、かけそば6g、ざるそば3gの塩分が含まれています。スープは残すようにしましょう。これは1日の塩分摂取量の半分以上を占めます。

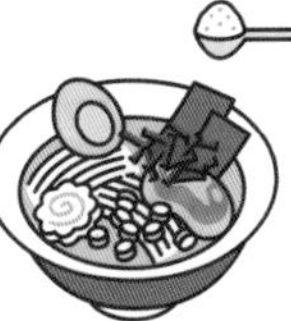

酸味を加える

酢やレモン、かぼす、ゆずなどの柑橘類で酸味を加え、味に変化をもたせると、塩分を減らせます。焼き物、和え物など、素材を味わう料理によく合います。また、その香りも楽しめます。

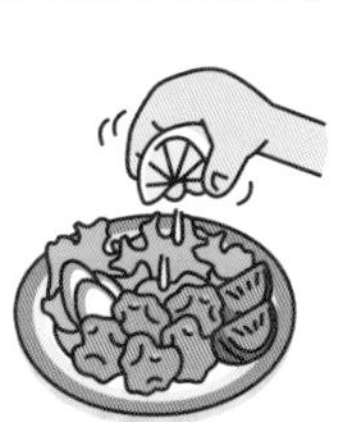

しょうゆはかけずにつける

しょうゆ、ソースはかけるのではなく、皿に入れてつけて食べます。

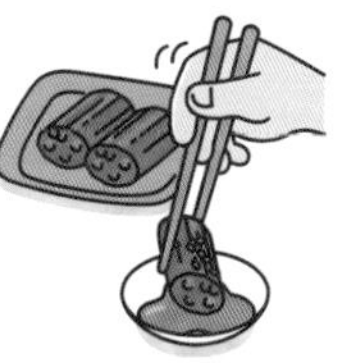

便利な調味料

減塩タイプの調味料を使ってみよう！

- 減塩みそ
- 減塩しょうゆ
- 減塩ソース
- 減塩マヨネーズ

減塩ですが、塩分がゼロではないので使い過ぎに注意しましょう。

具だくさんのみそ汁のおすすめ食材

具だくさんなら栄養価が高く、みそ汁の水気が減る分、減塩もできます。また、満腹感も得やすくなります。

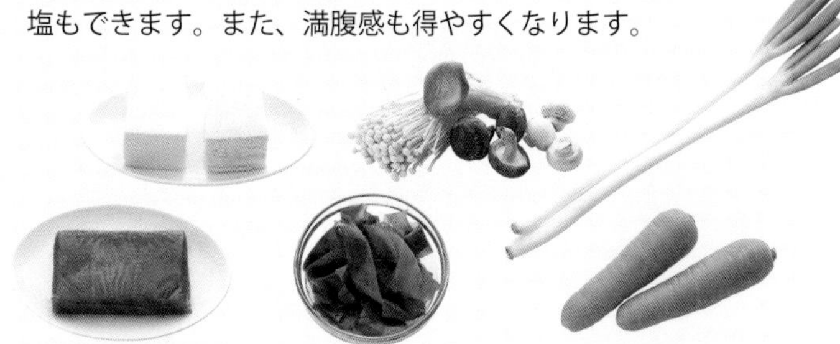

豆腐、きのこ類、長ねぎ、こんにゃく、わかめ、にんじんなどが低カロリーで、かつ食べ応えのあるおすすめ食材です。

目標は1日10g以下

日本人の平均的な塩分摂取量は1日11gです。

生活習慣病を防ぐには**男性1日9g、女性は1日7.5gを目標**に。高血圧で治療が必要な人の目標値は**1日6g未満**です。ラーメン1杯（塩分4g相当を含む）で1日の半分以上の塩分量になります。

じつは、欧米諸国やWHO（世界保健機関）は1日の食塩摂取量は5g以下を目標にしていますが、日本では昔からしょうゆやみその食文化のため、厚生労働省の基準は高めになっているのです。

塩分の多い食品

加工食品	塩分の量
塩さけ　1切れ	約4.6g
あじ干物　1枚	約1g
ちくわ　1本	約2.4g
梅干し　1個	約2g
しらす　大さじ山盛り	約0.6g
プロセスチーズ　1切れ	約0.6g
ロースハムうす切り　1枚	約0.6g
ベーコン　1枚	約0.4g
焼き豚　1切れ	約0.6g

干物や練り製品は塩分が多め。加工品は、保存ができるように塩を多く使っているものが多い。これらは食べるのを控えるように心がけましょう。

だしの「うま味」で塩分を控えめに

脳は砂糖、油とともにだしの味をおいしいと感じます。だしの正体はたんぱく質のグルタミン酸やアルギン酸で、これが「うま味」になって、塩味が少なくてもおいしいと感じられます。

昆布やかつお節など、決まっただし以外にも、肉のゆで汁などを活用しましょう。

加工食品、保存食の減塩法

加工食品は塩分が多いため要注意。肉、魚などは、生のものを使い、ハムやベーコン、ちくわなどの練りものを使うときは他の塩味は加えないようにしましょう。漬け物やつくだ煮などの保存食はどうしても塩味に頼りがちですが、酢やだし昆布、酒や麹（こうじ）などを活用して、塩分を抑える工夫をしましょう。ポン酢など市販の調味料の中には、塩分は抑えてあっても砂糖が多く含まれているものもあるので、成分表を確認してください。

献立記録をつけてみよう

食生活を見直すには、今の食生活の現状を知ることが大切です。まず、１週間の食事を記録してみましょう。P 10 ～ 11のチェックポイントに照らし合わせ、自分の問題点、弱点はどこにあるかを知れば、おのずと改善点が見えてきます。

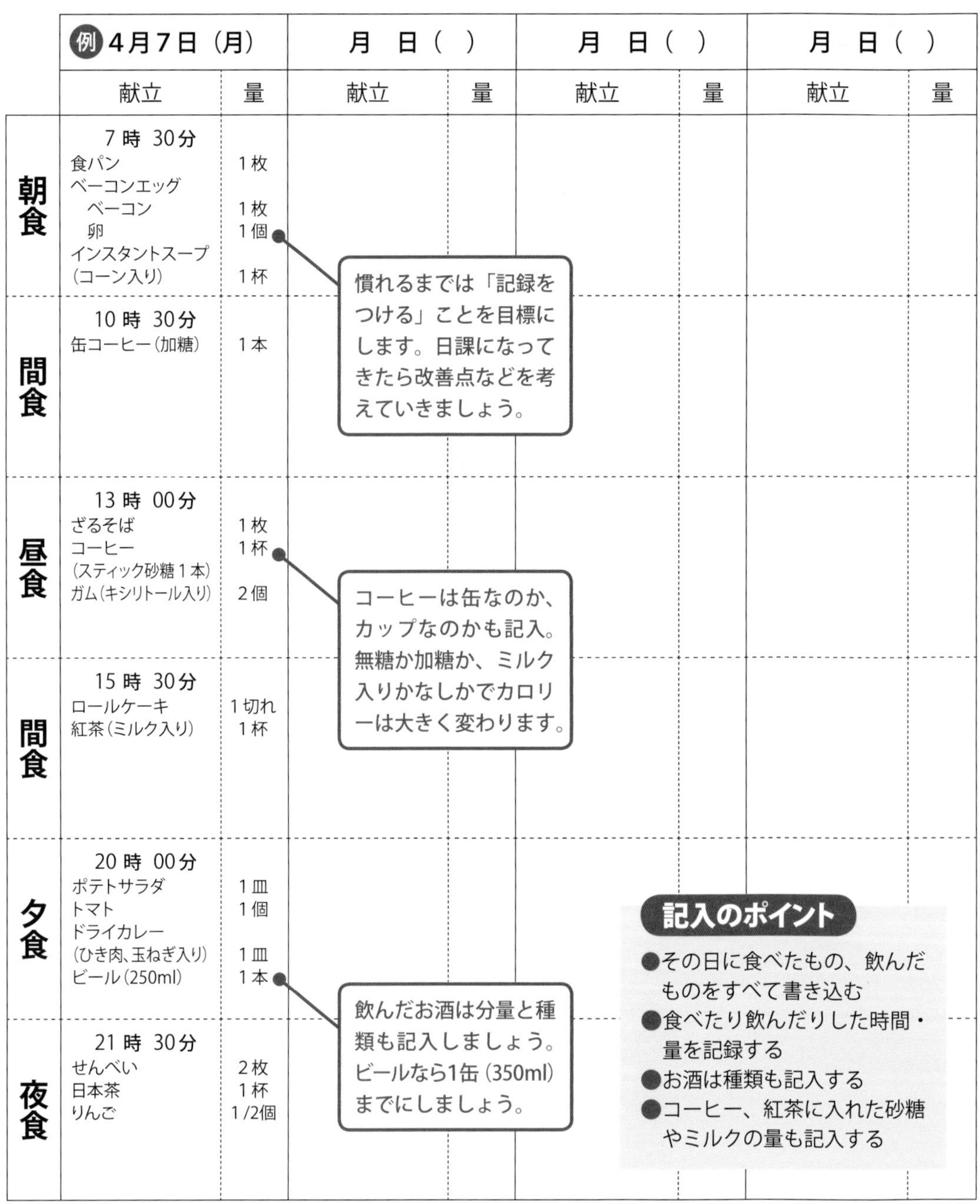

	例 4月7日（月）		月　日（　）		月　日（　）		月　日（　）	
	献立	量	献立	量	献立	量	献立	量
朝食	7時 30分 食パン ベーコンエッグ ベーコン 卵 インスタントスープ （コーン入り）	 1枚 1枚 1個 1杯						
間食	10時 30分 缶コーヒー（加糖）	 1本						
昼食	13時 00分 ざるそば コーヒー （スティック砂糖1本） ガム（キシリトール入り）	 1枚 1杯 2個						
間食	15時 30分 ロールケーキ 紅茶（ミルク入り）	 1切れ 1杯						
夕食	20時 00分 ポテトサラダ トマト ドライカレー （ひき肉、玉ねぎ入り） ビール（250ml）	 1皿 1個 1皿 1本						
夜食	21時 30分 せんべい 日本茶 りんご	 2枚 1杯 1/2個						

慣れるまでは「記録をつける」ことを目標にします。日課になってきたら改善点などを考えていきましょう。

コーヒーは缶なのか、カップなのかも記入。無糖か加糖か、ミルク入りかなしかでカロリーは大きく変わります。

飲んだお酒は分量と種類も記入しましょう。ビールなら1缶（350ml）までにしましょう。

記入のポイント

- その日に食べたもの、飲んだものをすべて書き込む
- 食べたり飲んだりした時間・量を記録する
- お酒は種類も記入する
- コーヒー、紅茶に入れた砂糖やミルクの量も記入する

あなたの生活スタイルは？

献立記録をつけてみると、あなたの食生活のスタイルが見えてきます。平日か休日かでも食生活は変わりますが、平日を思い浮かべて下記のどのスタイルに近いでしょうか。

Aさん（主婦）

夫と子ども１人（小学生）、祖父母の５人家族。基本的に自宅で食べることが多い。食事を作るのはAさんがほとんど。

朝食 家族と自宅でだいたい決まった時間に食べる。

昼食 自宅で１人で作って食べる。もしくは、友人と外食をする。

夕食 家族と自宅で食べる。夫の帰宅時間は日によって違うので、子どもや祖父母とだいたい決まった時間に食べることが多い。

改善点

食事の時間がだいたい決まっていて、食事も手作りのものが多いので理想的。改善するとすれば、料理のレシピ内容。育ち盛りの子どもに合わせると、カロリーをとり過ぎることも。

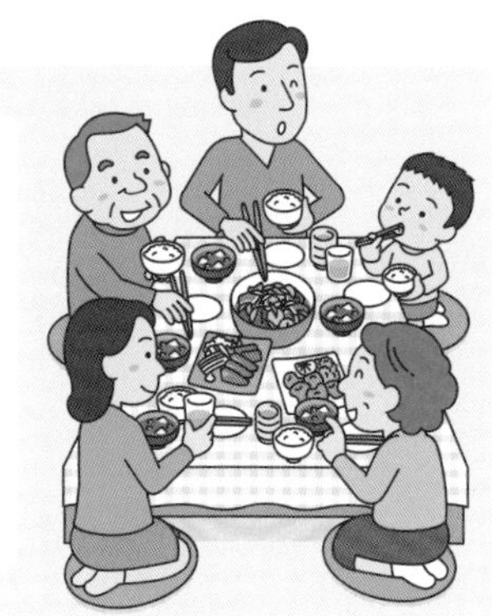

Bさん（独身ひとり暮らし）

料理をほとんどしない。外食や、テイクアウトで済ませることが多い。食べる時間も不規則。

朝食 朝は時間がなく、買ってきた菓子パン、コーヒーを急いで食べることが多い。

昼食 会社の近くで外食。

夕食 友人と外食が多い。または、お弁当や惣菜をテイクアウトする。残業のときは、食べるのが深夜になってしまうことも。

改善点

常に外食、テイクアウトが多いが、上手に利用すればバランスよくすることができる。ごはん、麺などは少し残すようにしたり、揚げ物は控えたり、丼や麺類ではなく副菜のある定食にすると、偏りがちなバランスを調整することができる。

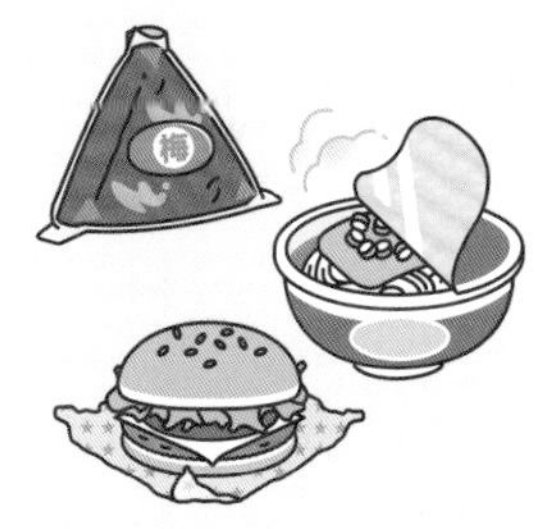

Cさん（会社員）

営業職なので接待、打ち合わせなどで昼食は外食が多い。夕食も仕事の付き合いで外食することもある。

朝食 家族と自宅でだいたい決まった時間に食べる。

昼食 会社の近くや、営業先で外食。

夕食 仕事の付き合いで外食になることも多い。自宅に帰って家族と一緒に食べることもある。

改善点

外食が多いので、バランスのよい定食、主食のごはんや麺を残すなどの工夫が必要。外食は油が多く、野菜が少なくなりがちなので、なるべく野菜の多い食事を選び、栄養バランスに気をつけましょう。

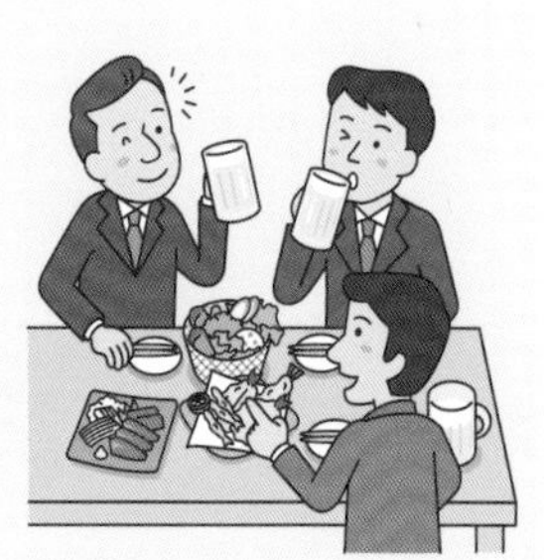

本書の使い方

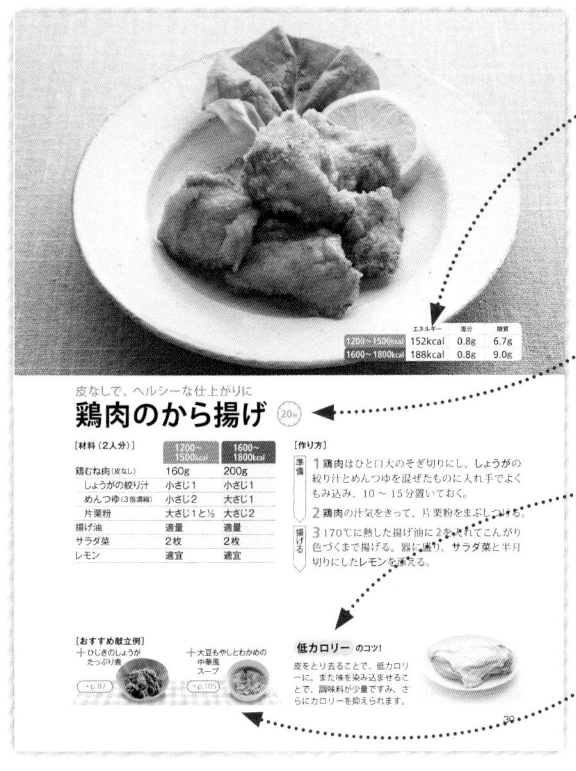

	エネルギー	塩分	糖質
1200～1500kcal	152kcal	0.8g	6.7g
1600～1800kcal	188kcal	0.8g	9.0g

皮なしで、ヘルシーな仕上がりに

鶏肉のから揚げ 20分

[材料（2人分）]

	1200～1500kcal	1600～1800kcal
鶏むね肉（皮なし）	160g	200g
しょうがの絞り汁	小さじ1	小さじ1
めんつゆ（3倍濃縮）	小さじ2	大さじ1
片栗粉	大さじ1と½	大さじ2
揚げ油	適量	適量
サラダ菜	2枚	2枚
レモン	適宜	適宜

[作り方]

準備

1 鶏肉はひと口大のそぎ切りにし、しょうがの絞り汁とめんつゆを混ぜたものに入れ手でよくもみ込み、10～15分置いておく。

2 鶏肉の汁気をきって、片栗粉をまぶしつける。

揚げる

3 170℃に熱した揚げ油に2を入れてこんがり色づくまで揚げる。器に盛り、サラダ菜と半月切りにしたレモンを添える。

[おすすめ献立例]

＋ひじきのしょうがたっぷり煮 →p.87

＋大豆もやしとわかめの中華風スープ →p.105

低カロリー のコツ!

皮をとり去ることで、低カロリーに。また味を染み込ませることで、調味料が少量ですみ、さらにカロリーを抑えられます。

30

カロリー、塩分、糖質の数値を表示

それぞれのレシピに、1人分のエネルギー、塩分、糖質の数値を1200～1500kcal、1600～1800kcalに分けて表示しています。

アイコンですぐ分かる

「かんたん」「作りおき」「調理時間」がアイコンですぐ分かるようになっています。「かんたん」は、調理時間が10分以下のもの。「作りおき」は、当日以降も保存が可能なもの。おべんとうのおかずにも便利です。「調理時間」は、目安で入れてあります。

役立つ「低カロリーのコツ!」を紹介

そのレシピに関する低カロリーにするためのコツを紹介しています。他のレシピにも応用できるものばかりです。

「おすすめ献立例」で楽々

主菜、麺・丼・ワンプレートには、副菜、汁物・スープ、もう一品（低カロリー）のレシピの中からカロリー面でおすすめの組み合わせを「おすすめ献立例」として掲載しています。

（1600～1800kcalの人を中心と考え、合計エネルギーがごはんの250kcalを抜かした、250～350kcalとなるように調整しています）

献立のたて方

① 主菜を1品選ぶ

自分が食べたいものを選びます。

② 副菜から1品選ぶ

主菜に合うものを選びます。主菜が肉、魚なら野菜中心の副菜から、豆腐＆卵料理ならハムや魚介などを使ったものなど、食材の偏りがないようにします。

③ 汁物から1品選ぶ

主菜に合うものを選びます。

④ 余裕があればもう一品

カロリーが1食分に達していないときや、主食を減らすときは、低カロリー食、デザートもOKです。

この本の表記について

●計量単位は、大さじ1＝15ml、小さじ1＝5ml、1カップ＝200mlです。
●食材の分量は、産地、季節、個体によってさまざまです。レシピの分量は目安として調整してください。
●使う油が少量ですむように、フライパンは油ならしが十分されているもの、もしくはフッ素樹脂加工のものを使います。
●電子レンジの加熱時間は、600Wの場合の目安です。500Wの場合、加熱時間は2割増しにしてください。
●デザートのレシピで、ダイエット甘味料を使っています。製品によっては、重量換算するものと、しないものがあるので、表示をよくみて使用しましょう。

1200～1500kcal 1600～1800kcal に分かれているのは？

標準体重と身体活動量を掛け合わせたものが、適正摂取エネルギー量になります。1日に必要なエネルギー摂取量なので、それ以上はとらないように気をつけましょう（→P143の計算方法を参照）。適正摂取エネルギーが1200～1500kcalの人向け、1600～1800kcalの人向けに、レシピでは分量を分けて表示しています。材料は2人分になっています。

かんたんでおいしい
定番メニューが勢ぞろい！

主菜レシピ

しょうが焼き、から揚げ、水餃子、
オムレツなど、
定番の人気メニューを
低カロリーにアレンジしました。
肉料理、魚料理から卵・豆腐料理まで、
52品を紹介します。

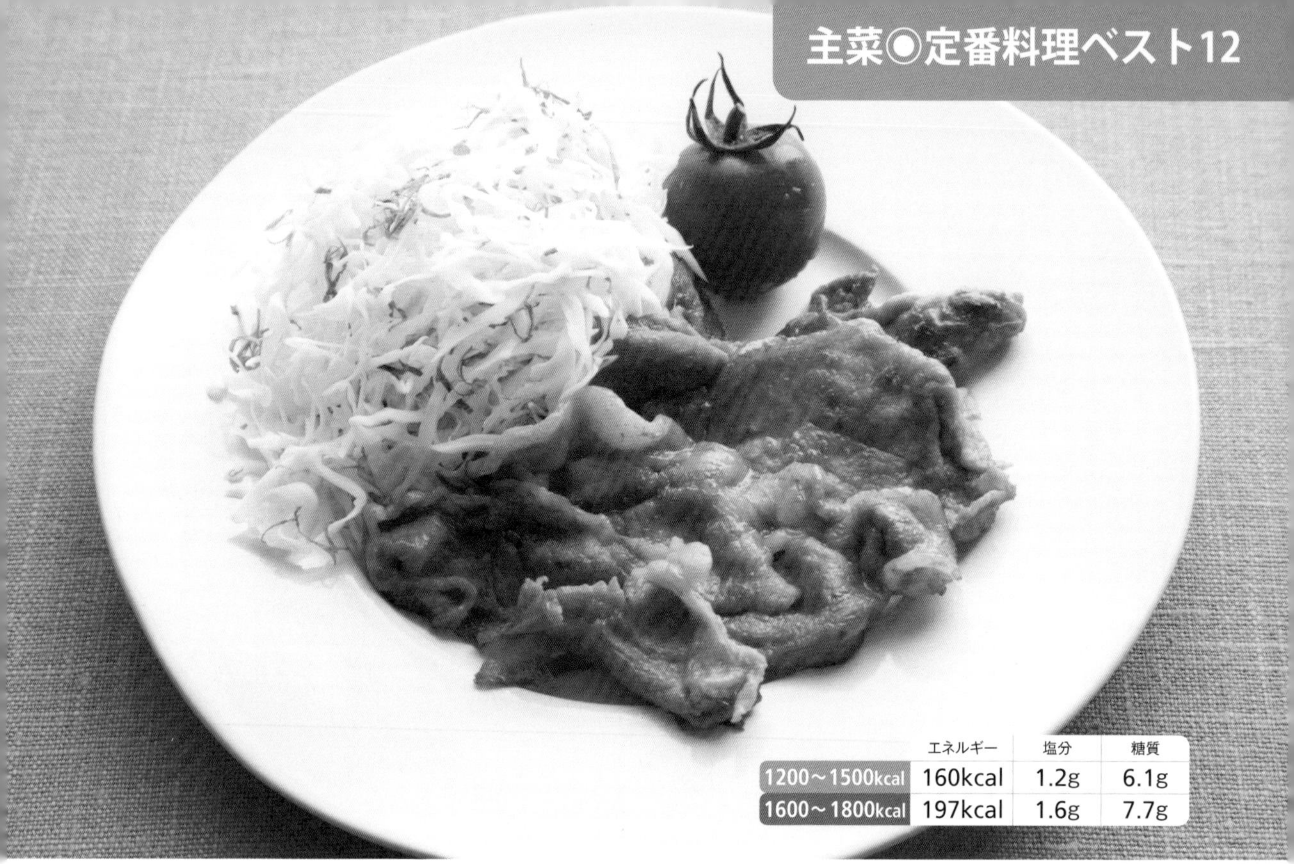

	エネルギー	塩分	糖質
1200～1500kcal	160kcal	1.2g	6.1g
1600～1800kcal	197kcal	1.6g	7.7g

薄切り肉で、カロリーオフ

やわらかしょうが焼き

かんたん 10分

[材料（2人分）]

	1200～1500kcal	1600～1800kcal
豚ももしゃぶしゃぶ用肉	120g	150g
A しょうゆ	大さじ1弱(15g)	大さじ1強(20g)
みりん	小さじ2	大さじ1
酒	小さじ1	小さじ2
おろししょうが	小さじ1	小さじ1
サラダ油	小さじ1	小さじ1
キャベツ	2枚	2枚
しその葉	4枚	4枚
プチトマト	2個	2個

[作り方]

準備

1 **キャベツ**と**しその葉**はせん切りにして混ぜ、水にさらしてパリッとさせ、水気を切っておく。

2 **A**を混ぜてバットに入れ、**豚肉**を広げて入れて全体に味をからめる。

焼く・仕上げる

3 フライパンに**サラダ油**を入れて中火で熱し、汁気を切った2の**豚肉**を加えて炒める。**豚肉**の色が変わったら強火にして、バットに残ったたれを加えて汁気がなくなるまで炒める。器に1とともに盛り合わせ、**プチトマト**を添える。

[おすすめ献立例]

＋にんじんと刻みオクラの納豆和え

→p.92

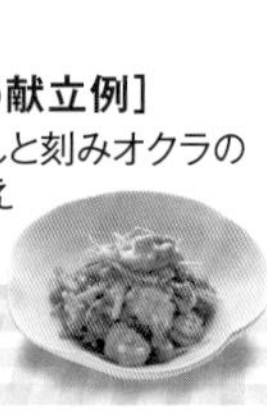

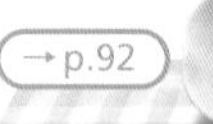

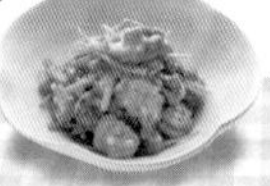

＋しじみの中華スープ

→p.101

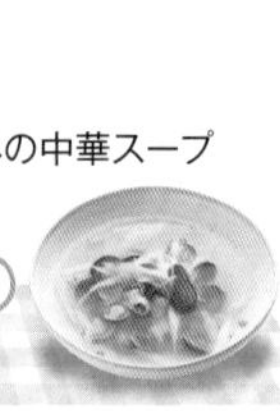

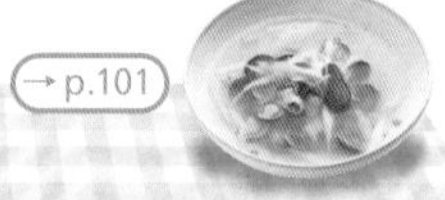

低カロリー のコツ!

通常では豚ロース肉を使いますがしゃぶしゃぶ用の脂身の少ない赤身肉を使うことでカロリーを抑えることができます。

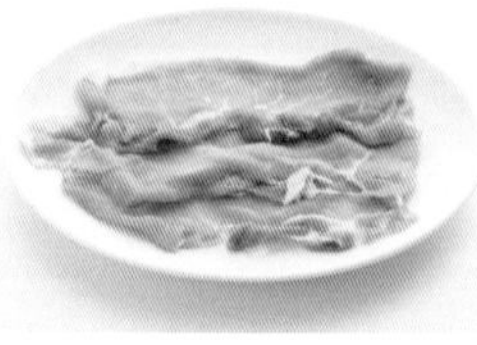

長いもソースでカロリー半分

さけの長いもソース ホワイトグラタン

[材料(2人分)]

	1200〜1500kcal	1600〜1800kcal
さけ(生)	大1切れ(110g)	2切れ(140g)
塩・こしょう	各少々	各少々
ほうれん草	½束(100g)	½束(100g)
しいたけ	2枚	2枚
長いも	100g	120g
A 豆乳	大さじ2	¼カップ
みそ	小さじ2	小さじ2
こしょう	少々	少々
ピザ用チーズ	15g	20g

[おすすめ献立例]

＋トマトとブロッコリーのごま和え →p.93

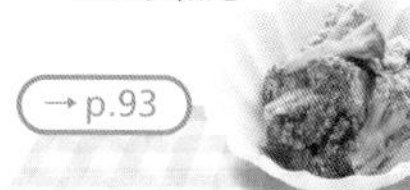

＋白菜とハムのコンソメスープ →p.100

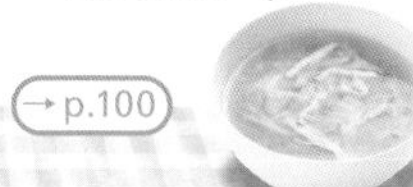

[作り方]

準備

1 **さけ**に塩、こしょうをして、魚焼きグリル又はオーブントースターで約5分、焼き色がつくまで焼く(中まで火が通っていなくても良い)。**ほうれん草**はさっとゆでて2〜3㎝長さに切って水気をしっかりとしぼる。**しいたけ**は薄切りにする。

2 ボウルに**長いも**をすりおろし、**A**を混ぜてソースを作っておく。

焼く

3 耐熱皿に2の1/2量を流し入れ、1をのせて残りの2をかける。**チーズ**を全体に広げ、オーブントースターで**チーズ**が溶けて焼き色がつくまで10〜15分焼く(途中焦げるようならアルミ箔をかぶせて焼く)。

低カロリーのコツ!

長いもの粘り気で、とろみを出します。カロリーは片栗粉やシチューの素、ホワイトソースを使う場合の約半分程度。

	エネルギー	塩分	糖質
1200〜1500kcal	156kcal	1.3g	8.4g
1600〜1800kcal	195kcal	1.3g	10.0g

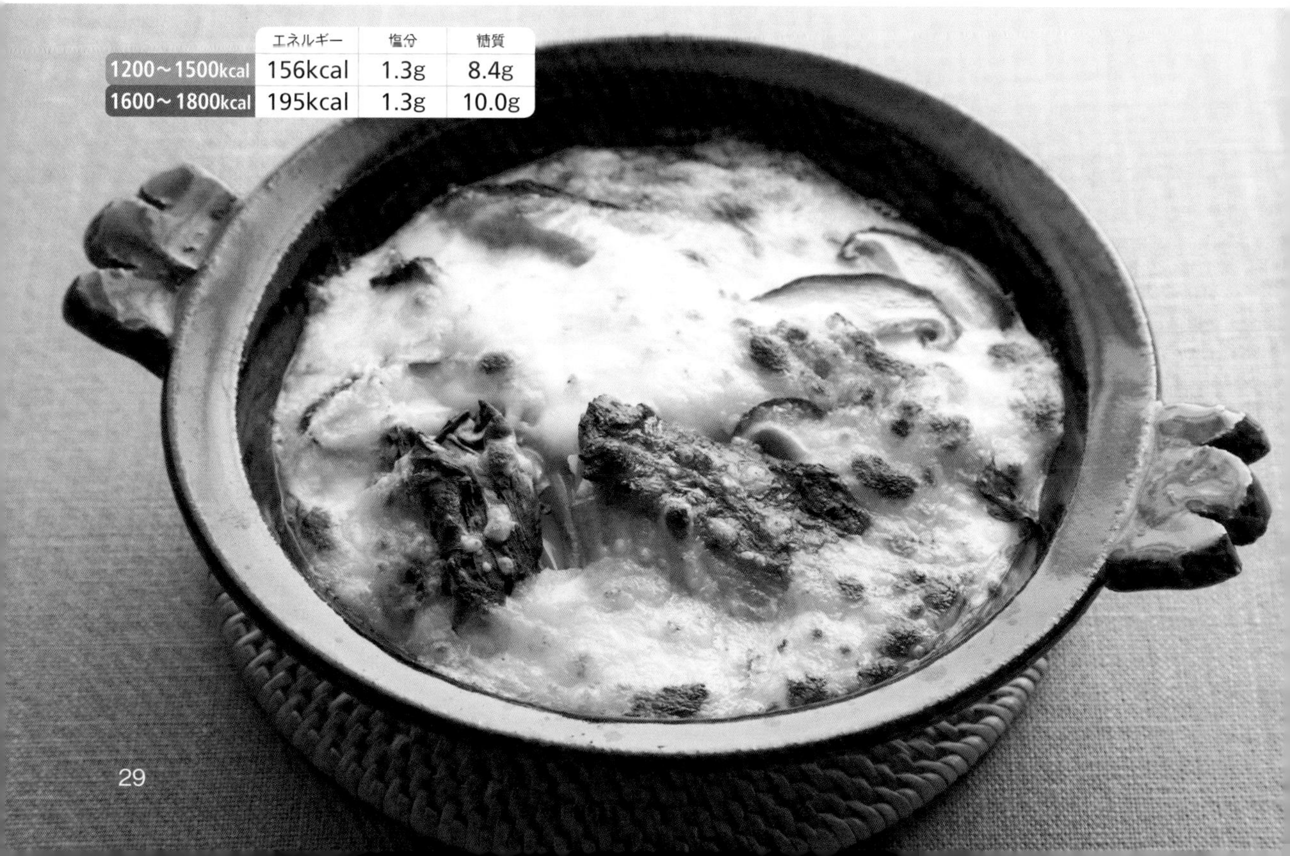

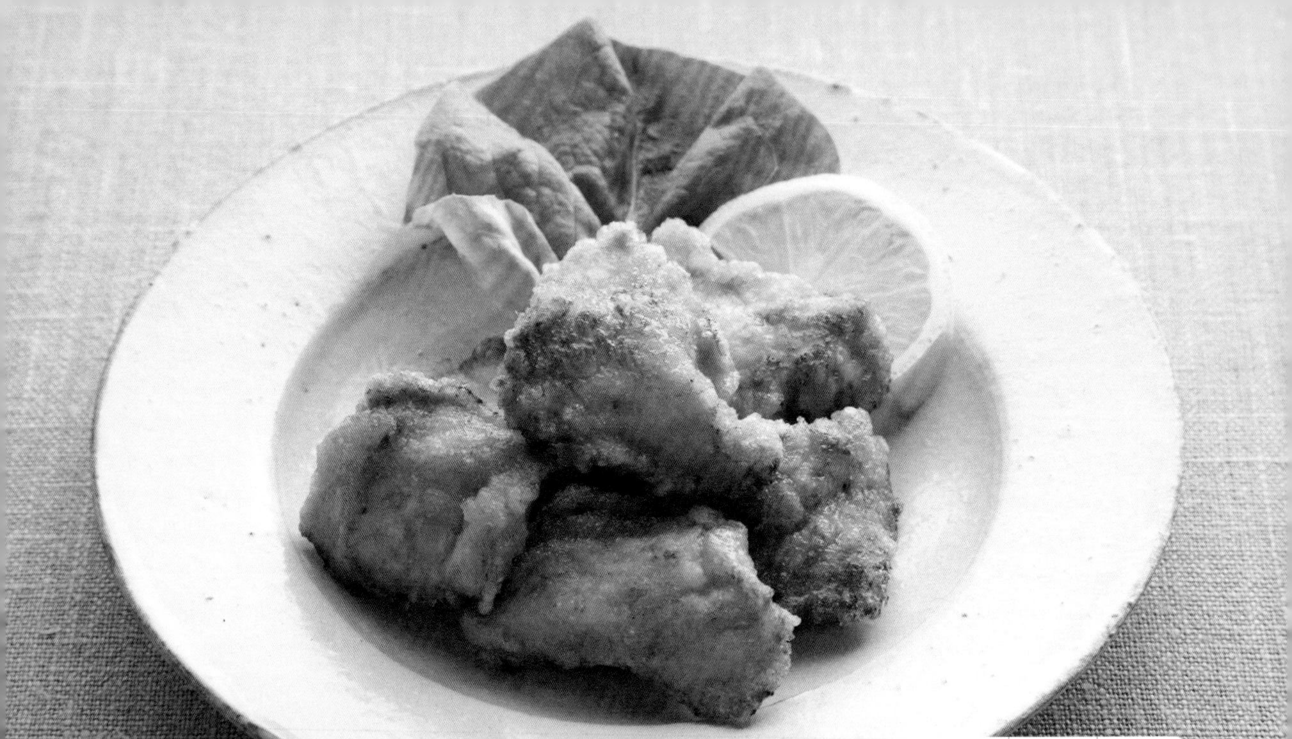

	エネルギー	塩分	糖質
1200～1500kcal	152kcal	0.8g	6.7g
1600～1800kcal	188kcal	0.8g	9.0g

皮なしで、ヘルシーな仕上がりに

鶏肉のから揚げ

20分

[材料(2人分)]

	1200～1500kcal	1600～1800kcal
鶏むね肉(皮なし)	160g	200g
しょうがの絞り汁	小さじ1	小さじ1
めんつゆ(3倍濃縮)	小さじ2	大さじ1
片栗粉	大さじ1と½	大さじ2
揚げ油	適量	適量
サラダ菜	2枚	2枚
レモン	適宜	適宜

[作り方]

準備

1 鶏肉はひと口大のそぎ切りにし、しょうがの絞り汁とめんつゆを混ぜたものに入れ手でよくもみ込み、10～15分置いておく。

2 鶏肉の汁気をきって、片栗粉をまぶしつける。

揚げる

3 170℃に熱した揚げ油に2を入れてこんがり色づくまで揚げる。器に盛り、サラダ菜と半月切りにしたレモンを添える。

[おすすめ献立例]

＋ひじきのしょうがたっぷり煮

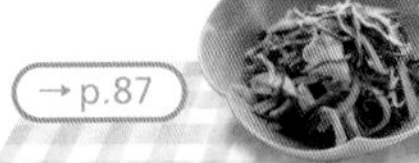

→p.87

＋大豆もやしとわかめの中華風スープ

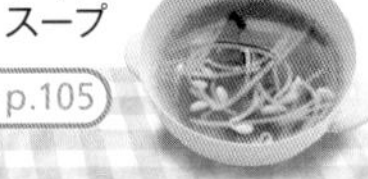

→p.105

低カロリーのコツ!

皮をとり去ることで、低カロリーに。また味を染み込ませることで、調味料が少量ですみ、さらにカロリーを抑えられます。

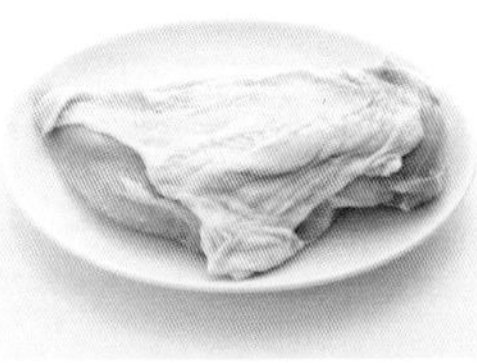

豆腐でふわふわ食感

豆腐ハンバーグ

作りおき　20分（水をきる時間は省く）

[材料（2人分）]

	1200～1500kcal	1600～1800kcal
木綿豆腐	90g	⅓丁（100g）
玉ねぎ	⅙個（20g）	¼個（40g）
牛赤身ひき肉	70g	90g
塩、こしょう	各少々	各少々
卵	⅓個	½個
パン粉	大さじ1	大さじ2
サラダ油	小さじ1	小さじ1
A ケチャップ	大さじ1と⅔	大さじ2
中濃ソース	小さじ2	大さじ1
水	大さじ3	¼カップ
ブロッコリー	60g	60g

[おすすめ献立例]

＋パプリカと玉ねぎのマリネ →p.92

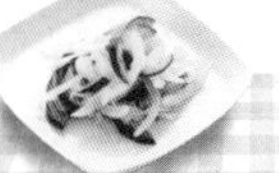

＋かぶのポタージュ →p.100

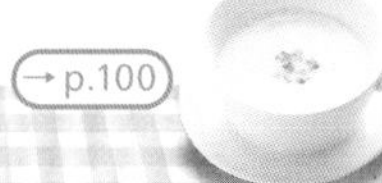

[作り方]

準備

1 **豆腐**はペーパータオルに包んで皿に置き、まな板をのせて約10分おいて水気をきる。**玉ねぎ**はみじん切りにして、耐熱皿に入れラップをふんわりとかけて電子レンジ（600w）で2分加熱しあら熱をとる。

混ぜる

2 ボウルに**ひき肉**と塩、こしょうを入れて粘り気が出るまでよく練り、**豆腐**、**玉ねぎ**、**卵**、**パン粉**を入れてよく混ぜて2等分にし、小判形にまとめる。

焼く

3 フライパンにサラダ油を入れて中火で熱し、2を並べ入れ、2～3分焼いたら裏に返してふたをし、さらに弱火で5～6分焼く。

仕上げる

4 一度ハンバーグを取り出し、Aを混ぜてフライパンに入れる。中火で煮立ったら、弱火にしてハンバーグを戻し入れ、たれをからめながら煮詰める。器に盛り、ゆでた**ブロッコリー**を添える。

	エネルギー	塩分	糖質
1200～1500kcal	163kcal	1.2g	7.4g
1600～1800kcal	203kcal	1.4g	10.3g

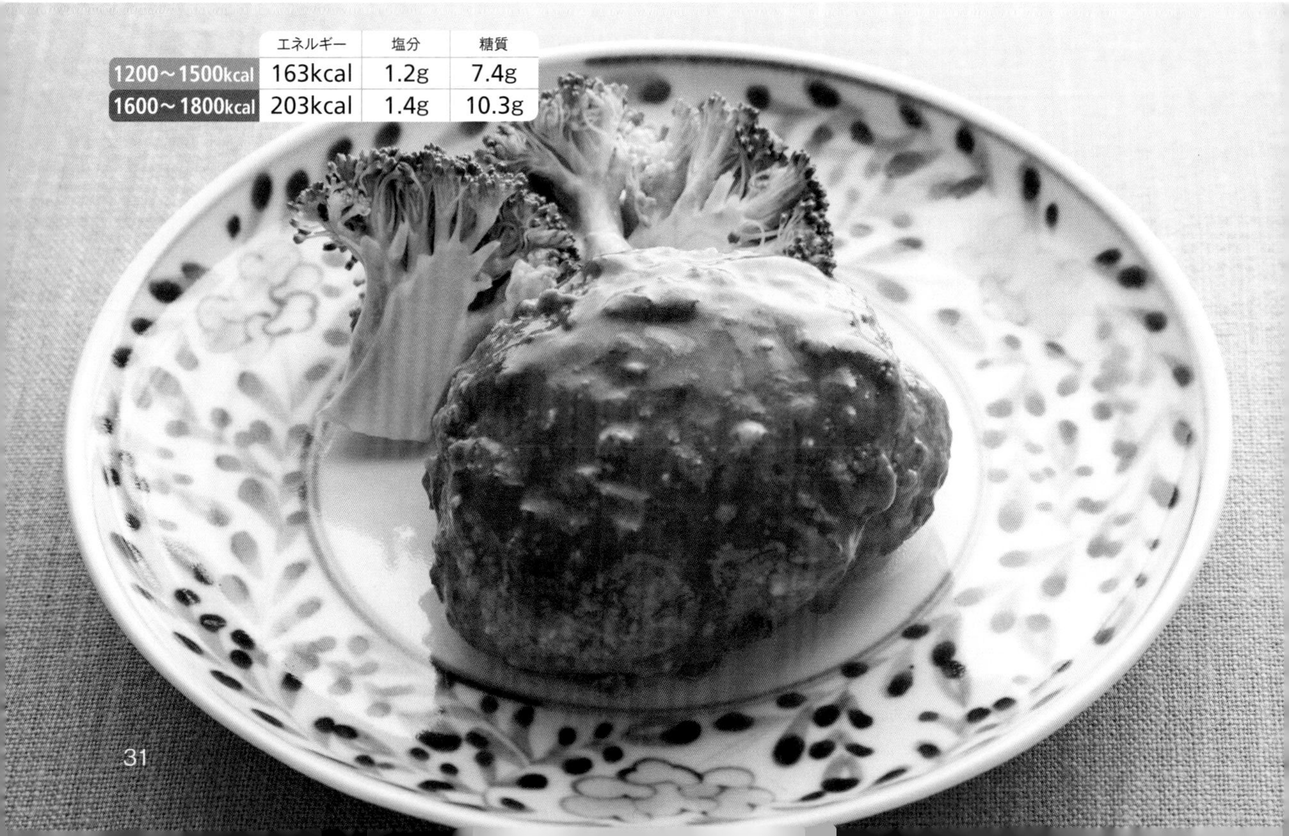

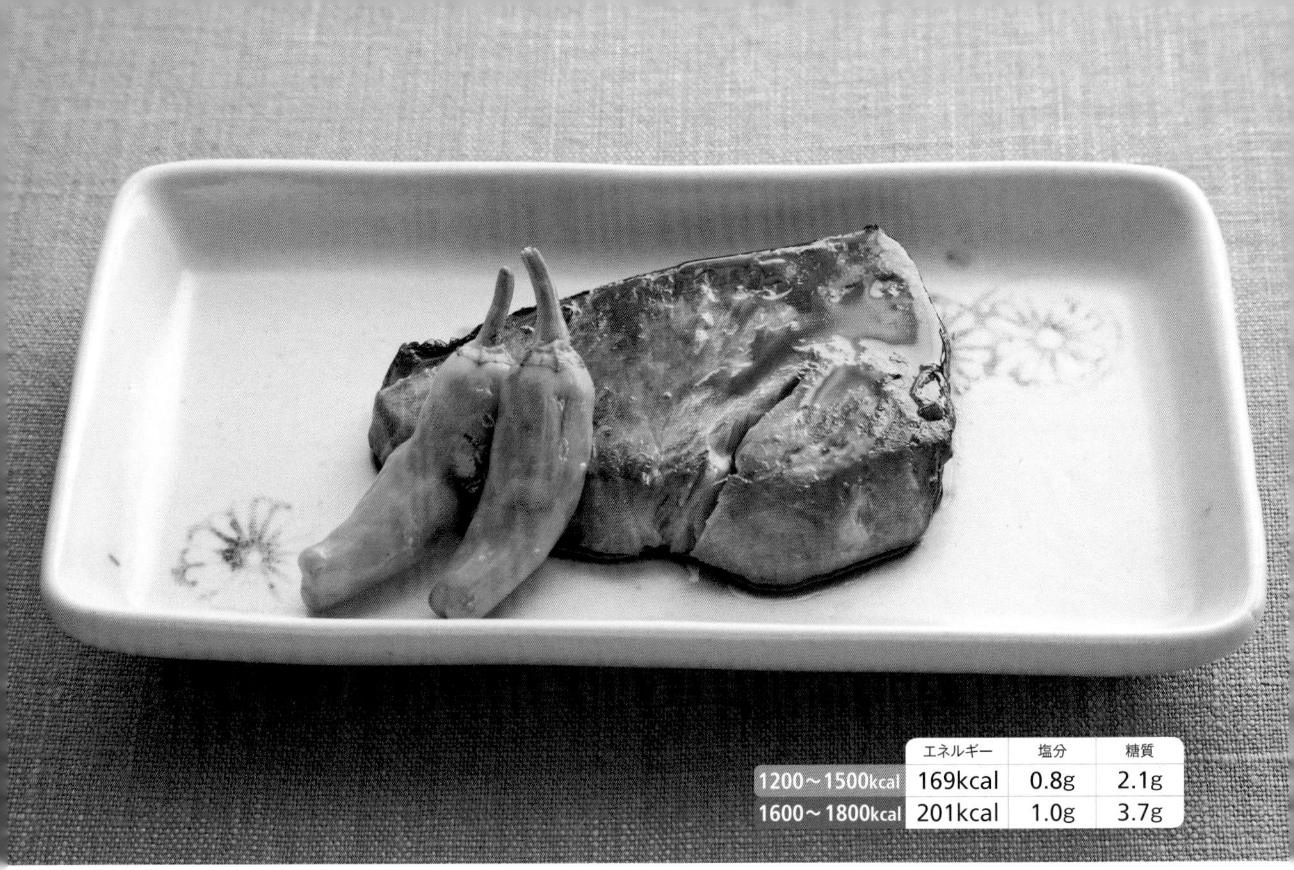

	エネルギー	塩分	糖質
1200～1500kcal	169kcal	0.8g	2.1g
1600～1800kcal	201kcal	1.0g	3.7g

クッキングシートで油を使わず低カロリー

ぶりの照り焼き

18分

[材料（2人分）]

	1200～1500kcal	1600～1800kcal
ぶり切り身	120g	2切れ（160g）
しょうゆ	大さじ½	小さじ2
みりん	小さじ1	小さじ2
ししとうがらし	2本（8g）	4本（16g）

[おすすめ献立例]

＋ピーマンのねぎしょうが和え

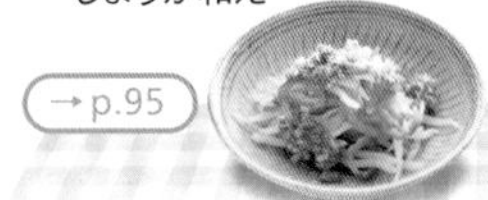

→p.95

＋きのこのかす汁

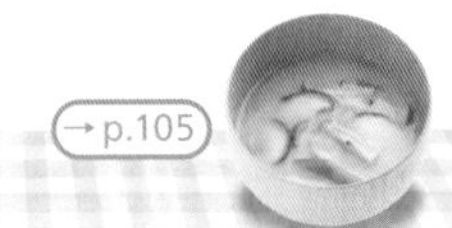

→p.105

[作り方]

準備

1 しょうゆ、みりんを混ぜたたれに**ぶりの切り身**を入れて、途中で上下に返しながら10～15分漬ける。

焼く

2 フライパンにクッキングシートをしき（写真）、汁気を切った**ぶりの切り身**をのせて弱めの中火で、中に火が通るまで両面焼く。空いたスペースに**ししとうがらし**をのせて、焼き目がつくまで、途中上下を返して焼く。

仕上げる

3 皿に**ぶり**を取り出す。フライパンのクッキングシートを取り去り、そこに漬けていたたれを入れてみりんのアルコール分をさっととばしたら、**ぶり**を戻し入れてたれをからめて器に盛る。**2**で焼いた**ししとうがらし**を添える。

低カロリーのコツ！

クッキングシートをしいて、その上で焼くことで、油を使わずに調理することができ、低カロリーに仕上がります。

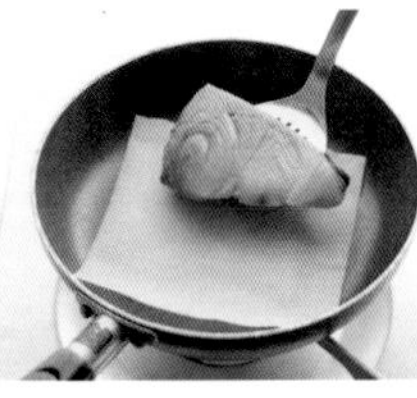

だし汁を加えて風味がアップ

牛肉のすき煮

[材料(2人分)]

	1200〜1500kcal	1600〜1800kcal
牛赤身薄切り肉	80g	100g
焼き豆腐	⅓丁(100g)	⅓丁(100g)
スナップえんどう	6本(30g)	6本(30g)
長ねぎ	1本(60g)	1本(60g)
えのきだけ	80g	½袋(100g)
A 砂糖	小さじ½	小さじ1
しょうゆ・みりん	各小さじ2	各大さじ1
酒	小さじ1	大さじ1
だし汁	1と¼カップ	1と½カップ
おろししょうが	小さじ1	小さじ1

[作り方]

準備 **1** 牛肉は半分に切る。豆腐は4等分に切る。スナップえんどうは筋を取り、ねぎは斜め薄切りに、えのきだけは石づきを落としてほぐす。

煮る **2** 鍋にAを入れて強めの中火にかけ、香りがたったら、牛肉を広げながら入れる。

仕上げる **3** 空いたところに豆腐(写真)とねぎ、えのきだけ、スナップえんどうを入れて、中火で約10分、野菜に火が通るまで煮て、器に盛る。

[おすすめ献立例]

+ほうれん草とチーズののり巻き →p.90

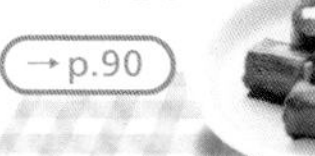

+トマトもずく酢 →p.130

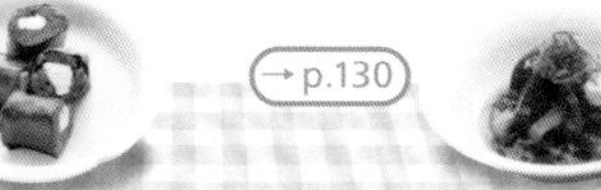

低カロリーのコツ!

しょうゆ、みりん、砂糖などを少なめにして薄味にし、カロリーを抑えています。だし汁を加えて味に風味を出しています。

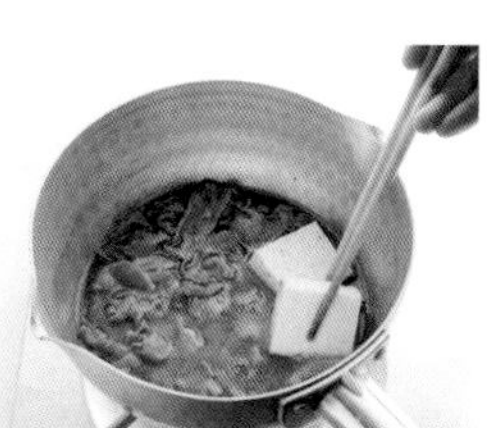

	エネルギー	塩分	糖質
1200〜1500kcal	159kcal	1.1g	9.1g
1600〜1800kcal	196kcal	1.6g	12.2g

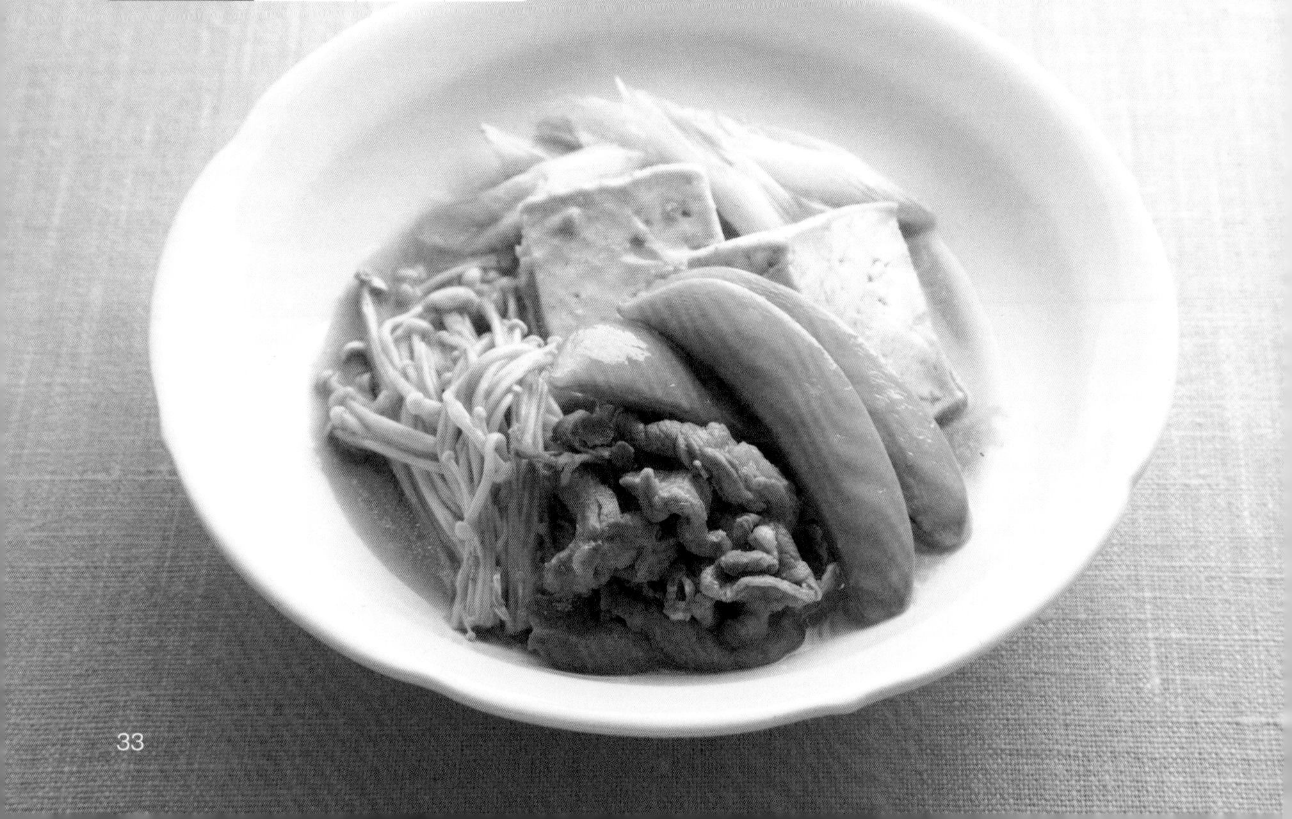

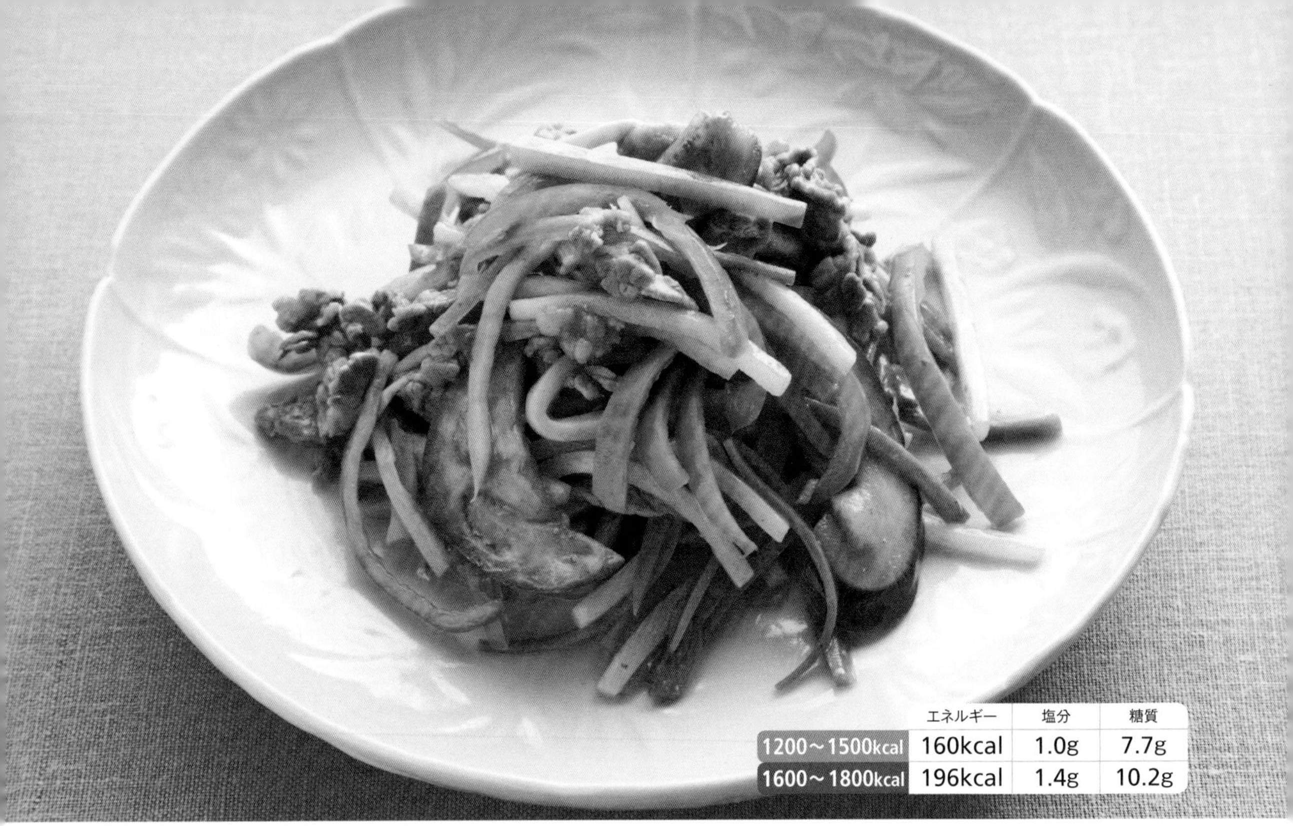

	エネルギー	塩分	糖質
1200〜1500kcal	160kcal	1.0g	7.7g
1600〜1800kcal	196kcal	1.4g	10.2g

野菜を多くして、ヘルシーな中華に

チンジャオロース

18分

[材料（2人分）]

	1200〜1500kcal	1600〜1800kcal
牛赤身薄切り肉	110g	130g
A 酒・片栗粉	各小さじ½	各小さじ½
ピーマン	2個（80g）	2個（80g）
にんじん	¼本（40g）	¼本（40g）
たけのこ（水煮）	60g	100g
なす	1本（60g）	大1本（80g）
ごま油	大さじ½	大さじ½
B 砂糖	小さじ⅔	小さじ1
しょうゆ	小さじ1	大さじ½
酒	大さじ1	大さじ2
オイスターソース	大さじ½	小さじ2
片栗粉	小さじ½	小さじ1
水	大さじ1と⅓	大さじ2

[作り方]

準備

1 **牛肉**は細切りにして**A**をもみ込む。**ピーマン**は縦細切りにし、**にんじん**と**たけのこ**も同様の細切りにする。**なす**は縦横半分に切って、5㎜幅の薄切りにする。（写真）

炒める

2 フライパンにごま油を入れて強めの中火で熱し、**牛肉**を炒める。**牛肉**の色が変わったら、**にんじん**、**たけのこ**、**なす**、**ピーマン**の順に加えてそのつど炒め、全体がしんなりするまで炒め合わせる。水分が足りないようなら水大さじ1〜2（分量外）を回し入れて炒める。

仕上げる

3 **B**を加え、味をからめながら炒め合わせる。

[おすすめ献立例]

＋ふろふき大根

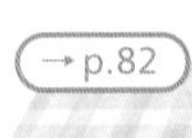
→p.82

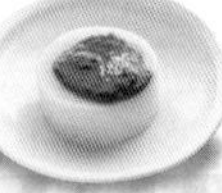

＋しじみの中華スープ

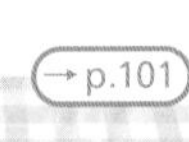
→p.101

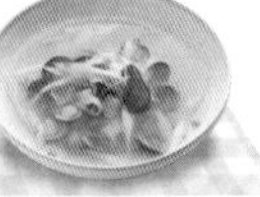

低カロリー のコツ！

通常よりも野菜を多くすることで噛みごたえが出て、満腹感につながります。また色もカラフルで見た目にも楽しくなります。

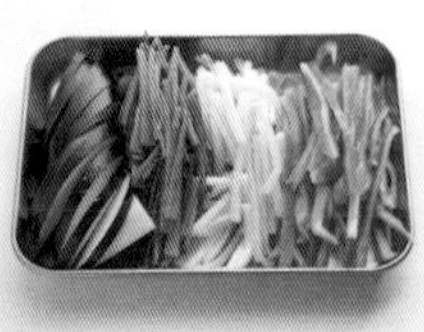

野菜が入ってボリュームアップ

麻婆豆腐

15分

[材料（2人分）]

	1200～1500kcal	1600～1800kcal
絹ごし豆腐	½丁（150g）	½丁（150g）
豚赤身ひき肉	80g	100g
チンゲン菜	1株（100g）	1株（100g）
しょうが・にんにく（みじん切り）	各小さじ1	各小さじ1
豆板醤	小さじ⅓	小さじ½
テンメンジャン	大さじ1弱	大さじ1
ごま油	小さじ1	大さじ½
A 砂糖	小さじ⅓	小さじ½
しょうゆ	小さじ⅓	小さじ½
酒	小さじ2	大さじ1
水	¾カップ	1カップ
片栗粉	大さじ½	小さじ2
水（片栗粉用）	大さじ1	小さじ4

[おすすめ献立例]

＋大豆もやしとわかめの中華風サラダ

→p.96

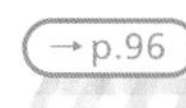

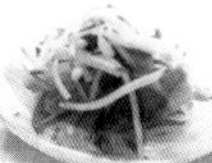

＋レタスのかきたまスープ

→p.103

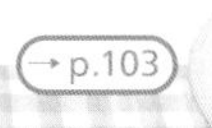

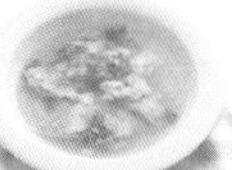

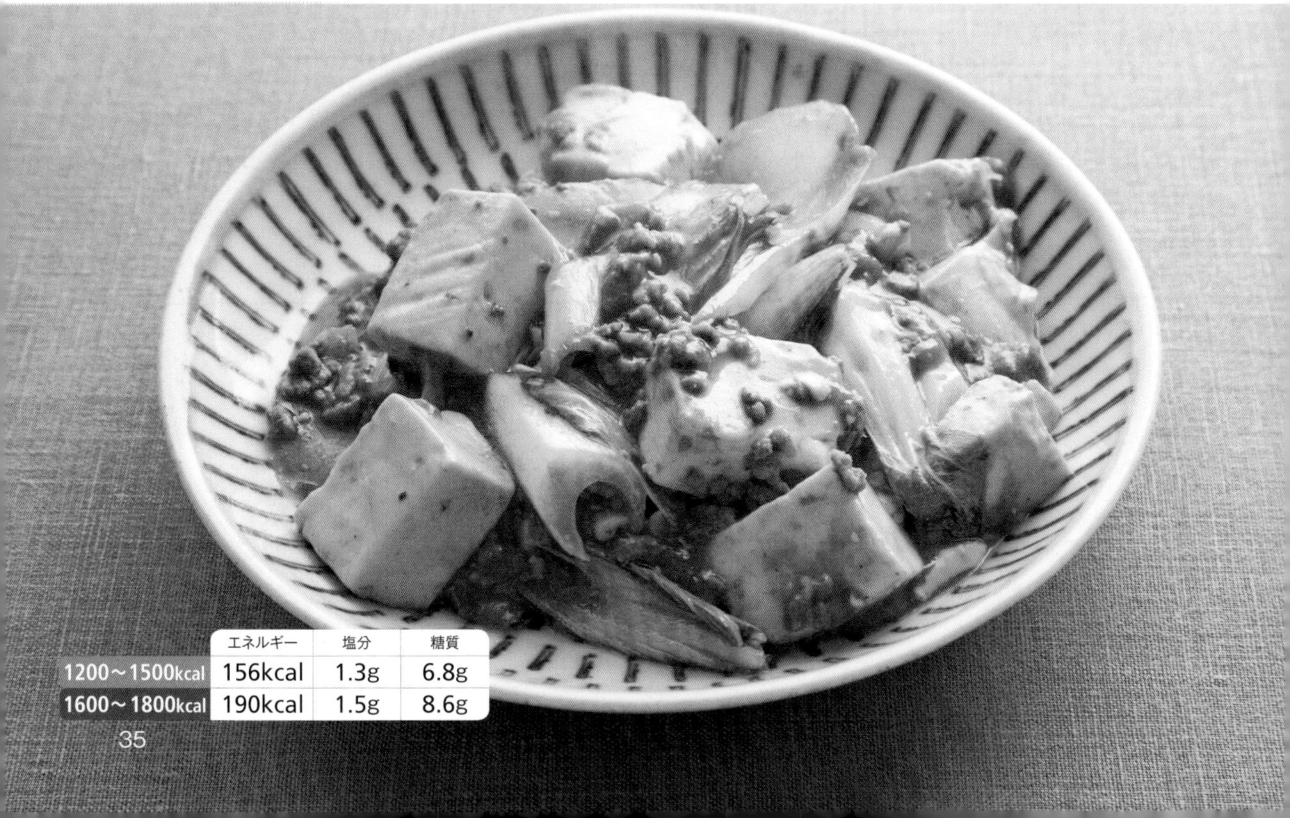

[作り方]

準備

1 **豆腐**は2㎝角に切り、**チンゲン菜**は茎と葉に分けて切り、茎はひと口大のそぎ切りに、葉はざく切りにする。

炒める

2 フライパンにごま油と**しょうが**、**にんにく**、豆板醤を入れて弱火で炒め、香りがたってきたら**ひき肉**とテンメンジャンを加えて、**ひき肉**の色が変わるまでよく炒める。

煮る

3 **チンゲン菜**の茎の部分を加えて炒め合わせたら（写真）、**A**を加える。煮立ったら**豆腐**、**チンゲン菜**の葉を加え、フライパンをゆすりながら中火で約2～3分煮る。

仕上げる

4 水で溶いた片栗粉を加え、大きくかき混ぜながらとろみをつける。

低カロリーのコツ!

チンゲン菜を加えることで、ボリュームが増すのに、低カロリーに仕上がります。見た目も鮮やかになります。

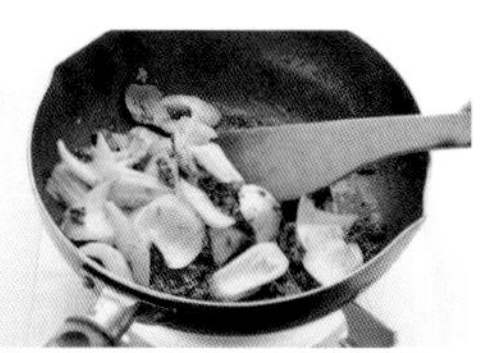

	エネルギー	塩分	糖質
1200～1500kcal	156kcal	1.3g	6.8g
1600～1800kcal	190kcal	1.5g	8.6g

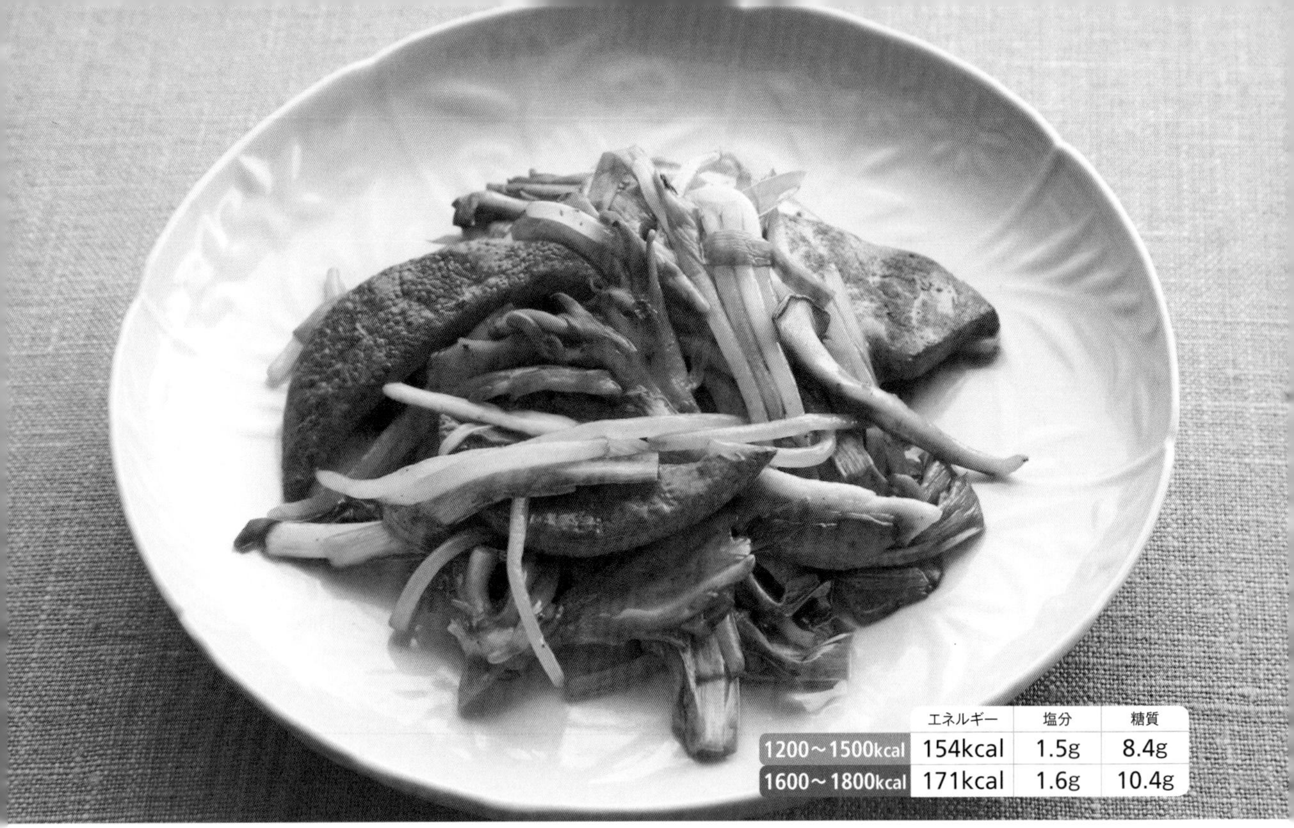

	エネルギー	塩分	糖質
1200～1500kcal	154kcal	1.5g	8.4g
1600～1800kcal	171kcal	1.6g	10.4g

まいたけをプラスして、食べ応えアップ

レバニラ炒め

[材料（2人分）]

	1200～1500kcal	1600～1800kcal
豚レバー	130g	140g
A しょうがの絞り汁	小さじ1	小さじ1
酒	小さじ½	小さじ½
しょうゆ	2滴	2滴
ニラ	½束（50g）	½束（50g）
まいたけ	½パック（50g）	½パック（50g）
もやし	100g	½袋（120g）
ごま油	大さじ½	大さじ½
B 砂糖	小さじ2	大さじ1
しょうゆ	大さじ1	大さじ1強
酢	小さじ⅔	小さじ1
酒	小さじ2	大さじ1
水	大さじ3	¼カップ
片栗粉	小さじ1	小さじ1
水（片栗粉用）	小さじ1	小さじ1

[おすすめ献立例]

＋ごぼうのチーズサラダ →p.95

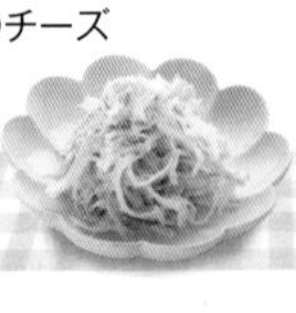

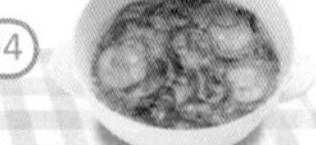

＋きゅうり、もずく酢の冷たいスープ →p.104

[作り方]

準備

1 **レバー**は流水に約10分ほどさらして臭み抜きをし、しっかりと水気をふき取り、**A**をまぶしておく。**ニラ**は3㎝長さに切り、**まいたけ**は小房にほぐす。

焼く

2 フライパンにごま油を入れて熱し、**1**のレバーを並べ入れて強火で表面をカリッと焼く。

炒める

3 **レバー**を一度取り出し、**まいたけ**、**もやし**を入れて強めの中火で1～2分炒める。**レバー**を戻し入れ、**B**を加えて煮立ったら**ニラ**を加えてひと混ぜし、水で溶いた片栗粉を加えてとろみをつける。

低カロリーのコツ！

低カロリーであるまいたけを加えて、ボリューム感をプラス。食物繊維を豊富に含んでいるので日々、とりたい食材です。

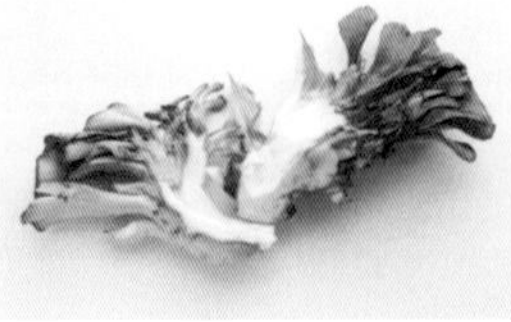

えのきだけを皮に使ったアレンジ焼売

えのき焼売

[材料（2人分）]

	1200～1500kcal	1600～1800kcal
豚赤身ひき肉	140g	140g
えのきだけ	80g	100g
玉ねぎ	30g	¼個（40g）
オイスターソース	小さじ1	小さじ1
おろししょうが	小さじ1	小さじ1
ごま油	小さじ¼	小さじ½
塩	少々	小さじ⅕
片栗粉	小さじ2	大さじ1
酢じょうゆ	適量	適量

[おすすめ献立例]

＋にんじんと刻みオクラの納豆和え

→p.92

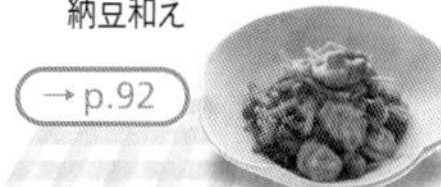

＋スンドゥブみそ汁

→p.101

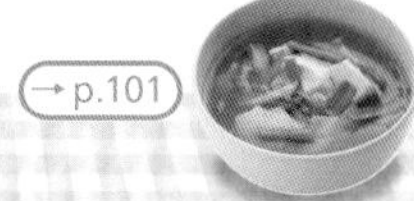

[作り方]

準備

1 **えのきだけ**は石づきを切り落とし、長さを3等分にして手でもみしんなりさせる。**玉ねぎ**はみじん切りにし、片栗粉（分量外）をまぶしておく。

混ぜる

2 ボウルに**ひき肉**と塩を入れてよく練り混ぜ、粘りが出てきたら、オイスターソース、**おろししょうが**、ごま油を加えてよくもみ込んで混ぜ、**1**の**玉ねぎ**も加えて混ぜ合わせる。

形作る

3 手に水（分量外）をつけて**2**のたねを12等分の団子に丸め、片栗粉を薄くまぶし、**1**の**えのきだけ**を握るようにして団子のまわりにつける。

蒸す

4 耐熱皿に**3**を並べ入れ、ラップをふんわりとかけて電子レンジ（600w）で6～8分加熱する。好みで酢じょうゆを添える（蒸す場合は、沸騰した蒸し器で10～12分が目安）。

低カロリーのコツ!

焼売の皮の代わりに、えのきだけを使うことで、カロリーオフに。えのきだけの歯ごたえも楽しい焼売です。

	エネルギー	塩分	糖質
1200～1500kcal	157kcal	1.2g	5.8g
1600～1800kcal	180kcal	1.4g	7.7g

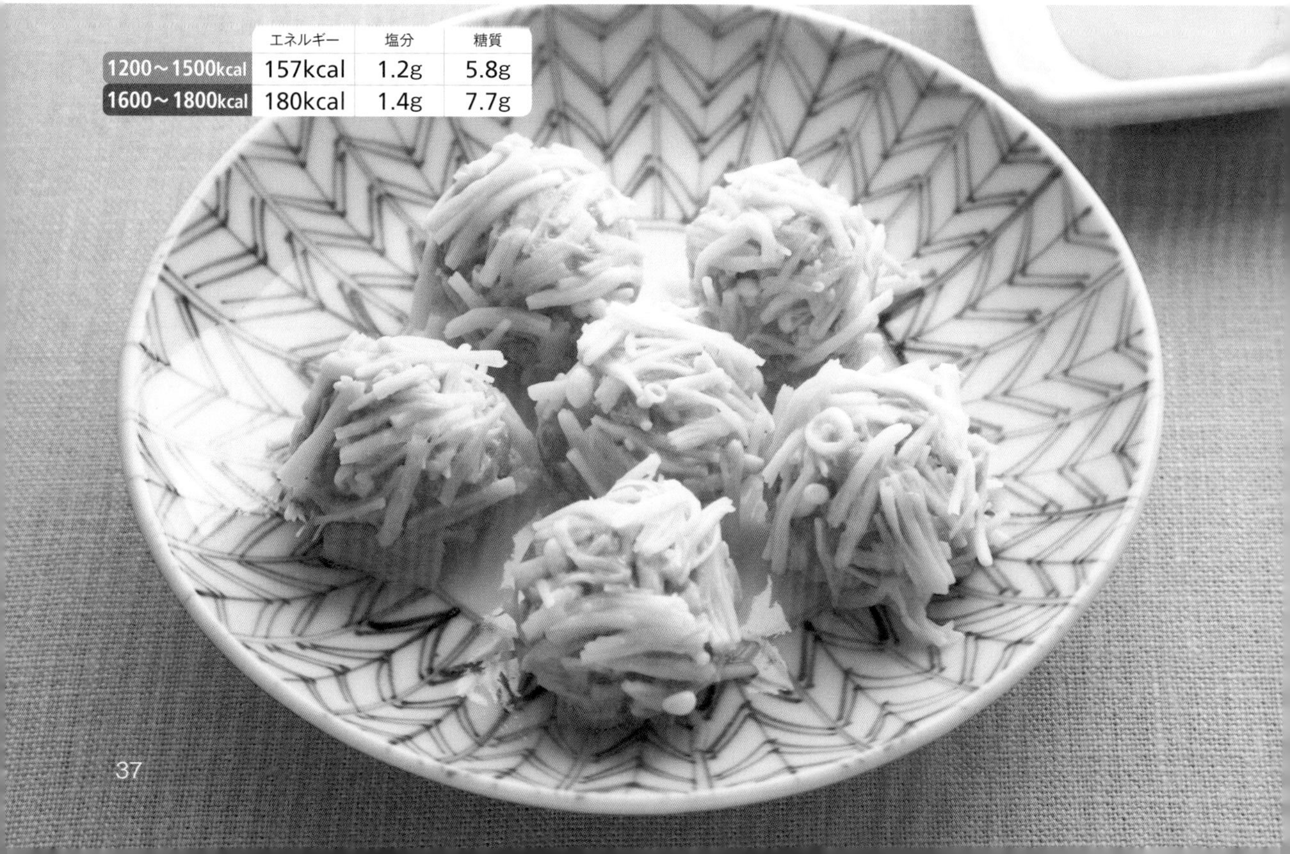

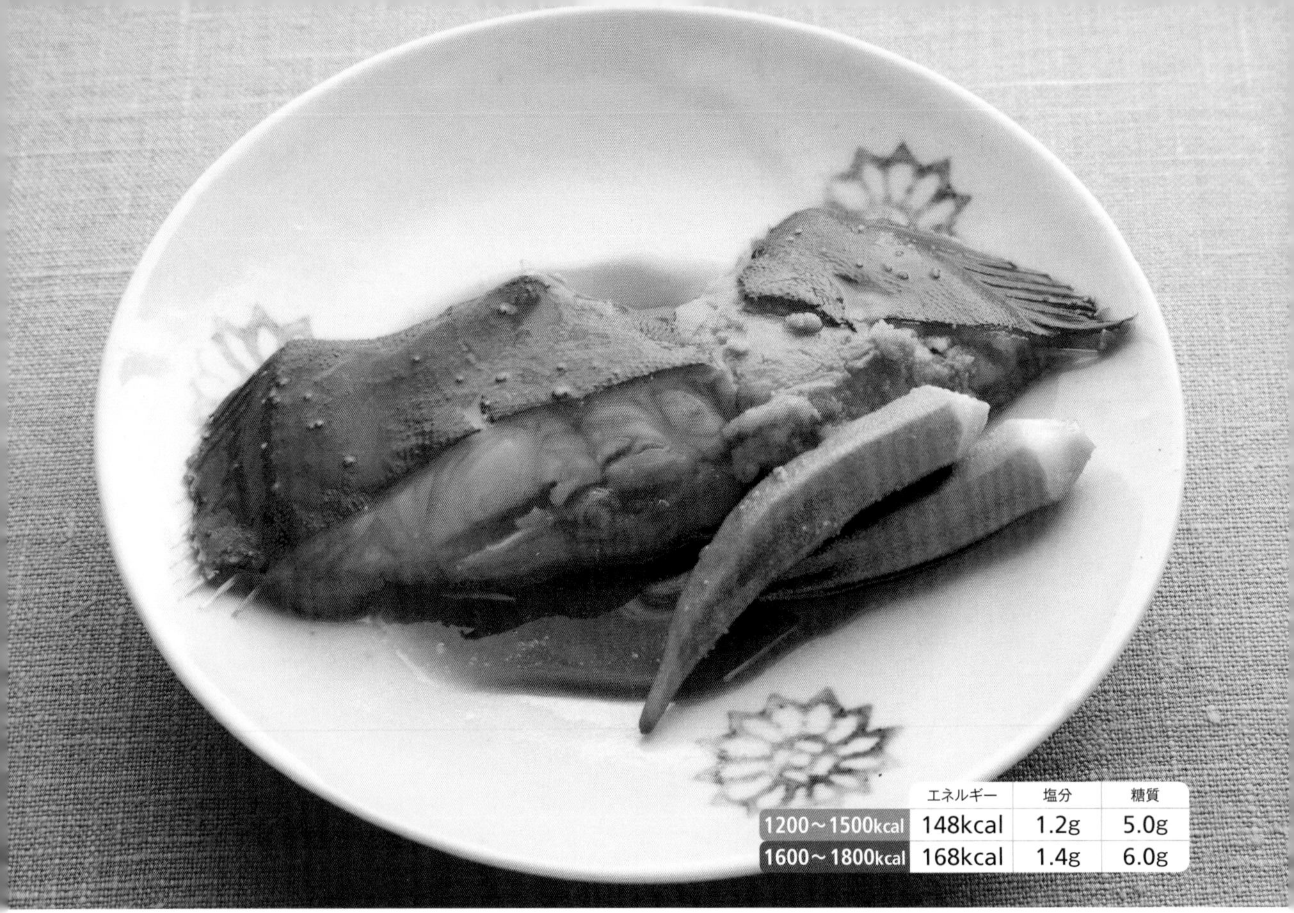

	エネルギー	塩分	糖質
1200〜1500kcal	148kcal	1.2g	5.0g
1600〜1800kcal	168kcal	1.4g	6.0g

ボリュームアップの秘密は、骨付き魚

かれいの煮つけ

[材料（2人分）]

	1200〜1500kcal	1600〜1800kcal
かれい（骨付き切り身）	小2切れ（180g）	2切れ（200g）
オクラ	4本（24g）	4本（24g）
A 砂糖	大さじ½	小さじ2
酒	大さじ1と½	大さじ2
みりん	小さじ1	小さじ1
水	¼カップ	⅓カップ
しょうゆ	大さじ1弱	大さじ1

[作り方]

煮る

1 鍋に**A**の材料を入れ強めの中火にかけて、煮立ったら**かれい**を入れる。お玉などで煮汁をすくって**かれい**にかけながら、身に火が通るまで煮る。

2 しょうゆを加えて、落としぶたをして、ときどき煮汁をかけながら約5分煮る。

仕上げる

3 落としぶたを取り、**オクラ**を加え、汁にとろみがつくまで煮て器に盛る。

[おすすめ献立例]

＋もやしとわかめ、ちくわのごま酢和え

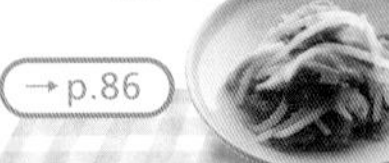

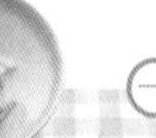

＋きのこのかす汁

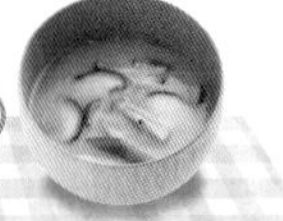

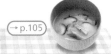

低カロリーのコツ！

骨付きの魚にすると、見た目のボリュームがアップ。かれい以外にもたら、きんめだいでも同様の作り方でおいしくできます。

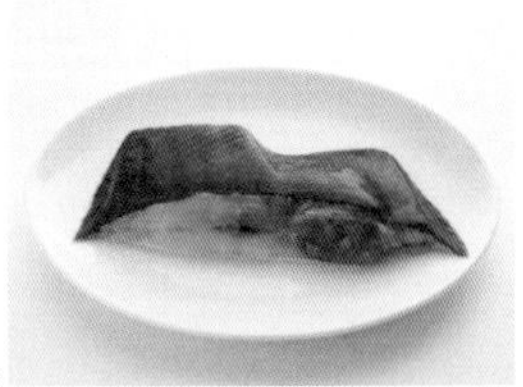

野菜が多めで食べ応えバッチリ

野菜たっぷり肉じゃが

25分

[材料（2人分）]

	1200～1500kcal	1600～1800kcal
牛赤身薄切り肉	80g	100g
じゃがいも	130g	大1個（150g）
にんじん	⅓本（60g）	⅓本（60g）
玉ねぎ	40g	¼個（50g）
しいたけ	2枚	2枚
しらたき	100g	½玉（120g）
さやいんげん	6本	6本
だし汁	1カップ	1と⅓カップ
砂糖	小さじ½	小さじ½
しょうゆ	大さじ1弱	大さじ1
みりん	小さじ2	大さじ1

[おすすめ献立例]

＋ニラとあさりのぬた風

→p.93

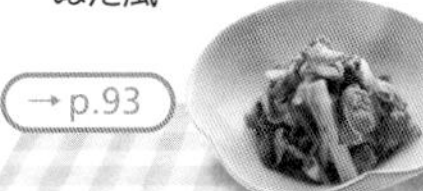

＋みつばとしょうがののりすまし汁

→p.103

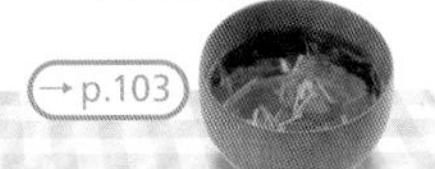

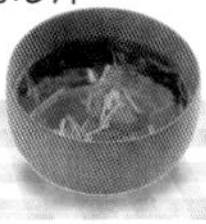

[作り方]

準備

1 **牛肉**は半分に切り、**じゃがいも**は6～8等分に切る。**にんじん**はひと口大の乱切りに、**玉ねぎ**は1㎝厚さのくし形に切り、**さやいんげん**は、筋を取って3等分に切る。**しいたけ**は4等分に切る。**しらたき**はゆでこぼしてアク抜きをする。

煮る

2 鍋にだし汁と**さやいんげん・牛肉**以外の**1**を入れて強火にかけ、煮立ったら中火にし、砂糖とみりんを加え、落としぶたをして5分煮る。

仕上げる

3 しょうゆを加え、**牛肉**を1枚ずつ広げながら加えて、弱火で煮汁がほとんどなくなるまで約10～12分煮る。**さやいんげん**を加え、火が通るまで煮て器に盛る。

低カロリー のコツ!

低カロリーの野菜を多くすることで、噛みごたえのある肉じゃがにしています。よく噛んで食べるので満腹感も増します。

	エネルギー	塩分	糖質
1200～1500kcal	150kcal	1.3g	14.0g
1600～1800kcal	182kcal	1.6g	16.7g

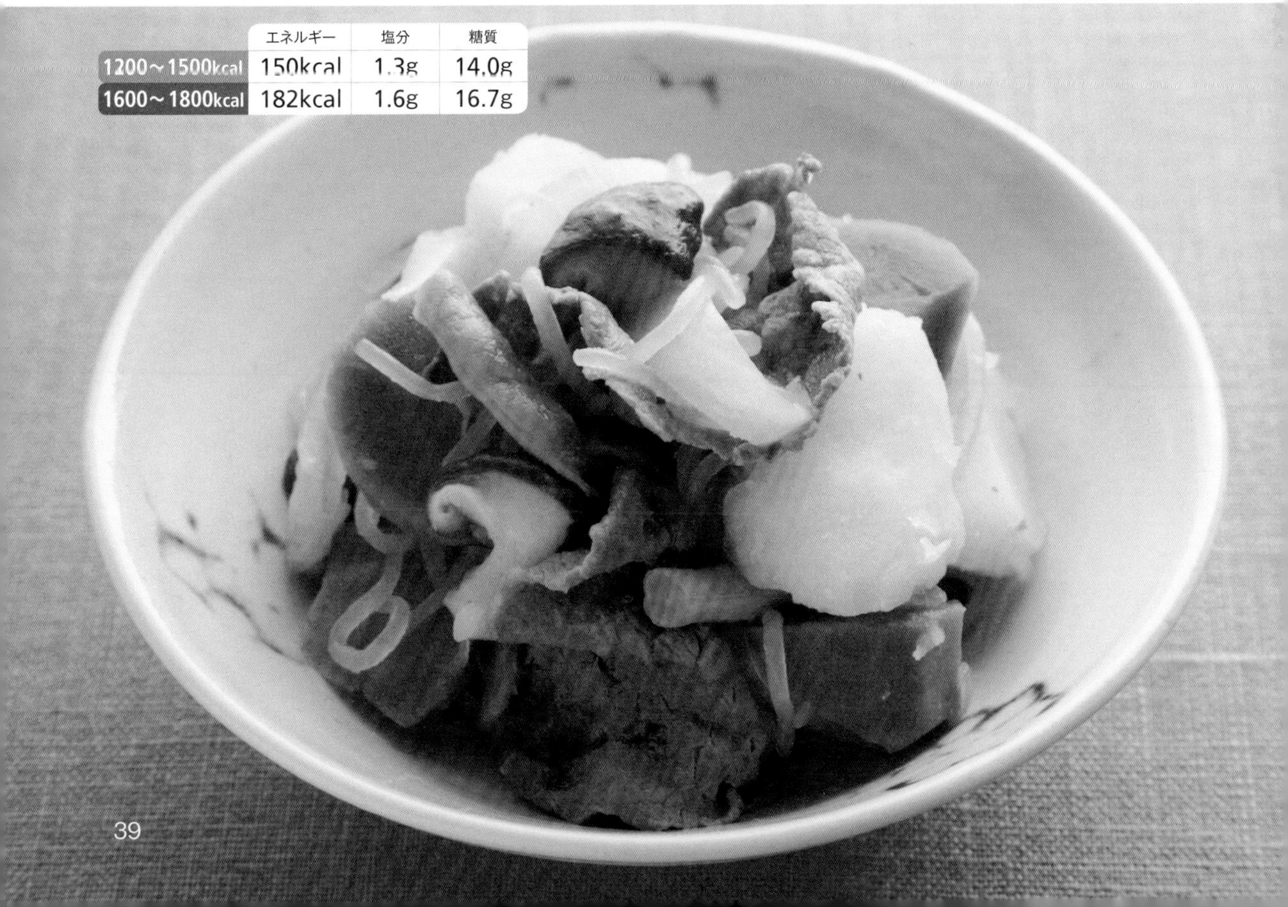

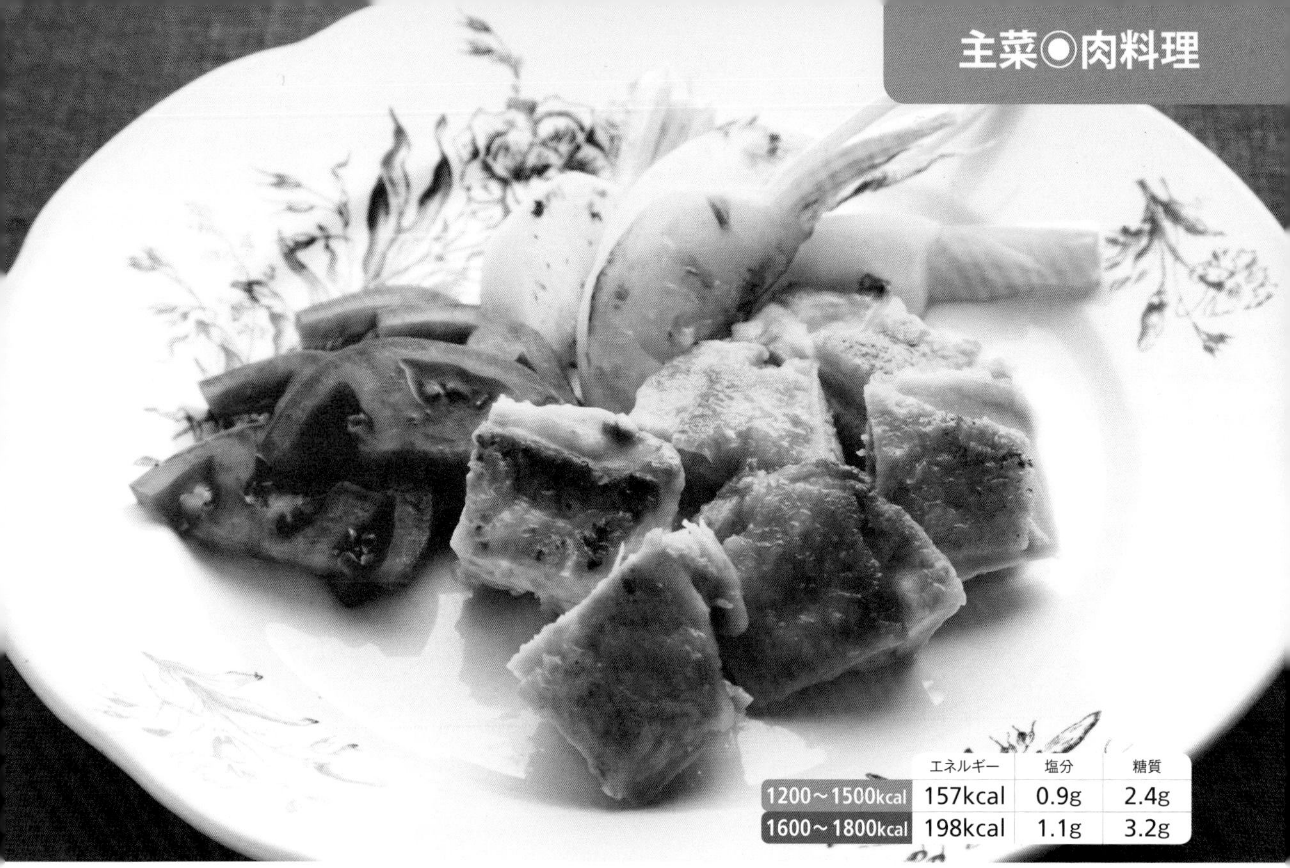

	エネルギー	塩分	糖質
1200～1500kcal	157kcal	0.9g	2.4g
1600～1800kcal	198kcal	1.1g	3.2g

余分な油をふき取ることでカロリーオフ

鶏肉のパリパリ焼き

15分

［材料（2人分）］

	1200～1500kcal	1600～1800kcal
鶏もも肉	160g	200g
塩	小さじ¼	小さじ⅓
こしょう	少々	少々
かぶ	60g	1個（80g）
トマト	70g	小1個（100g）

［おすすめ献立例］

＋切り干し大根のカレー炒め

→p.89

＋みつばとしょうがののりすまし汁

→p.103

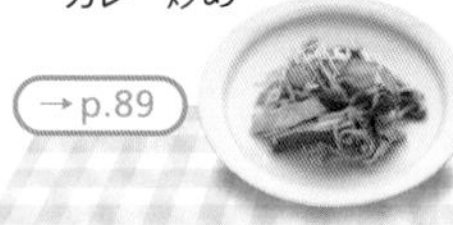
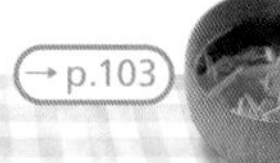
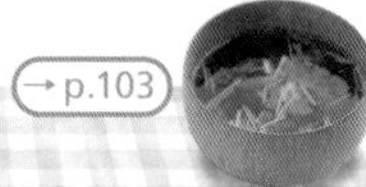

低カロリー のコツ!

鶏肉は皮つきのまま使い、油を使わずに焼きます。余分な油をペーパータオルでふき取りながらじっくり焼きましょう。

［作り方］

準備

1 **鶏肉**は余分な脂を取り除き、身の厚い部分に浅く切り込みを入れて厚みを均等にし、塩、こしょうをふる。**かぶ**は茎を少し残して8等分のくし形に切る。**トマト**は薄い半月切りにする。

焼く

2 フッ素樹脂加工のフライパンに**鶏肉**の皮を下にして入れ、空いたスペースに**かぶ**を並べ入れる。弱めの中火でときどきフライ返しなどで**鶏肉**をおさえながら、約5～6分こんがりと皮目に焼き色がつくまで焼く。

3 **かぶ**と**鶏肉**を裏返して、さらに3～4分焼き、火が十分に通ったら取り出す。

仕上げる

4 **鶏肉**を食べやすく切って、**かぶ**、**トマト**とともに器に盛りつける。

玉ねぎの甘みを、丸ごと味わえます

スタッフド玉ねぎの煮込み

40分

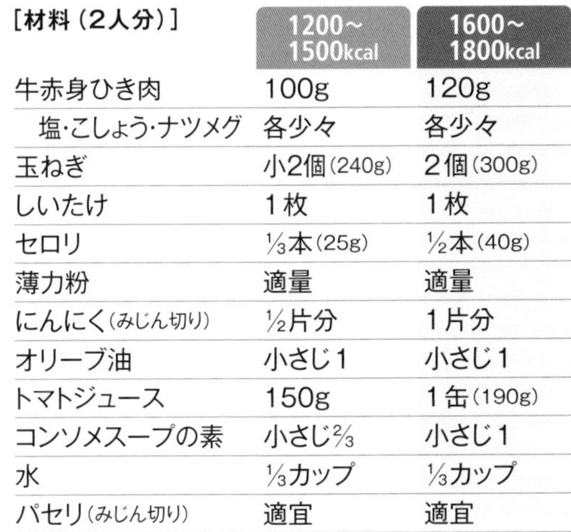

［材料（2人分）］

	1200〜1500kcal	1600〜1800kcal
牛赤身ひき肉	100g	120g
塩·こしょう·ナツメグ	各少々	各少々
玉ねぎ	小2個（240g）	2個（300g）
しいたけ	1枚	1枚
セロリ	⅓本（25g）	½本（40g）
薄力粉	適量	適量
にんにく（みじん切り）	½片分	1片分
オリーブ油	小さじ1	小さじ1
トマトジュース	150g	1缶（190g）
コンソメスープの素	小さじ⅔	小さじ1
水	⅓カップ	⅓カップ
パセリ（みじん切り）	適宜	適宜

［おすすめ献立例］

＋ゴーヤのおかか和え →p.128

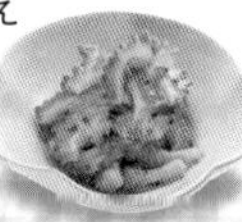

＋きのこのクリームスープ →p.102

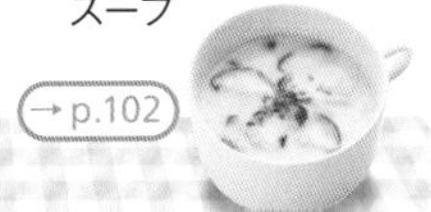

［作り方］

準備 **1** **玉ねぎ**は中をスプーンなどでくりぬく。くりぬいた**玉ねぎ**はみじん切りにする。**しいたけ**と**セロリ**もみじん切りにする。

混ぜる **2** ボウルに**ひき肉**と塩、こしょう、ナツメグ、**1**のみじん切りにした**しいたけ**と、**玉ねぎ**の半分を入れてよく練り混ぜる。

詰める **3** **玉ねぎ**のくりぬいた部分に薄力粉をまぶし、**2**を詰める。

煮る **4** 鍋にオリーブ油と残りの**玉ねぎ**、**セロリ**、**にんにく**を入れて弱めの中火にかけ、香りがたったら、トマトジュース、コンソメスープの素、水を加えて混ぜ合わせ、煮立ったら**3**の**玉ねぎ**を並べ入れる。落としぶたをして、さらにふたをして20〜30分、**玉ねぎ**に火が通るまで煮る。器に盛り、**パセリ**をのせる。

低カロリー のコツ!

見た目にボリュームがあるように見えますが、ひき肉は2人分でわずか100g。食べ応えがあるのに、低カロリーです。

	エネルギー	塩分	糖質
1200〜1500kcal	150kcal	1.1g	13.5g
1600〜1800kcal	187kcal	1.5g	18.3g

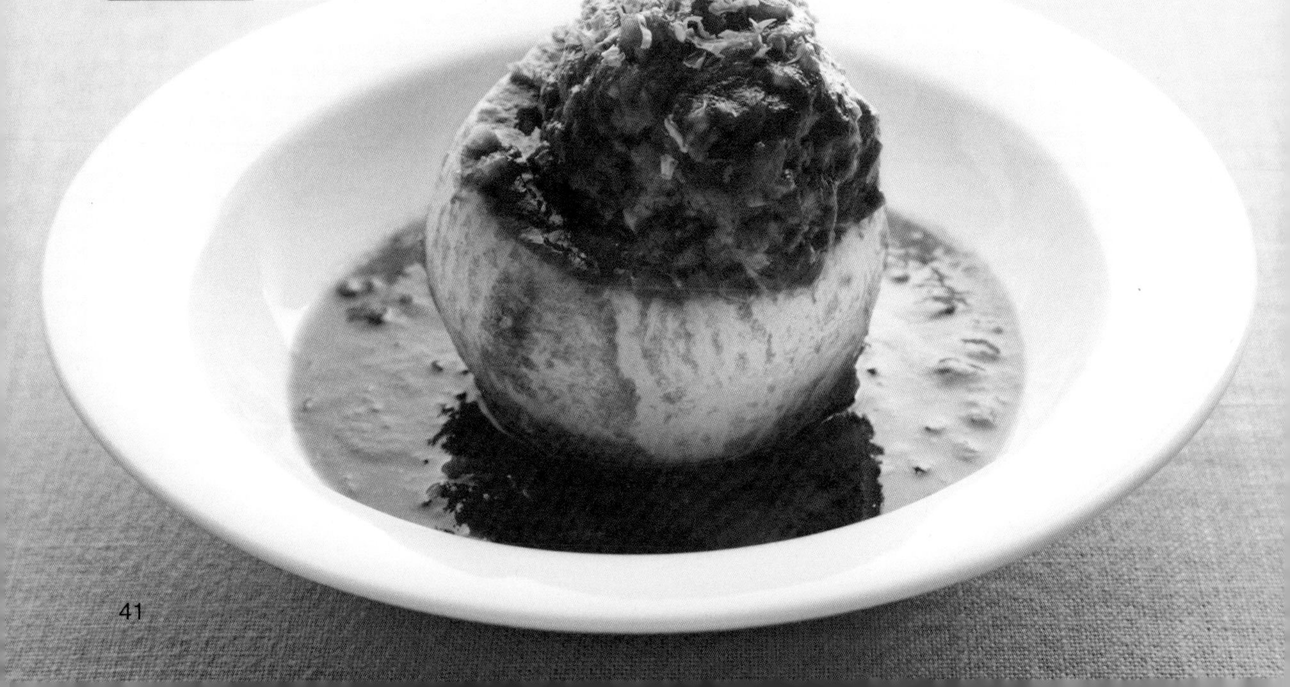

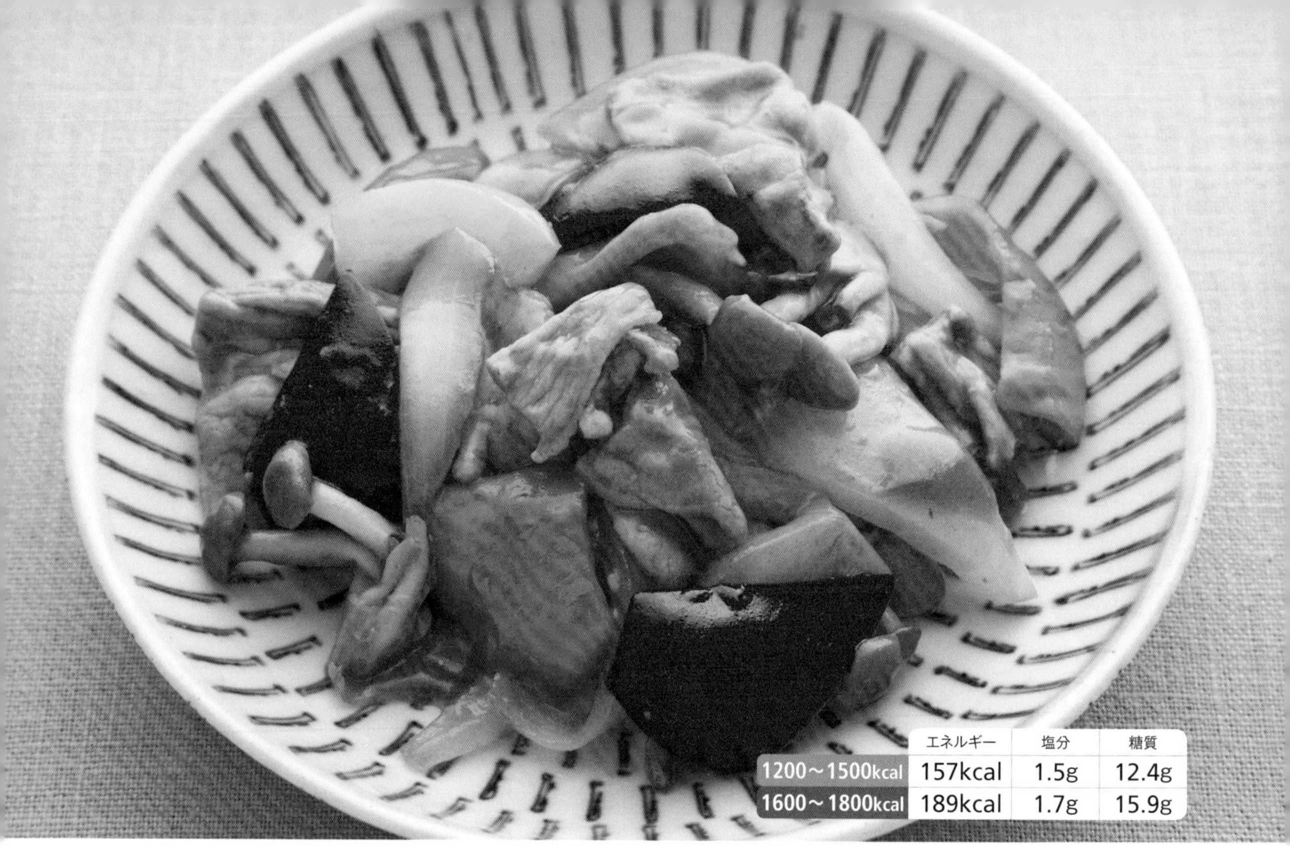

	エネルギー	塩分	糖質
1200～1500kcal	157kcal	1.5g	12.4g
1600～1800kcal	189kcal	1.7g	15.9g

揚げずに炒めてカロリーダウン

炒め酢豚

［材料（2人分）］

	1200～1500kcal	1600～1800kcal
豚もも薄切り肉	110g	130g
しょうがの絞り汁	小さじ⅔	小さじ1
玉ねぎ	⅓個（60g）	½個（80g）
ピーマン	1個（40g）	1個（40g）
赤･黄パプリカ	各⅓個（40g）	各⅓個（40g）
しめじ	40g	½パック（60g）
A 砂糖	小さじ2	大さじ1
しょうゆ	大さじ1弱	大さじ1
酢	小さじ2	大さじ1
トマトケチャップ	大さじ1と⅓	大さじ1と½
水	¼カップ	⅓カップ
サラダ油	小さじ1	小さじ1
片栗粉	小さじ½	小さじ1
水（片栗粉用）	小さじ1	小さじ2

［おすすめ献立例］

＋長ねぎのハム巻き焼き

→p.97

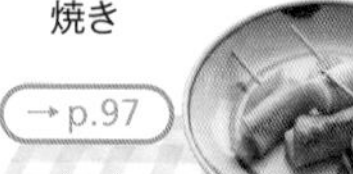

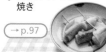

＋長いもと小松菜のみそ汁

→p.104

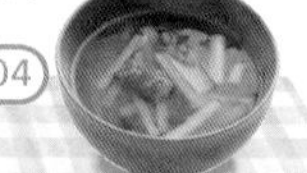

［作り方］

準備

1 **豚肉**はひと口大に切り、しょうがの絞り汁をもみ込んでおく。**玉ねぎ**は1.5㎝厚さのくし形に切り、**ピーマン**と**パプリカ**はそれぞれひと口大の乱切りに、**しめじ**は石づきをとり小房にほぐす。**A**をボウルに入れ混ぜ合わせておく。

炒める

2 フライパンにサラダ油を入れて熱し、**豚肉**と**玉ねぎ**を炒め、**豚肉**の色が変わったら、**ピーマン**と**パプリカ**、**しめじ**を加えて炒める（写真）。

仕上げる

3 全体がなじんだら、**A**を回し入れる。煮立ったら3～4分ほど煮て、水で溶いた片栗粉を加えてとろみをつけ、火を止める。

低カロリー のコツ!

揚げてから炒めるのが通常ですが、炒めるのみで、低カロリーに。野菜もたくさん入れて、食べ応えをアップしています。

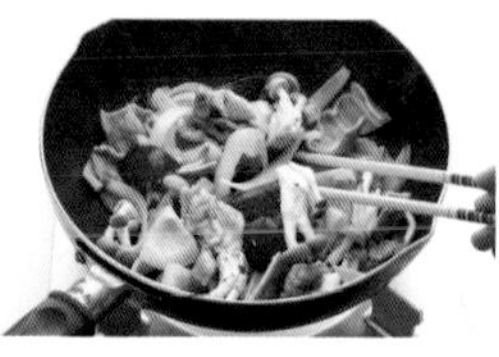

こんにゃくでヘルシーな仕上がり

焼き餃子

作りおき 18分

[材料(2人分)]

	1200～1500kcal	1600～1800kcal
豚赤身ひき肉	80g	110g
A 砂糖	小さじ½	小さじ1
しょうゆ	小さじ½	小さじ1
片栗粉	小さじ½	小さじ1
おろしにんにく・おろししょうが	各小さじ½	各小さじ1
キャベツ	1枚(50g)	1枚(50g)
ニラ	10g	⅕束(20g)
こんにゃく	30g	¼枚(50g)
餃子の皮	8枚	10枚
ごま油	小さじ1	小さじ1
ゆずこしょう	適宜	適宜

[おすすめ献立例]

+チンゲン菜の中華風クリーム煮

→p.91

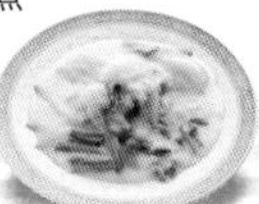

+みつばとしょうがののりすまし汁

→p.103

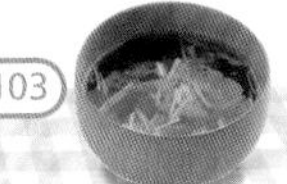

[作り方]

準備

1 **キャベツ**は芯をとり半分に切ってラップに包み、電子レンジ(600w)で1分加熱し、あら熱が取れたらみじん切りにして水気をぎゅっとしぼる。**ニラ**はみじん切りにする。**こんにゃく**はあらみじんにして下ゆでをし、水気をしっかりときる。

混ぜる

2 ボウルに**ひき肉**と**A**を入れてよく練り混ぜてから、1を加えて混ぜ合わせ、あんを作る。

包む

3 2を10等分にして餃子の皮で包み、水(分量外)を塗り、ひだを寄せて閉じる。

焼く・仕上げる

4 フライパンに餃子を並べ入れ、フライパンの高さの半分まで水を入れて、ふたをして強火にかける。煮立ったら火を少し弱めて約3分蒸し焼きにする。ふたを取り、水気をとばしたらごま油を回し入れて焼き色をつけ、器に盛る。好みでゆずこしょうを添える。

低カロリー のコツ!

こんにゃくを入れて、かさ増しをしています。餃子の皮はカロリーが高めなので薄いタイプのものを選びましょう。

	エネルギー	塩分	糖質
1200～1500kcal	160kcal	0.6g	15.8g
1600～1800kcal	200kcal	0.8g	20.8g

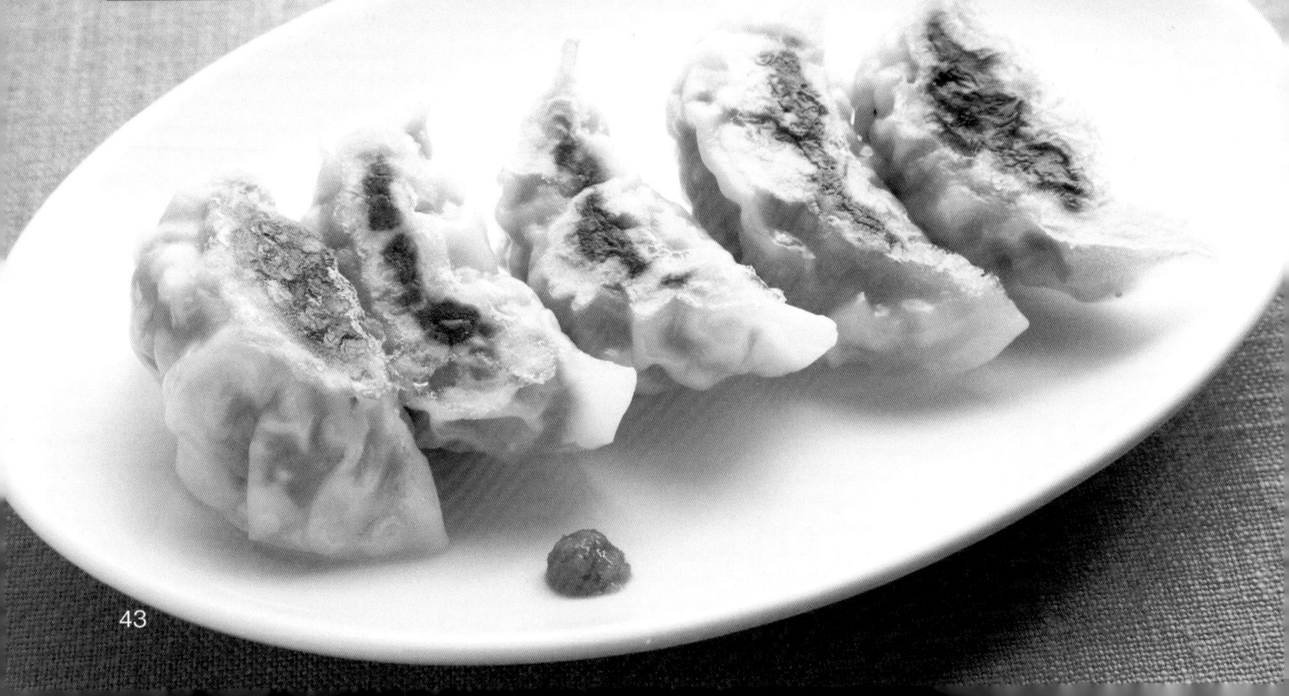

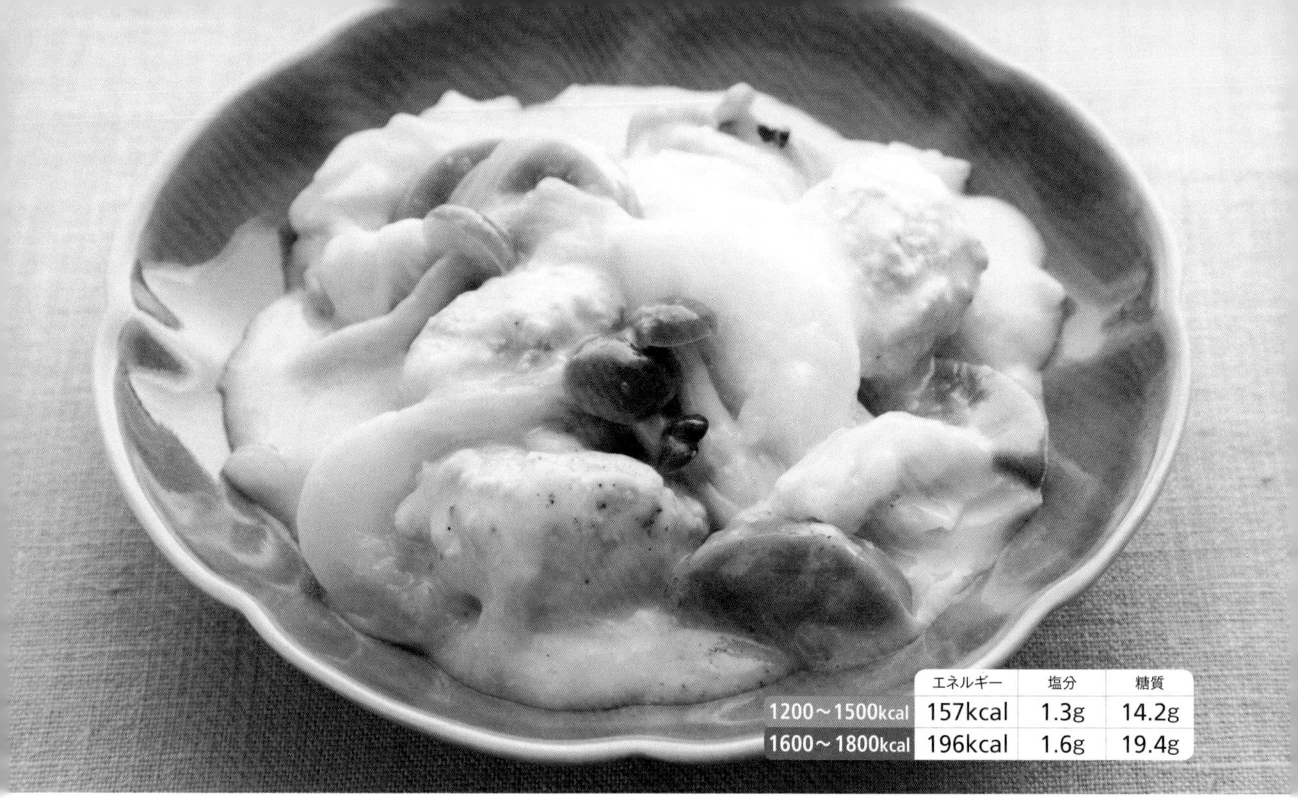

	エネルギー	塩分	糖質
1200～1500kcal	157kcal	1.3g	14.2g
1600～1800kcal	196kcal	1.6g	19.4g

シチューのようなとろみの秘密は片栗粉

鶏肉と野菜のクリームシチュー風

20分

[材料（2人分）]

	1200～1500kcal	1600～1800kcal
A 鶏むねひき肉	100g	100g
溶き卵	1/5個分	1/4個分
砂糖・しょうゆ	各小さじ1/2	各小さじ1/2
かぶ	60g	1個（80g）
にんじん	1/4本（40g）	1/4本（40g）
玉ねぎ	30g	1/4個（40g）
キャベツ	1と1/2枚（80g）	2枚（100g）
しめじ	1/2パック（60g）	1/2パック（60g）
オリーブ油	小さじ1	小さじ1
B コンソメスープの素	小さじ2/3	小さじ1
水	1カップ	1と1/4カップ
低脂肪牛乳	1/2カップ	3/4カップ
塩・こしょう	各少々	各少々
片栗粉	大さじ1と1/3	大さじ2
水（片栗粉用）	大さじ1と1/2	大さじ2

[おすすめ献立例]

＋パプリカと玉ねぎのマリネ

→p.92

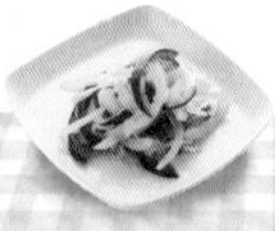

＋糸こんにゃくとさやいんげんのきんぴら

→p.126

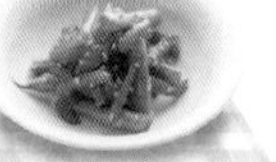

[作り方]

準備

1 かぶは6等分に切る。**にんじん**は7～8㎜厚さの半月切りに、**玉ねぎ**は薄切り、**キャベツ**はざく切りに、**しめじ**は石づきを取り小房にほぐす。**A**をボウルで混ぜて鶏団子のたねを作る。

煮る

2 鍋にオリーブ油を入れて**玉ねぎ**と**にんじん**を入れて炒め、**玉ねぎ**がしんなりしてきたら**B**を入れて、さらに**しめじ**と**かぶ**も加える。強火にして煮立ったら、**1**の鶏団子をスプーン2本で丸くまとめて落とし入れ、中火にして約5分煮る。

仕上げる

3 **キャベツ**を加えてしんなりしてきたら、牛乳、塩、こしょうで味を調え、最後に水で溶いた片栗粉を加えて混ぜ、とろみをつけて（写真）火を止める。

低カロリーのコツ！

片栗粉でとろみをつけることで、シチューの素を使うよりもカロリーが抑えられます。とろみがあるので、ボリュームも増します。

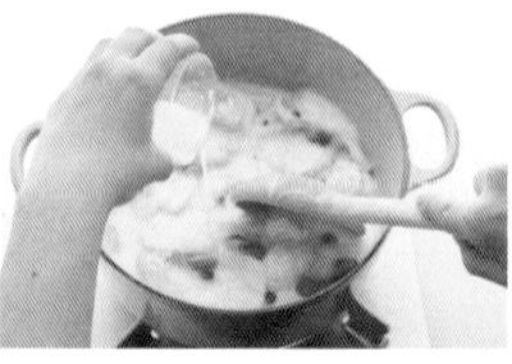

赤身ひき肉で、ヘルシーな仕上がりに

ロールキャベツ

[材料（2人分）]

	1200～1500kcal	1600～1800kcal
豚赤身ひき肉	130g	140g
溶き卵	⅓個分	½個分
塩·こしょう	各少々	各少々
ベーコン	¼枚（5g）	½枚（10g）
キャベツ	200g	大4枚（240g）
にんじん	30g	¼本（40g）
玉ねぎ	20g	⅙個（30g）
オリーブ油	小さじ½	小さじ½
A コンソメスープの素	小さじ½	小さじ½
水	1カップ	1と¼カップ
ローリエ	1枚	1枚
塩	少々	小さじ⅕
こしょう	少々	少々

[おすすめ献立例]

＋炒めなます

→p.83

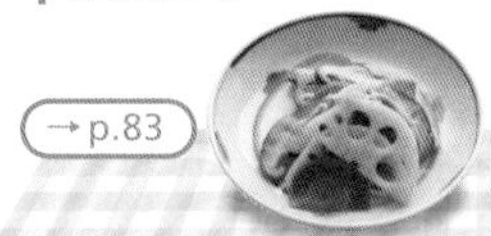

＋かぶのポタージュ

→p.100

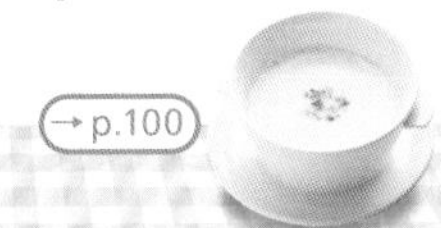

[作り方]

準備

1 **ベーコン**は細切りにする。**キャベツ**は芯をそぎ取り、そぎ取った部分はみじん切りにする。**キャベツ**の葉はラップで包み電子レンジ（600w）で2分加熱する。**にんじん**と**玉ねぎ**はみじん切りにして**キャベツ**の芯とともに耐熱皿に入れ、オリーブ油をかけ、ラップをせずに電子レンジ（600w）で2分加熱する。

混ぜる

2 ボウルに**ひき肉**と**卵**、塩、こしょうを入れてよく練り混ぜ、あら熱が取れた**1**の**にんじん**と**玉ねぎ**、**キャベツ**の芯を加えてさらに練り混ぜる。

煮る

3 **キャベツ**の葉を広げ、**2**を4等分にしてのせて手前から巻いて包む。鍋に巻き終わりを下にして並べ入れる。**A**、**ベーコン**を全体に散らし入れる。中火にかけ、煮立ったら弱火にしてふたをし、20～30分煮て、器に盛る。

低カロリー のコツ！

赤身ひき肉を使うことで低カロリーにしていますが、そこにベーコンを入れることでうま味をアップさせています。

	エネルギー	塩分	糖質
1200～1500kcal	152kcal	1.1g	5.7g
1600～1800kcal	182kcal	1.5g	7.0g

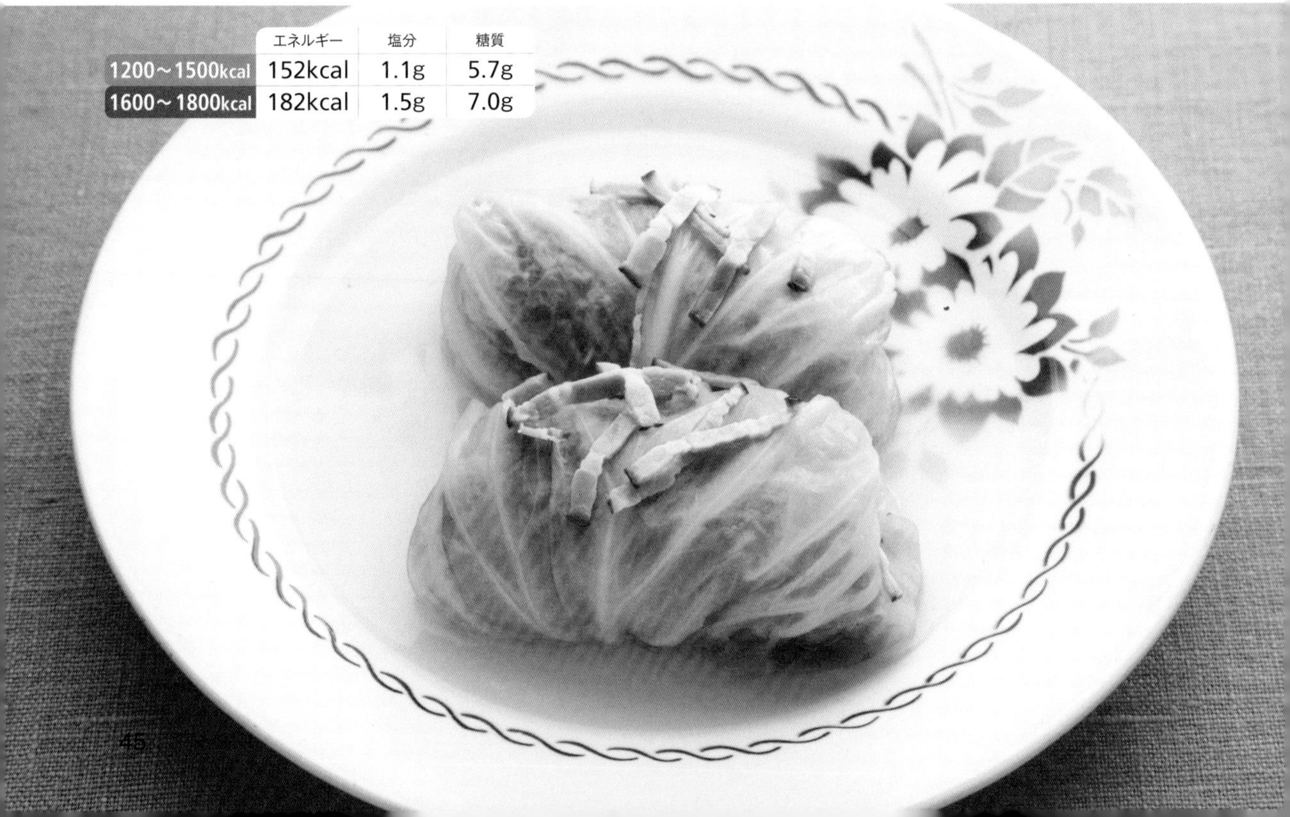

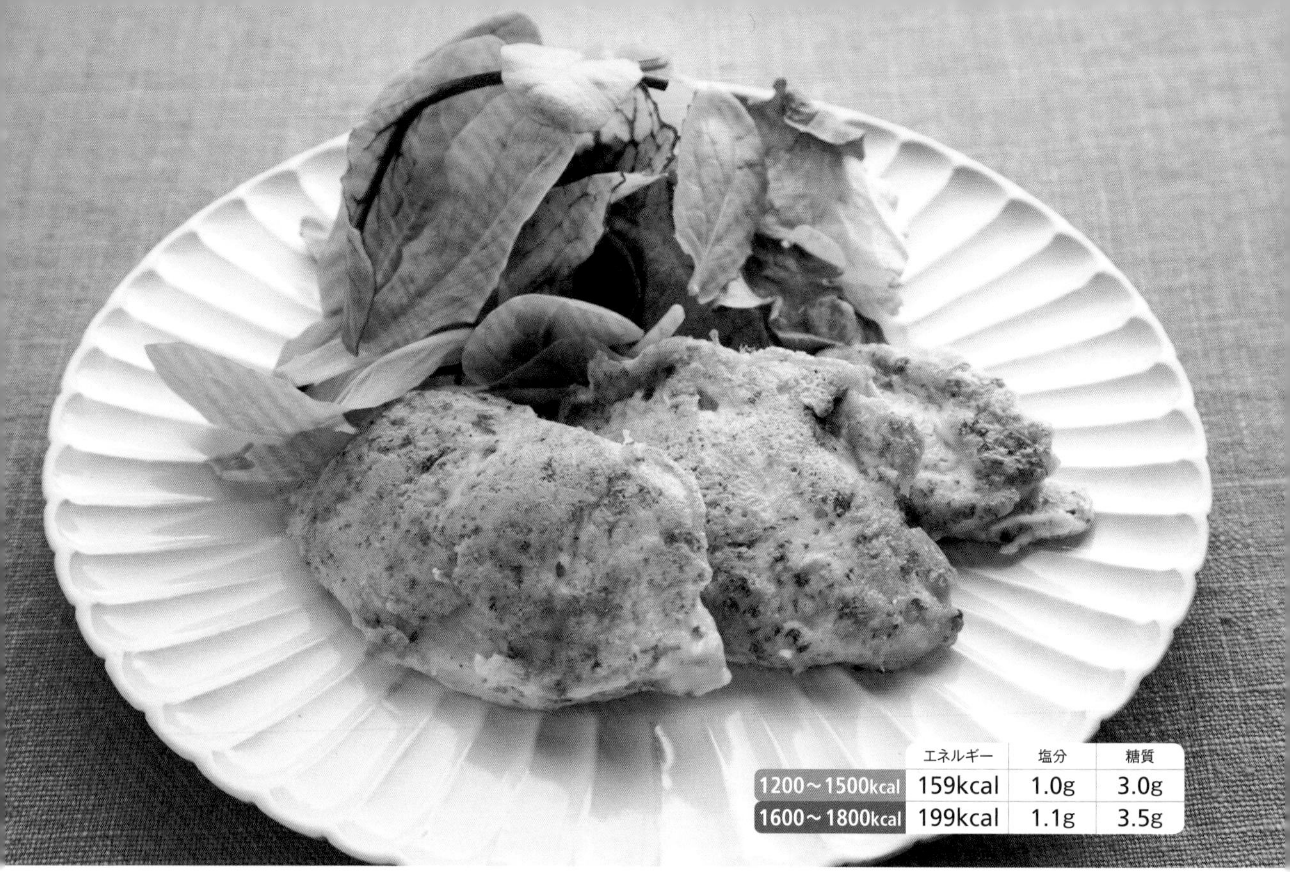

	エネルギー	塩分	糖質
1200～1500kcal	159kcal	1.0g	3.0g
1600～1800kcal	199kcal	1.1g	3.5g

香ばしいチーズとお肉が合います

鶏むね肉のハーブピカタ

15分

［材料（2人分）］

	1200～1500kcal	1600～1800kcal
鶏むね肉（皮なし）	大½枚（150g）	1枚（180g）
塩	小さじ¼	小さじ¼
こしょう	少々	少々
小麦粉	適量	適量
卵	1個	1個
A 粉チーズ	小さじ2	大さじ1と½
A パセリ（みじん切り）	大さじ1	大さじ2
サラダ油	小さじ1	大さじ½
ベビーリーフ	60g	80g

［作り方］

準備

1 鶏肉は1㎝厚さのそぎ切りにし、ラップにはさんでからビンなどでたたいて厚さを均等に（写真）する。塩、こしょうをまぶしてから、小麦粉をまぶしつける。

焼く

2 ボウルに卵を割りほぐし、Aを入れてよく混ぜ1をからめて、サラダ油を入れて熱したフライパンで、弱めの中火で火が通るまで両面焼く。

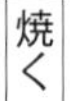

3 器に盛り、ベビーリーフを添える。

［おすすめ献立例］

＋なすとピーマンの山椒みそ炒め

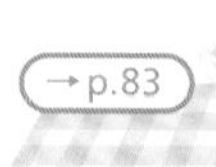

→p.83

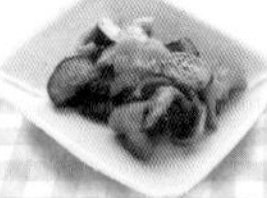

＋ガスパチョ

→p.102

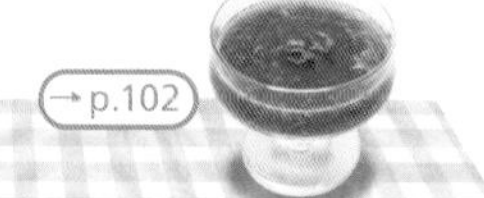

低カロリー のコツ!

鶏肉をたたいて広げることで、見た目のボリューム感をアップしています。ビンやめん棒など硬いものでたたきましょう。

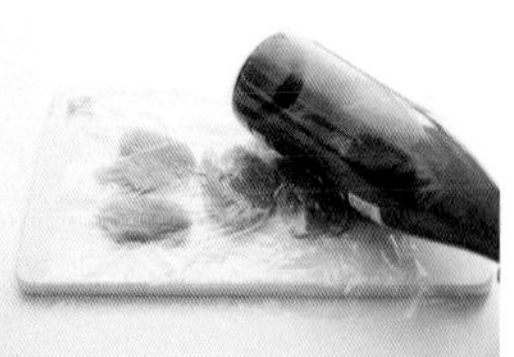

ふわふわと、さくさくな歯ごたえを楽しめます

れんこん肉詰め照り焼き

18分

[材料（2人分）]

	1200〜1500kcal	1600〜1800kcal
鶏むねひき肉	120g	140g
みそ	小さじ½	小さじ½
おから	40g	60g
れんこん	⅓節（60g）	⅓節（80g）
長ねぎ	5cm	5cm
片栗粉	小さじ1	小さじ1
酒	小さじ1	小さじ1
ごま油	小さじ1	小さじ1
A みりん・しょうゆ	各小さじ2	各大さじ1弱
A 酒・水	各大さじ½	各小さじ2
A しょうがの絞り汁	小さじ1	小さじ1
大根おろし	60g	60g
一味とうがらし	適宜	適宜

[作り方]

準備

1 **れんこん**は皮をむき、5㎜幅の輪切りにする。**ねぎ**はみじん切りにする。

混ぜる・はさむ

2 ボウルに**ひき肉**とみそを入れてよく練り混ぜ、**おから**、**ねぎ**、片栗粉、酒を加えてしっかりとなじむまで混ぜ合わせたら、4等分にして小判形にまとめ、**れんこん**2枚ではさむ（写真）。残りも同様に作る。

焼く・仕上げる

3 フライパンにごま油を入れて中火で熱し、2を並べ入れて焼き、焼き色がついたら裏返してふたをして弱めの中火にし、5〜6分焼く。

4 Aを加えて照りが出るまで煮詰め、器に盛り、**大根おろし**を添えて好みで一味とうがらしをかける。

[おすすめ献立例]

＋白菜と桜えびの煮びたし

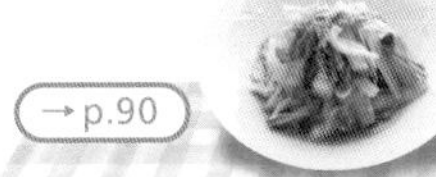

→p.90

＋大豆もやしとわかめの中華風スープ

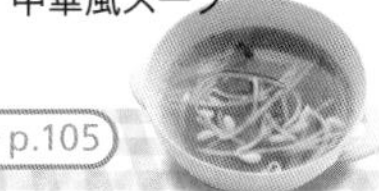

→p.105

低カロリーのコツ!

低カロリーである鶏むね肉のひき肉を使います。れんこんではさむことでかさが増し、食べ応えをアップさせています。

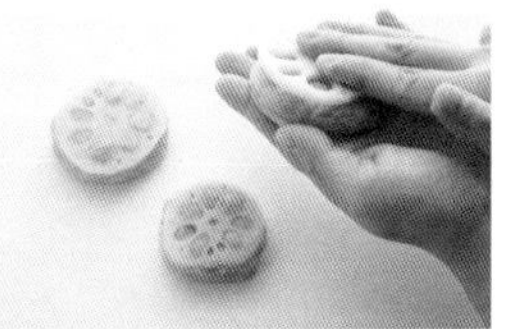

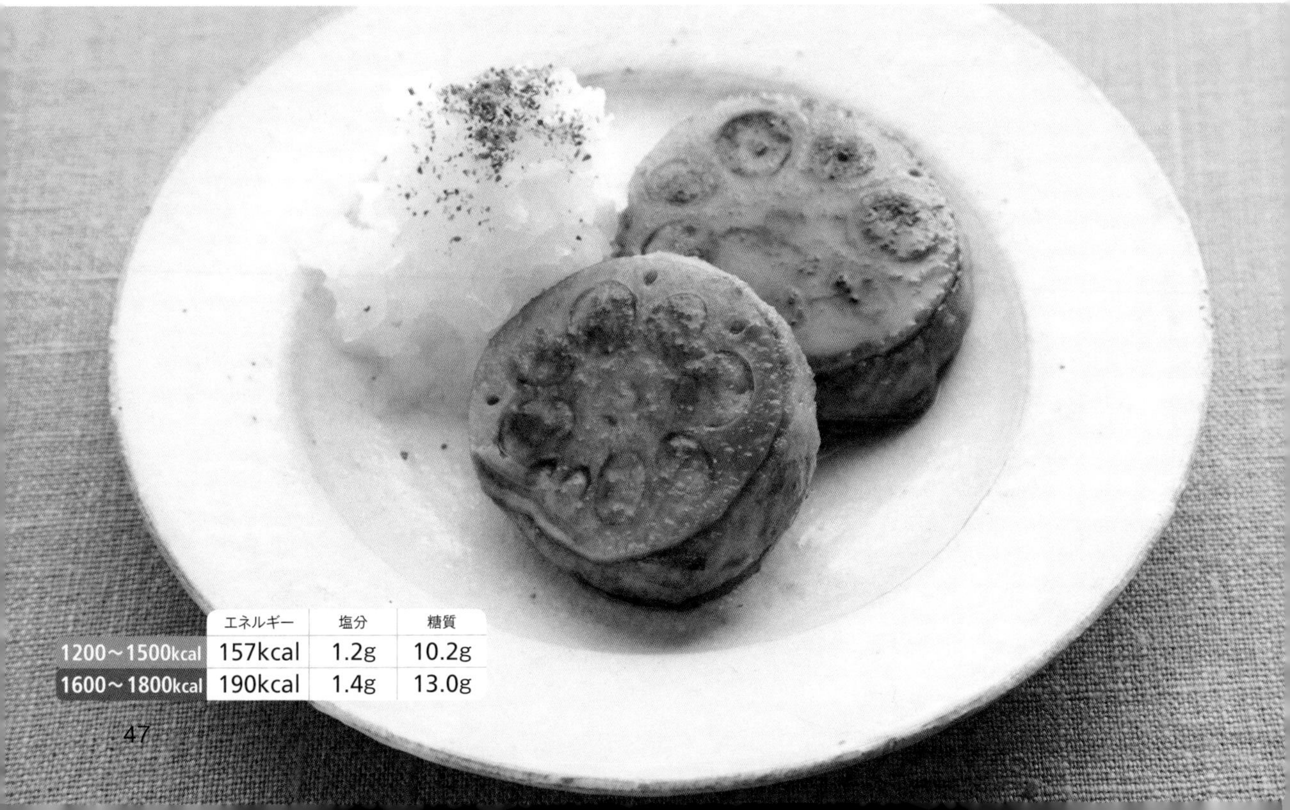

	エネルギー	塩分	糖質
1200〜1500kcal	157kcal	1.2g	10.2g
1600〜1800kcal	190kcal	1.4g	13.0g

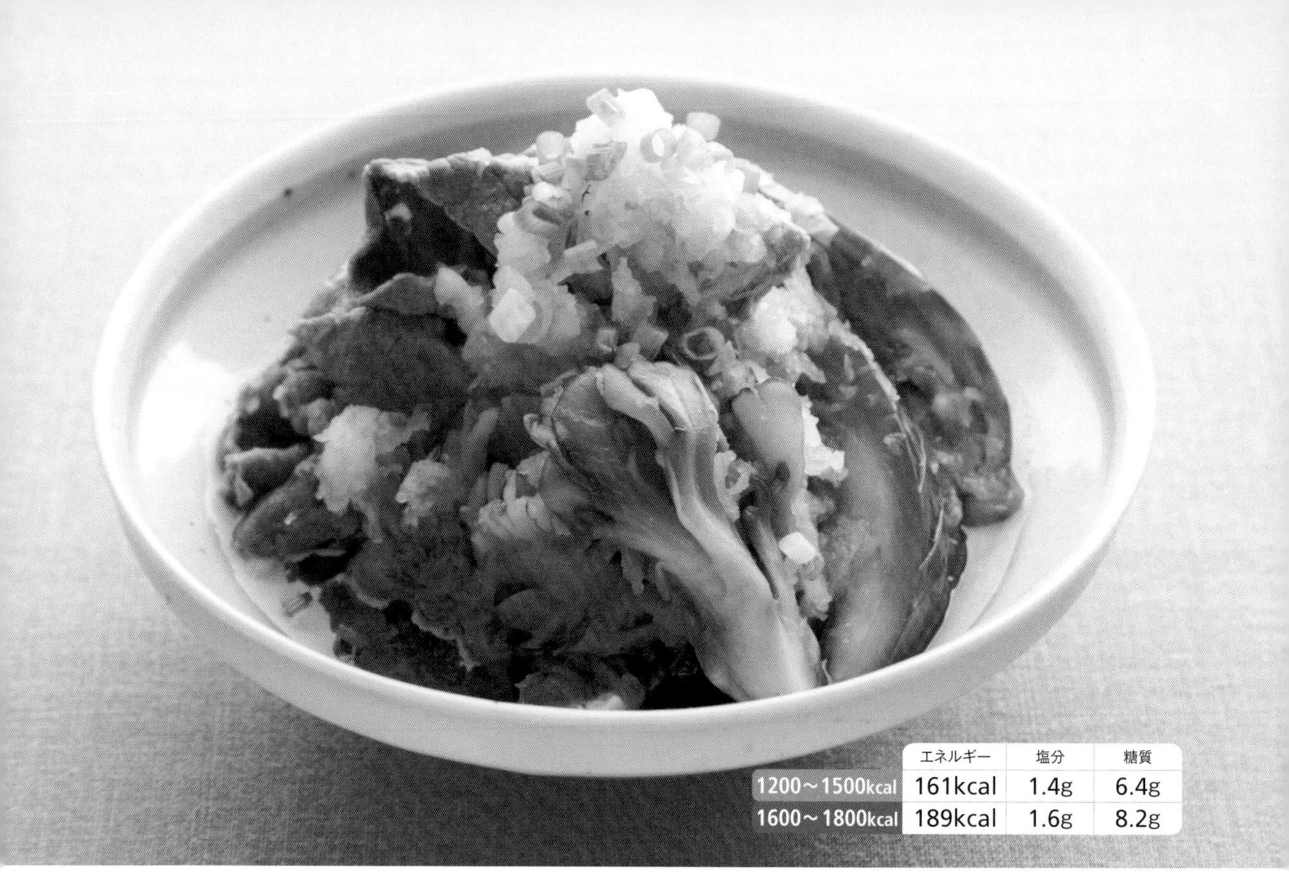

	エネルギー	塩分	糖質
1200～1500kcal	161kcal	1.4g	6.4g
1600～1800kcal	189kcal	1.6g	8.2g

大根おろしで、さっぱり味つけ

牛肉となすのみぞれ煮

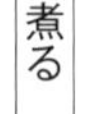

[材料（2人分）]

	1200～1500kcal	1600～1800kcal
牛ももしゃぶしゃぶ用肉	140g	160g
なす	60g	大１本（80g）
まいたけ	½パック（60g）	½パック（60g）
大根おろし	120g	150g
だし汁	⅓カップ	⅓カップ
砂糖	大さじ½	小さじ２
しょうゆ	大さじ１	大さじ１強
酒	大さじ½	大さじ１
万能ねぎ	適宜	適宜

[作り方]

準備

1 なすは縦半分に切ったあと、縦８等分のくし形に切り、皮目に切り込みを入れる。**まいたけ**は小房にほぐす。**万能ねぎ**は小口切りにする。

煮る

2 鍋にだし汁、砂糖、しょうゆ、酒を入れて強火にかけ、煮立ったら中火にして、**なすとまいたけ**を入れてひと煮する。

3 **牛肉**を広げ入れて３～４分煮たら、**大根おろし**を加えて温める程度に煮て火を止める。器に盛り、**万能ねぎ**をのせる。

[おすすめ献立例]

＋青菜のにんにく炒め

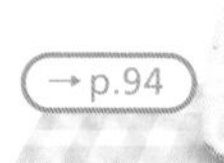

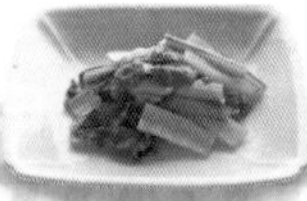

＋レタスのかきたまスープ

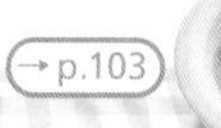

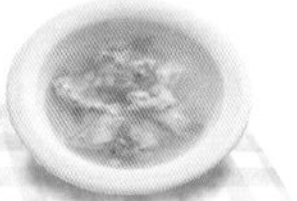

低カロリーのコツ!

大根に含まれるジアスターゼは、消化を助ける効果があります。加熱しすぎると効果がなくなるのでさっと火を通す程度に。

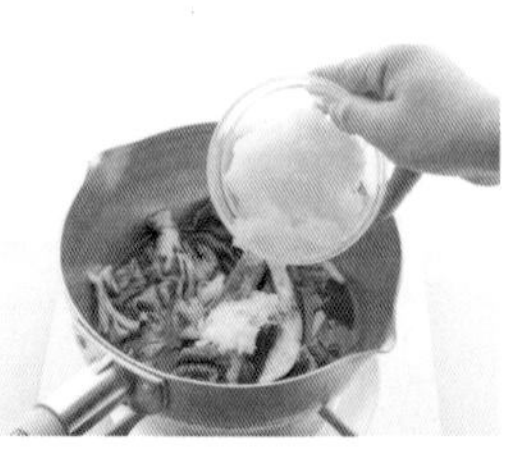

主菜◉肉料理

梅としその香りが食欲をそそります

梅しそ豚巻き

15分

[材料（2人分）]

	1200〜1500kcal	1600〜1800kcal
豚ももしゃぶしゃぶ用肉	140g	160g
みょうが	1個（15g）	1個（15g）
A 練り梅	小さじ2	大さじ1
かつお節	1袋（4g）	1袋（4g）
水	大さじ1	大さじ1強
しその葉	5枚	6枚
サラダ油	小さじ1	大さじ½
なす	1本	1本
おろししょうが	適量	適量
ポン酢しょうゆ	小さじ2	大さじ1

[作り方]

準備

1 **みょうが**はあらみじん切りにし、Aと混ぜる。

2 **豚肉**を少しずつ重ねながら縦に並べて広げ、1を全体に塗り、**しその葉**を並べる。手前からくるくると巻き（写真）、8〜10等分に切る。

焼く

3 フライパンにサラダ油を入れて熱し、手のひらで軽く断面をつぶした2を入れ、中火で両面がこんがりと色づくまで約7〜8分焼いて、器に盛りつける。

仕上げる

4 **なす**はへたを切り落としてラップに包み、電子レンジ（600w）で1分30秒加熱したら冷水にさらし、食べやすい大きさに切って、**おろししょうが**と**ポン酢しょうゆ**をかけ、3に添える。

[おすすめ献立例]

＋キャベツの塩麹炒め →p.84

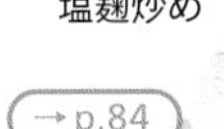

＋長いもと小松菜のみそ汁 →p.104

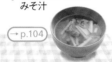

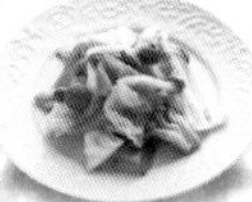

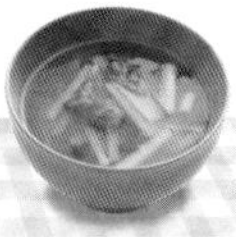

低カロリーのコツ!

薄切り肉も、中に具材を入れて巻くことで、ボリューム感が出ます。肉に味がついているのでそのまま食べられます。

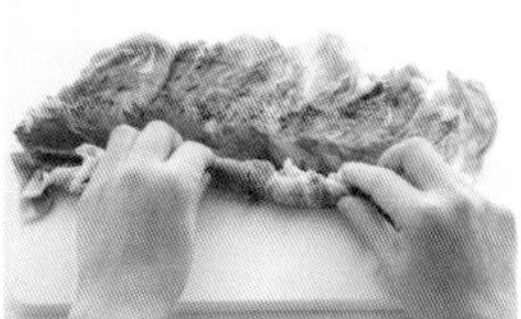

	エネルギー	塩分	糖質
1200〜1500kcal	164kcal	1.0g	3.9g
1600〜1800kcal	197kcal	1.4g	5.3g

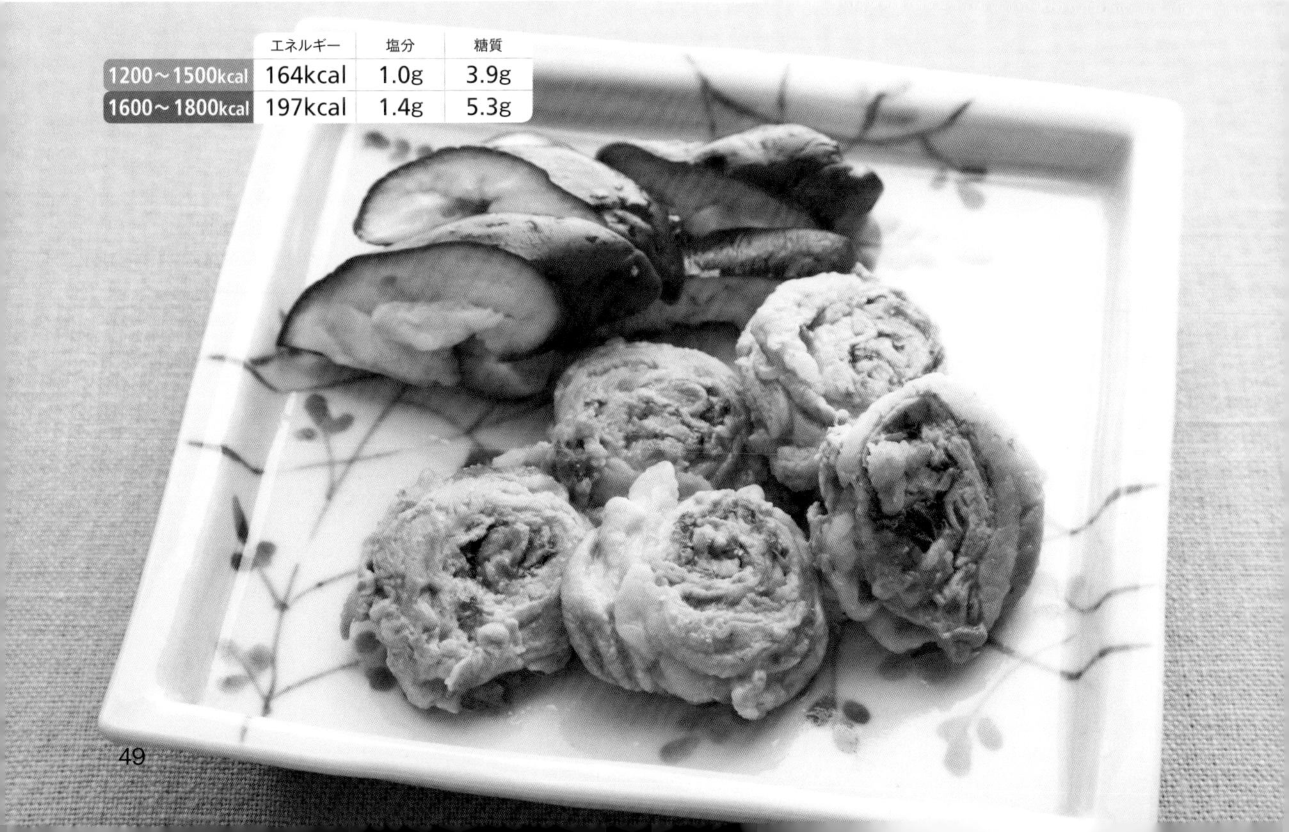

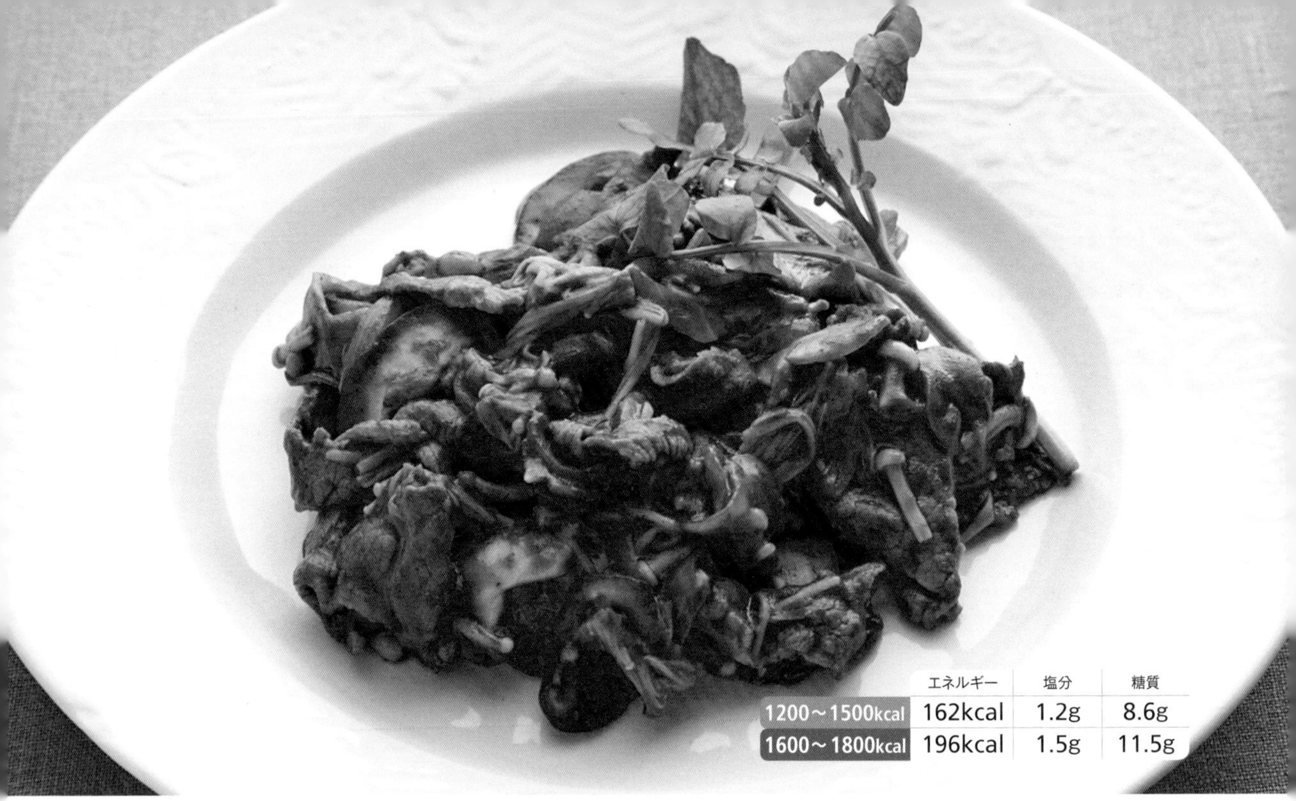

	エネルギー	塩分	糖質
1200～1500kcal	162kcal	1.2g	8.6g
1600～1800kcal	196kcal	1.5g	11.5g

トマトピューレを多めにして、カロリーダウン

ハッシュドビーフ

20分

[材料（2人分）]

	1200～1500kcal	1600～1800kcal
牛赤身こま切れ肉	110g	120g
マッシュルーム	4個(24g)	4個(24g)
しいたけ	大2枚(30g)	大2枚(30g)
えのきだけ	80g	1袋(100g)
玉ねぎ	40g	小½個(70g)
バター	大さじ½	小さじ2
赤ワイン	小さじ1	小さじ2
A デミグラスソース	30g	40g
トマトピューレ	80g	100g
コンソメスープの素	小さじ⅓	小さじ½
塩	小さじ⅕	小さじ⅕
こしょう	少々	少々
クレソン	適宜	適宜

[おすすめ献立例]

＋温野菜のグラッセ →p.94

＋白菜とハムのコンソメスープ →p.100

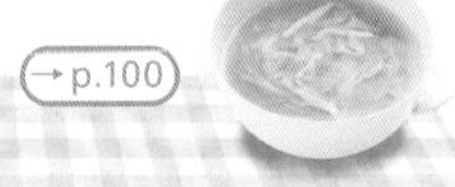

[作り方]

準備

1 マッシュルームとしいたけは薄切りに、えのきだけは石づきをとり長さを3等分にしてほぐす。玉ねぎは薄切りにする。

炒める

2 フライパンにバターを入れて熱し、玉ねぎを入れてさっと炒める。ふたをして弱めの中火で蒸らすようにしながら、しんなりするまでときどきふたを開けて炒める（→P120）。

煮る・仕上げる

3 赤ワインを加えてひと煮立ちしたら、牛肉、きのこ類を加えて炒める。Aを加え、ときどきかき混ぜながら、汁気がなくなるまで中火で煮る。

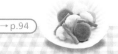

4 器に盛り、クレソンを添える。

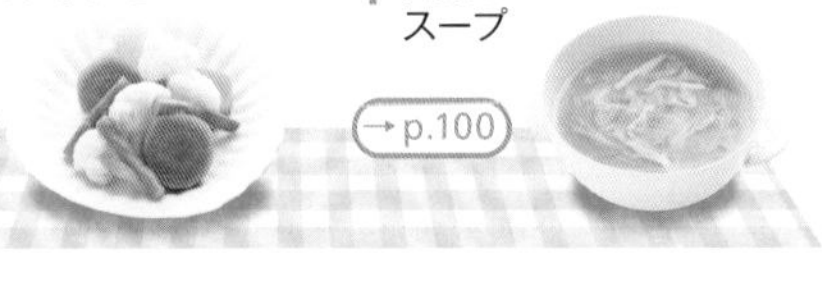

低カロリー のコツ!

トマトピューレを多めにすることで、カロリーオフを実現。それぞれの素材からうま味が出て大満足な味に。

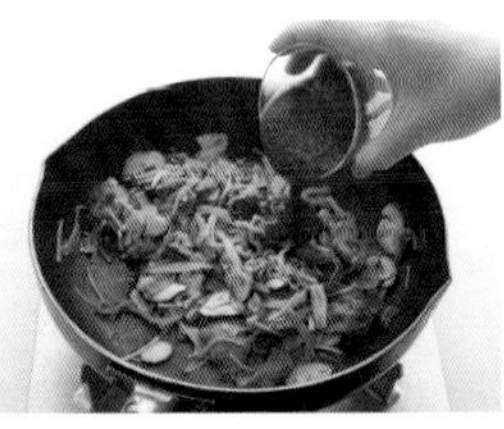

肉も野菜もたっぷり食べられる

焼き肉サラダ

13分

[材料（2人分）]

	1200～1500kcal	1600～1800kcal
牛もも赤身しゃぶしゃぶ用肉	110g	140g
レタス	2枚(50g)	2枚(50g)
水菜	2株(50g)	2株(50g)
きゅうり	½本(50g)	1本(90g)
プチトマト	4個(40g)	4個(40g)
切り干し大根	15g	20g
ごま油	小さじ½	小さじ1
水	大さじ1	大さじ1
A めんつゆ(3倍濃縮)	大さじ1と⅓	大さじ1と½
水	大さじ½	大さじ½
おろしにんにく	小さじ½	小さじ½
酢	小さじ1	小さじ1
すりごま	小さじ2	小さじ2

[作り方]

準備

1 **レタス**はひと口大、**水菜**は3㎝長さに切る。**きゅうり**は縦半分に切ってから斜め薄切りにする。**プチトマト**は半分に切る。**A**は合わせておく。

2 **切り干し大根**は水でもみ洗いしたあと、さっとゆでて食べやすい長さに切る。

炒める

3 フライパンにごま油を入れて中火で熱し、**牛肉**を広げて入れて、両面をさっと焼く。**牛肉**を取り出したら、そこに**2**の**切り干し大根**と水を加えて汁気を吸わせながら炒める（写真）。

仕上げる

4 器に**1**の野菜と**3**を盛り合わせ、**A**を回しかける。

[おすすめ献立例]

＋なすと小松菜のナムル

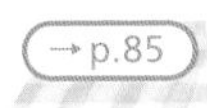

→p.85

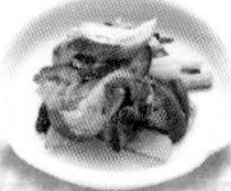

＋大豆もやしとわかめの中華風スープ

→p.105

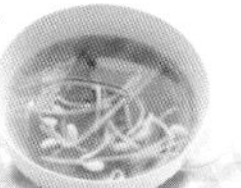

低カロリーのコツ!

切り干し大根がボリュームのある食べ応えにしています。切り干し大根にも肉のうま味をしみ込ませましょう。

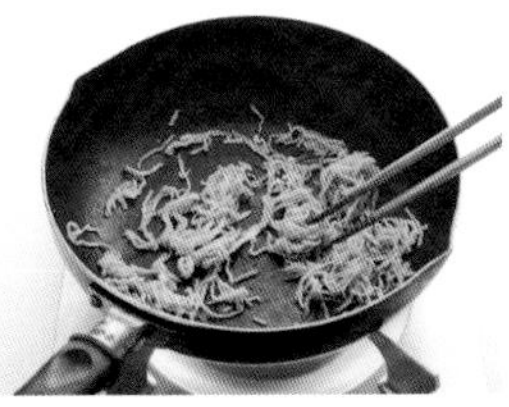

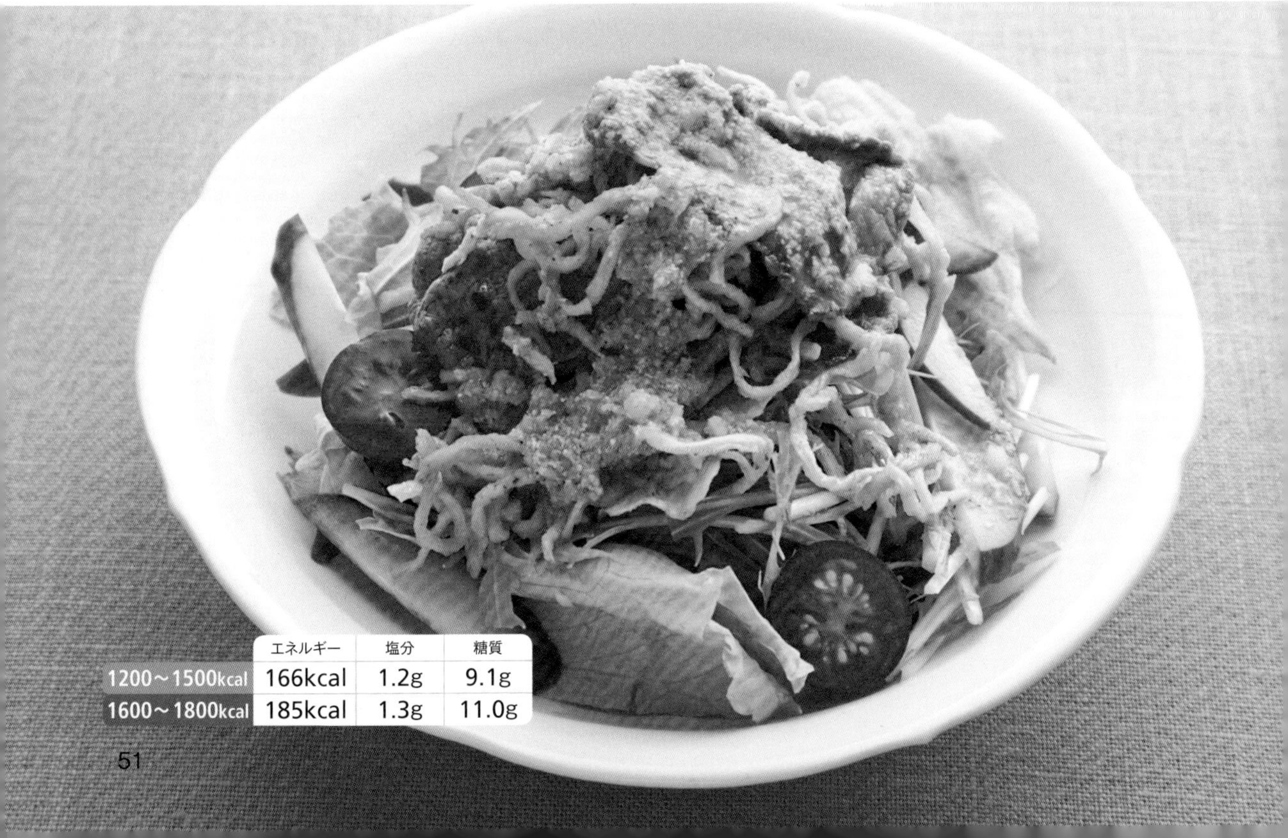

	エネルギー	塩分	糖質
1200～1500kcal	166kcal	1.2g	9.1g
1600～1800kcal	185kcal	1.3g	11.0g

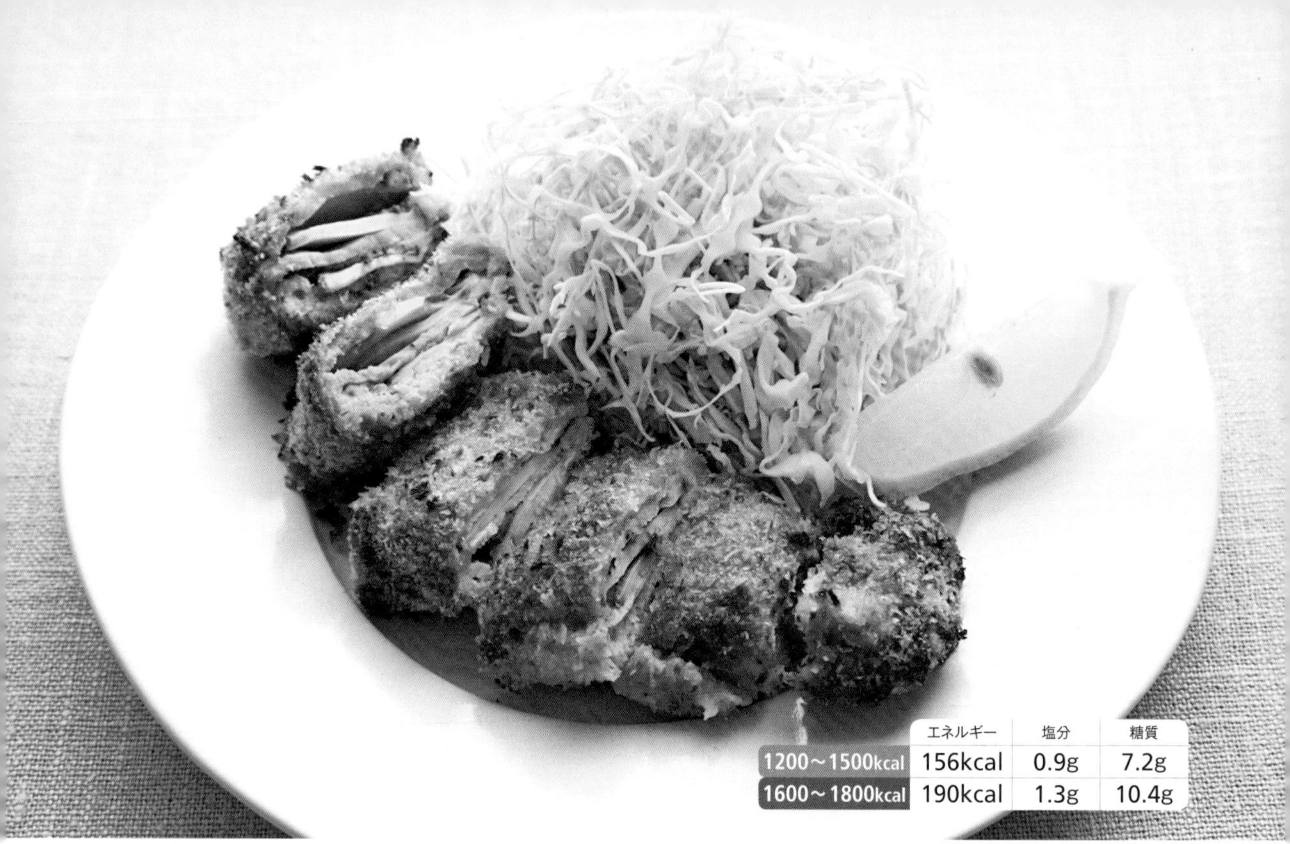

	エネルギー	塩分	糖質
1200～1500kcal	156kcal	0.9g	7.2g
1600～1800kcal	190kcal	1.3g	10.4g

焼くことで、ヘルシーなカツに

焼きカツ

[材料（2人分）]

	1200～1500kcal	1600～1800kcal
豚ロース薄切り肉	6枚(130g)	6枚(130g)
塩	小さじ¼	小さじ⅓
こしょう	少々	少々
しいたけ	3枚	4枚
小麦粉	適量	適量
溶き卵	⅓個分	½個分
パン粉	大さじ4	½カップ
オリーブ油	小さじ½	小さじ1
キャベツ	80g	2枚(100g)
レモン	適宜	適宜
ソース	適宜	適宜

[おすすめ献立例]

＋オクラのトマト煮

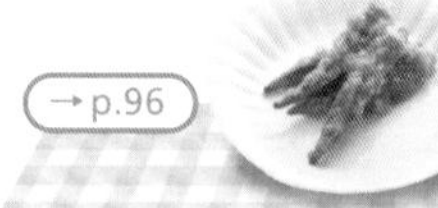
→p.96

＋長いもと小松菜のみそ汁

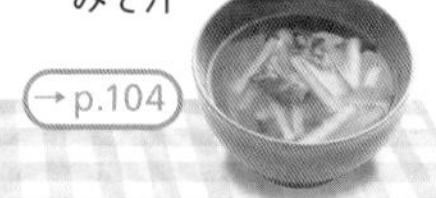
→p.104

[作り方]

準備

1 パン粉はオリーブ油を混ぜて、フライパンできつね色になるまで炒める。**豚肉**は脂身をとり去って、塩、こしょうをまぶす。**しいたけ**は薄切りにする。

2 **豚肉**の上に**しいたけ**を少しずつ重ねながら並べて、その上に**豚肉**をのせる。それを**しいたけ**、**豚肉**ともう一度くり返す（写真）。全体を手で押さえるようにしてなじませたら、小麦粉を振り、溶き卵、**1**のパン粉の順に衣をつける。

焼く

3 オーブントースターにのせ、まず、アルミ箔をかぶせて5分焼き、そのあとアルミ箔を取って2～3分焼く。

仕上げる

4 器に盛り、**キャベツ**の千切りとくし型に切った**レモン**を添える。好みでソースをかける。

低カロリーのコツ！

薄切り肉としいたけを二層に重ねることでかさ増ししています。しいたけが肉のうま味を吸収して、おいしさがさらにアップ。

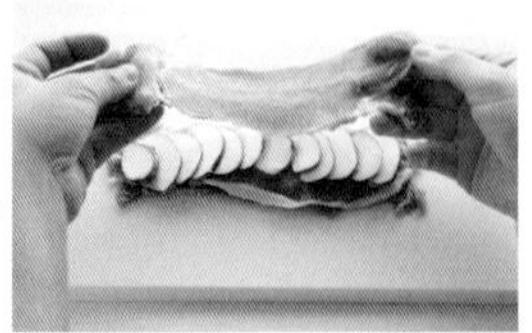

野菜もたっぷり食べられます

豚の冷しゃぶ

かんたん　10分

[材料（2人分）]

	1200～1500kcal	1600～1800kcal
豚ももしゃぶしゃぶ用肉	110g	130g
ニラ	½束（50g）	½束（50g）
キャベツ	3枚（150g）	4枚（200g）
長いも	80g	100g
A しょうゆ	小さじ2	大さじ1
みりん	大さじ½	小さじ2
練りわさび	小さじ½	小さじ1

[作り方]

準備　**1** 鍋に湯を沸かして、4㎝長さに切った**ニラ**を入れ、さっとゆでて取り出す。同じ湯に、ざく切りにした**キャベツ**を入れてゆで、しんなりしたら引き上げる。

ゆでる　**2** 同じ鍋に、**豚肉**を1枚ずつ広げて入れ（写真）、色が変わったら氷水にとる。

混ぜる　**3** **長いも**は皮をむいてポリ袋に入れ、めん棒などでたたいてあらく砕き、**A**を加えて混ぜる。

仕上げる　**4** 器に、**1**を盛り合わせ、その上に**豚肉**をのせて**3**をかける。

[おすすめ献立例]

＋根菜のうすくず煮

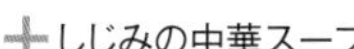

＋しじみの中華スープ

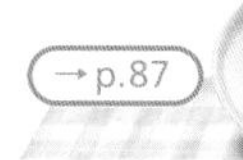

→p.87

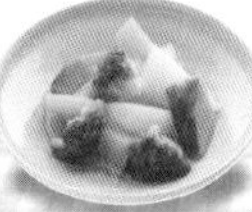

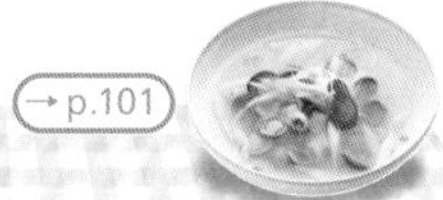

→p.101

低カロリー のコツ!

80℃程度のお湯で豚肉をゆでると、やわらかい仕上がりになります。先に野菜をゆでることでお湯の温度を調節しています。

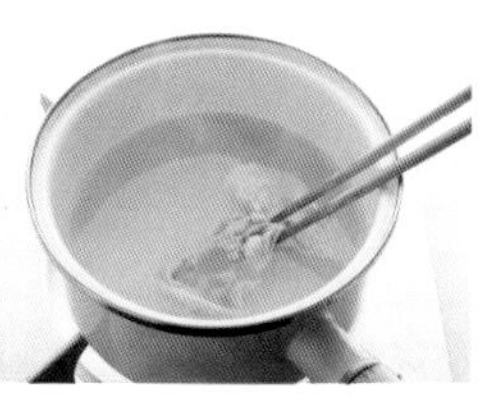

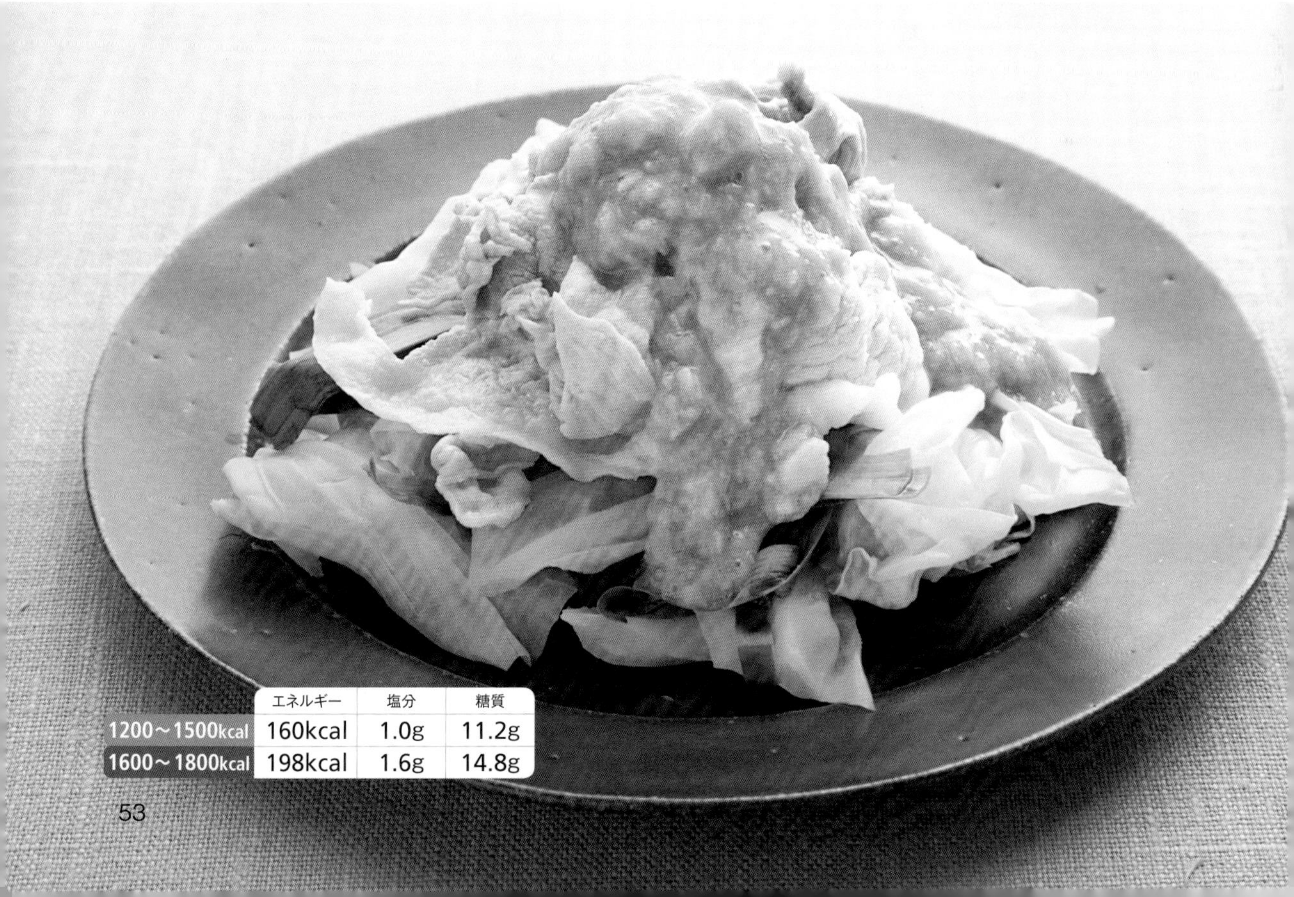

	エネルギー	塩分	糖質
1200～1500kcal	160kcal	1.0g	11.2g
1600～1800kcal	198kcal	1.6g	14.8g

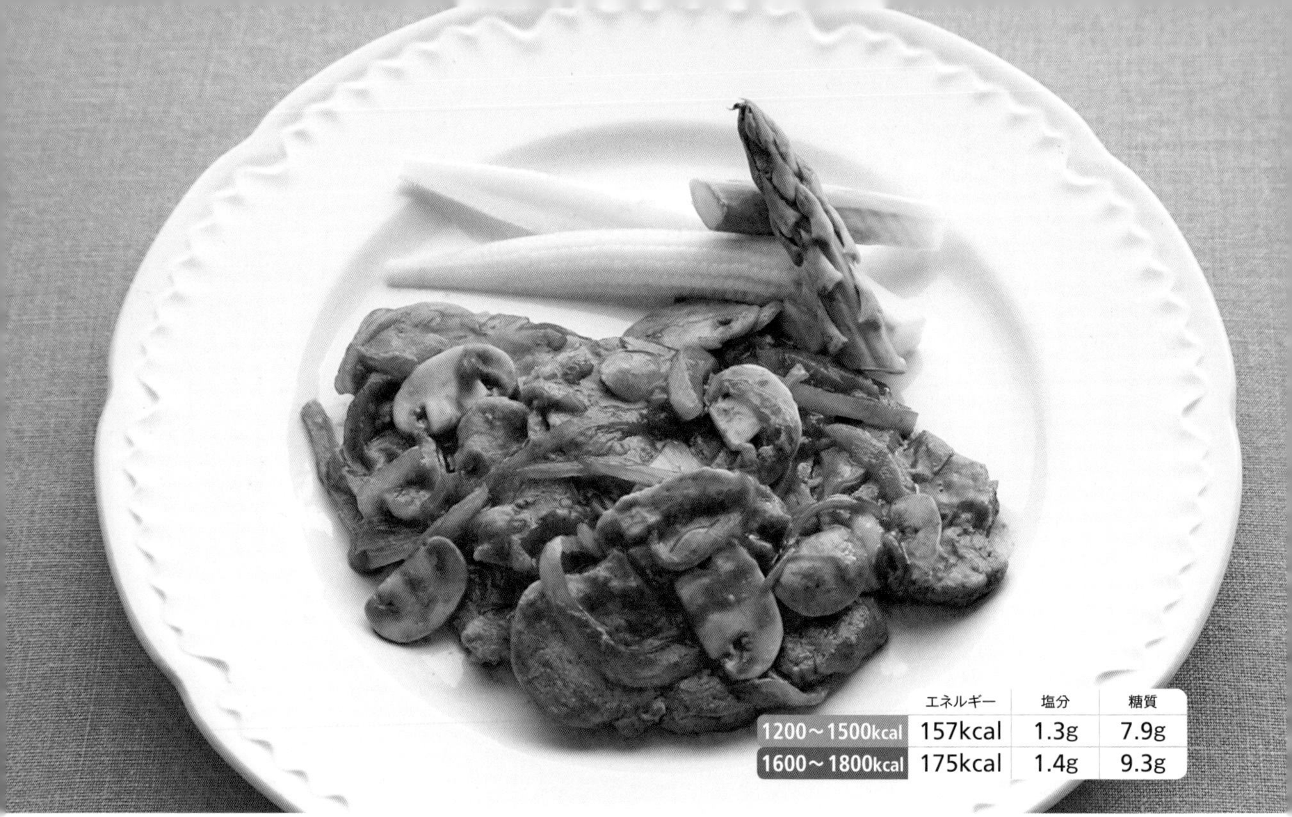

	エネルギー	塩分	糖質
1200～1500kcal	157kcal	1.3g	7.9g
1600～1800kcal	175kcal	1.4g	9.3g

やわらかいひれ肉を使った華やかメニュー

豚ひれ肉のポークチャップ風

20分

[材料（2人分）]

	1200～1500kcal	1600～1800kcal
豚ひれ肉	150g	170g
塩·こしょう	各少々	各少々
小麦粉	適量	適量
玉ねぎ	50g	⅓個(60g)
マッシュルーム	4個(24g)	4個(24g)
オリーブ油	大さじ½	大さじ½
Aトマトケチャップ	大さじ1と⅓	大さじ1と½
中濃ソース	小さじ1	大さじ½
しょうゆ	小さじ1	小さじ1
酢	小さじ2	大さじ1
みりん	小さじ1	小さじ1
水	大さじ3	大さじ3
ベビーコーン	2本	2本
アスパラガス	2本	2本

[作り方]

準備

1 豚ひれ肉は6～8等分に切り、ラップではさんで肉たたきなどでたたいて薄くのばす。塩、こしょうをして小麦粉を薄くつける。玉ねぎ、マッシュルームはそれぞれ薄切りにする。ボウルでAを合わせておく。

焼く

2 フライパンにオリーブ油を入れて熱し、玉ねぎをさっと炒めて端に寄せる。1の豚肉を入れ、両面がきつね色になるまで1～2分焼く。

仕上げる

3 マッシュルームを加えて炒め合わせたら、Aを加え、からめながら約7～8分煮て器に盛り、ゆでたベビーコーンとアスパラガスを添える。

[おすすめ献立例]

＋春菊とりんごの簡単白和え

→p.85

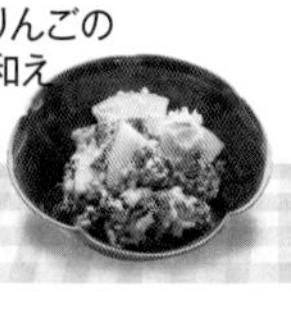

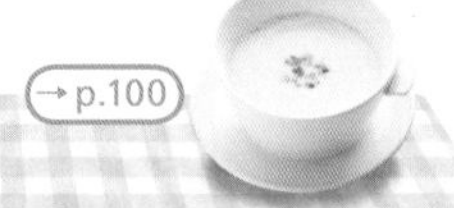

＋かぶのポタージュ

→p.100

低カロリー のコツ!

低カロリーなひれ肉を使います。たたくことで肉の繊維が壊れ、味がしみ込みやすくなりやわらかく食べやすくなります。

とうがらしがアクセントの煮物

鶏肉と根菜のピリ辛煮

25分

[材料(2人分)]

	1200〜1500kcal	1600〜1800kcal
鶏もも肉(皮なし)	120g	140g
にんじん	⅓本(60g)	⅓本(60g)
大根	60g	80g
れんこん	50g	60g
しめじ	1パック(80g)	1パック(80g)
絹さや	6枚(12g)	6枚(12g)
ごま油	大さじ½	大さじ½
赤とうがらし(輪切り)	1本分	1本分
酒	小さじ2	大さじ1
だし汁	1と⅓カップ	1と½カップ
砂糖	小さじ1	小さじ1
みりん	小さじ⅔	小さじ1
しょうゆ	大さじ1弱	大さじ1

[おすすめ献立例]

＋長ねぎのハム巻き焼き →p.97

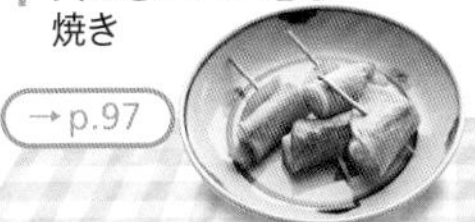

＋きのこのかす汁 →p.105

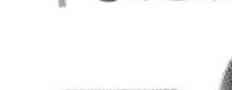

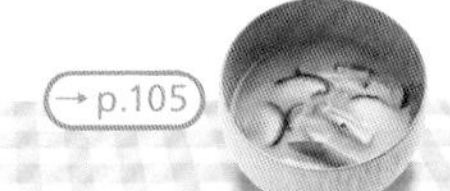

[作り方]

準備

1 鶏肉はひと口大に切り、**にんじん**、**大根**、**れんこん**はひと口大の乱切りに、**絹さや**は斜め切りに。**しめじ**は石づきをとって小房にほぐす。

炒める・煮る

2 鍋にごま油と**赤とうがらし**を入れて熱し、**鶏肉**を入れて表面を焼きつける。さらに**絹さや**以外の**1**の野菜と**しめじ**を加えて炒め、酒を加え、続いてだし汁を注ぎ入れる。

3 煮立ったらアクを取り、砂糖、みりんを加え、落としぶたをして、弱めの中火で約10分煮る。

仕上げる

4 しょうゆを加え煮汁を全体になじませ、焦げつかないようにときどきゆする。汁気がほとんどなくなってきたら、**絹さや**を加えてさっと混ぜ、ひと煮立ちしたら火を止めて器に盛る。

低カロリーのコツ!

カロリーを抑えるために薄味に仕上げています。とうがらしを入れることで、味にメリハリがつきます。

	エネルギー	塩分	糖質
1200〜1500kcal	154kcal	1.4g	10.8g
1600〜1800kcal	185kcal	1.7g	12.3g

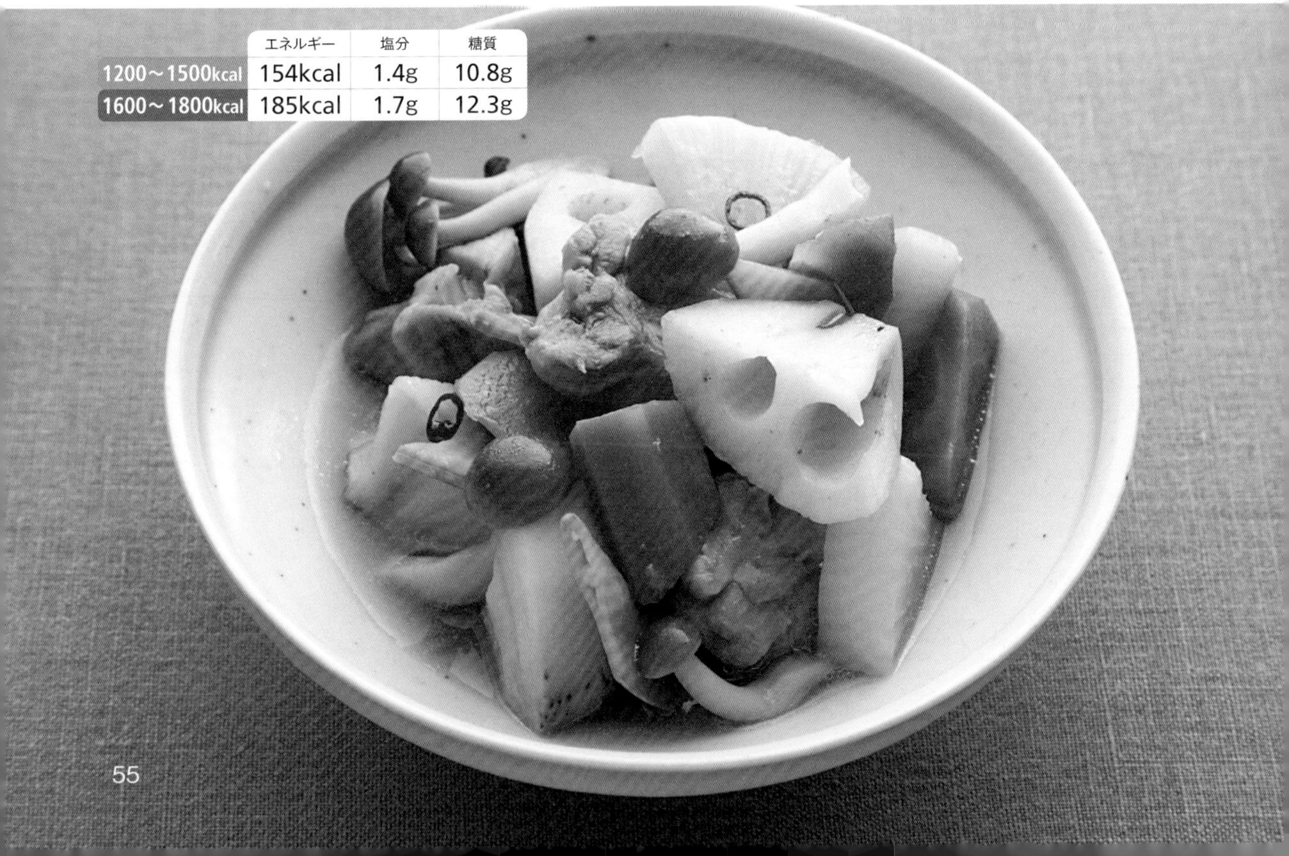

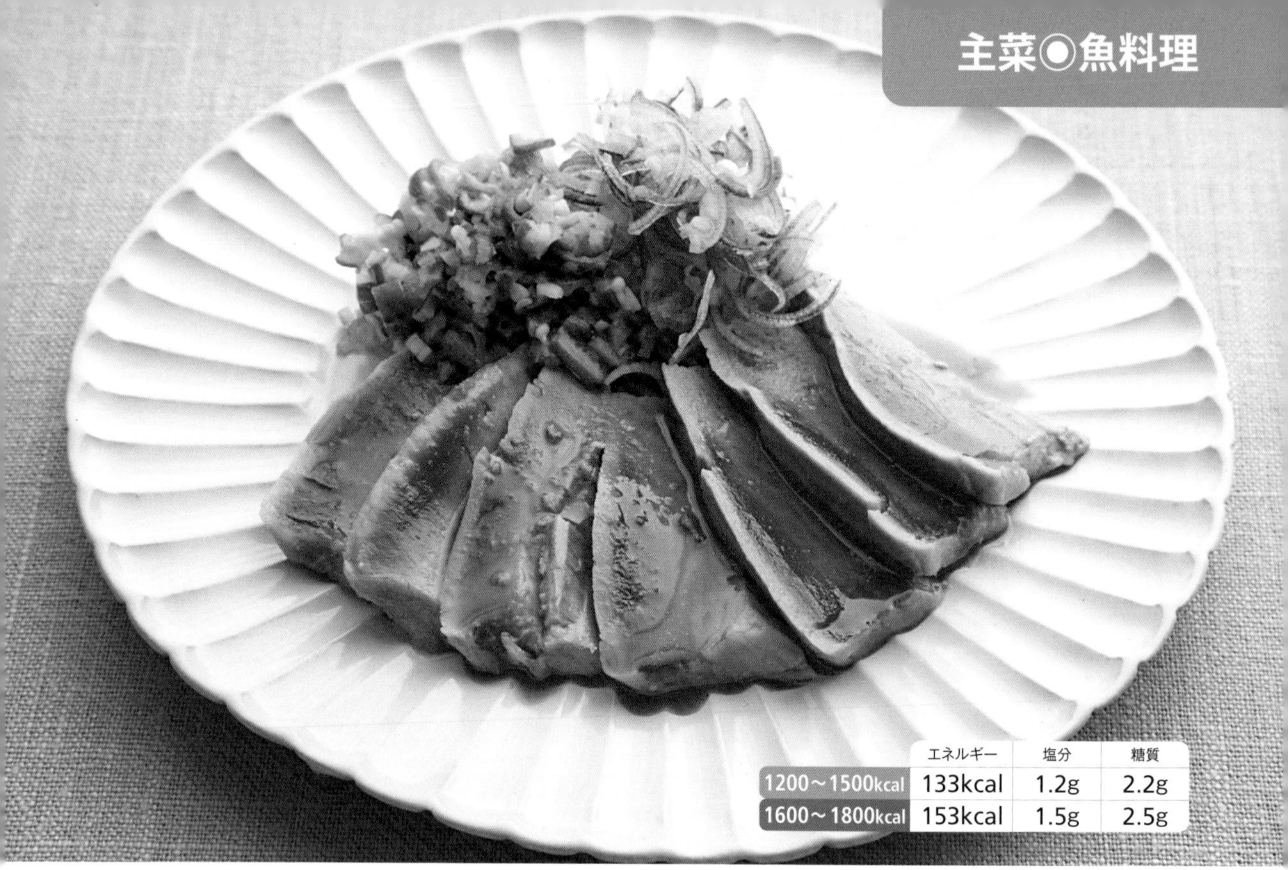

	エネルギー	塩分	糖質
1200～1500kcal	133kcal	1.2g	2.2g
1600～1800kcal	153kcal	1.5g	2.5g

焼くことで、香ばしさをプラス

まぐろのたたきカルパッチョ

かんたん 

[材料（2人分）]

	1200～1500kcal	1600～1800kcal
まぐろ赤身（さく）	200g	220g
みょうが	2個（20g）	2個（20g）
オクラ	4本	4本
ごま油	小さじ1	小さじ1
A ポン酢しょうゆ	大さじ1と½	大さじ2
しょうゆ	小さじ½	小さじ½
ごま油	小さじ½	小さじ1
練りわさび	小さじ½～1	小さじ½～1

[作り方]

準備 1 みょうがはせん切りにする。オクラはさっとゆでてあらく刻む。

焼く 2 フライパンに薄くごま油をしき強火で熱してまぐろを入れ、両面の色が変わる程度にさっと焼いて（写真）から、薄いそぎ切りにする。

仕上げる 3 器に2を並べ、1を上にのせて、よく混ぜ合わせたAを回しかける。

[おすすめ献立例]

＋すき昆布の具だくさん煮物

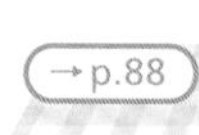
→p.88

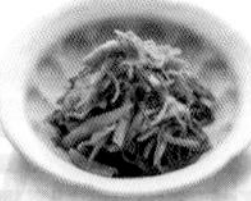

＋白菜とハムのコンソメスープ

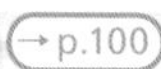
→p.100

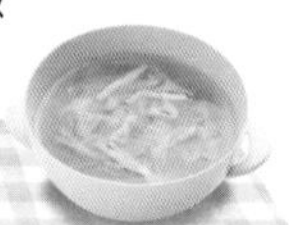

低カロリー のコツ！

通常は生のままの魚介ですが、表面をさっと焼くことで、香ばしくいただけ、また薬味もたっぷりなので薄味でも満足できます。

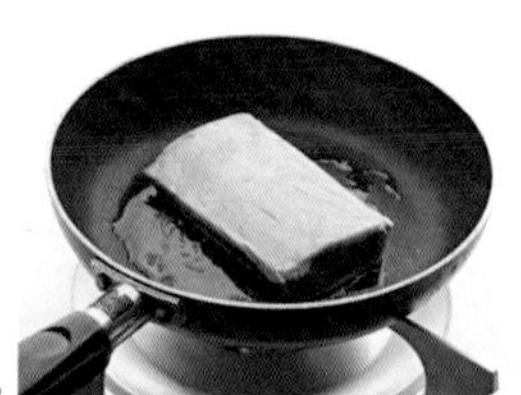

カレーとチーズの香りが食欲をそそります

白身魚のカレームニエル

［材料（2人分）］

	1200～1500kcal	1600～1800kcal
白身魚（すずき）	2切れ（180g）	大2切れ（200g）
塩	小さじ¼	小さじ⅓
こしょう	少々	少々
カレー粉	小さじ1	小さじ1
パルメザンチーズ	大さじ1	小さじ4
小麦粉	小さじ1	小さじ2
オリーブ油	大さじ½	大さじ½
ベビーリーフ	80g	80g
黄パプリカ	10g	10g

［作り方］

準備 **1** 白身魚はペーパータオルではさんで余分な水気をしっかりとり、塩、こしょう、カレー粉、チーズの順番にまぶしてつけ（写真）、最後に小麦粉を全体に薄くつける。

焼く **2** フライパンにオリーブ油を入れて中火で熱し、**1**を並べ入れて、両面を3～4分ずつ焼いて器に盛る。

仕上げる **3** ベビーリーフと薄切りにしたパプリカを混ぜて添える。

［おすすめ献立例］

＋ひじきのしょうがたっぷり煮 →p.87

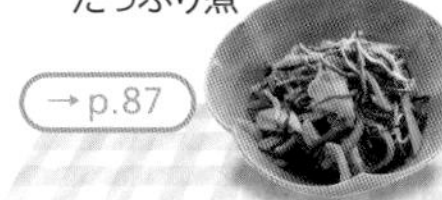

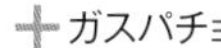

＋ガスパチョ →p.102

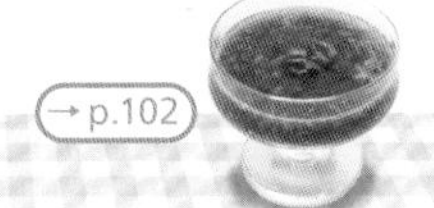

低カロリー のコツ！

魚にしっかりと下味をつけて、コクを出しています。添えた野菜と合わせて食べれば、ドレッシングも不要で低カロリーです。

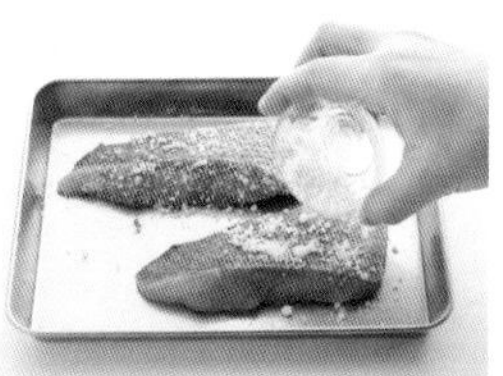

	エネルギー	塩分	糖質
1200～1500kcal	159kcal	1.1g	1.9g
1600～1800kcal	180kcal	1.4g	3.0g

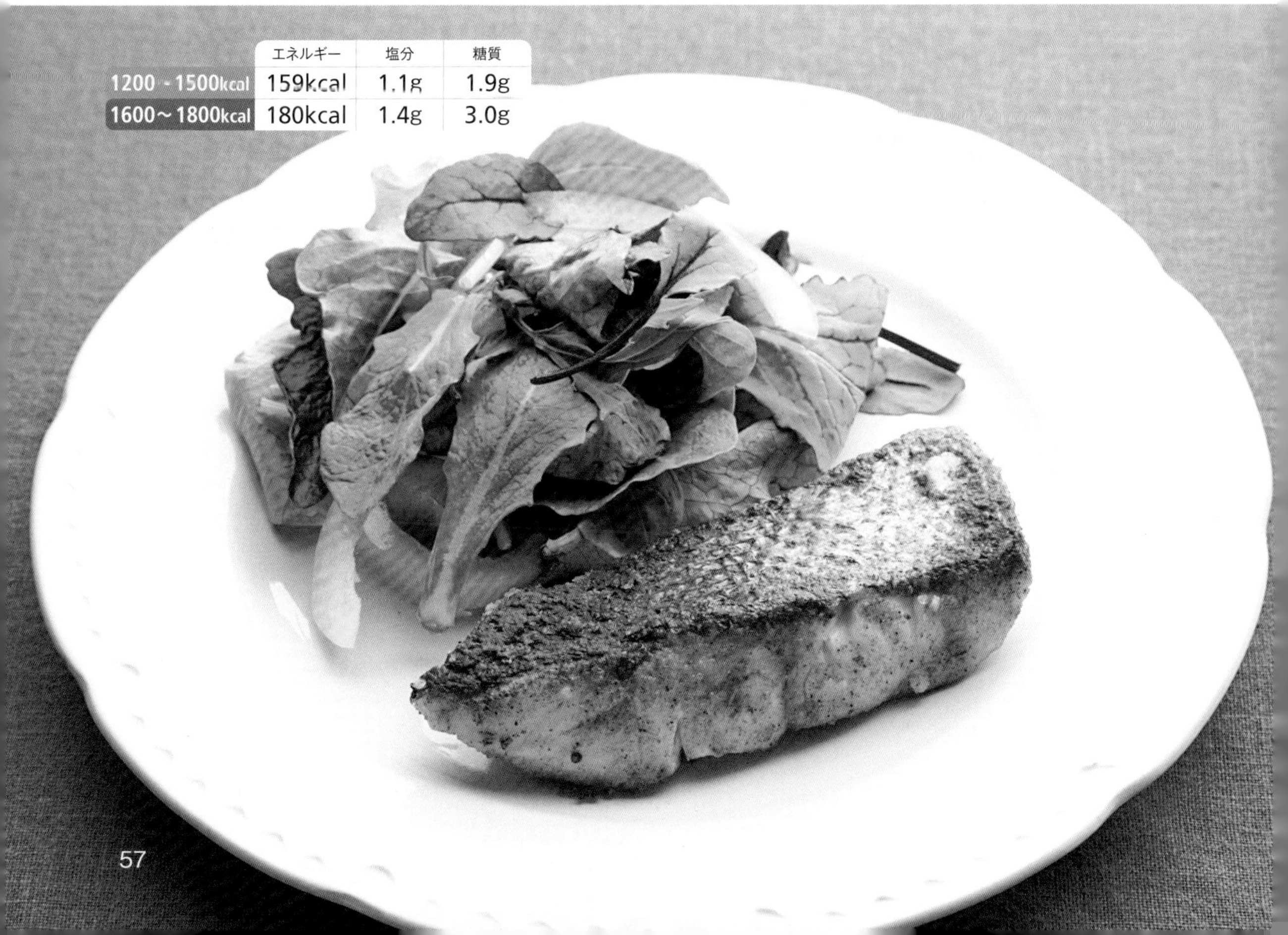

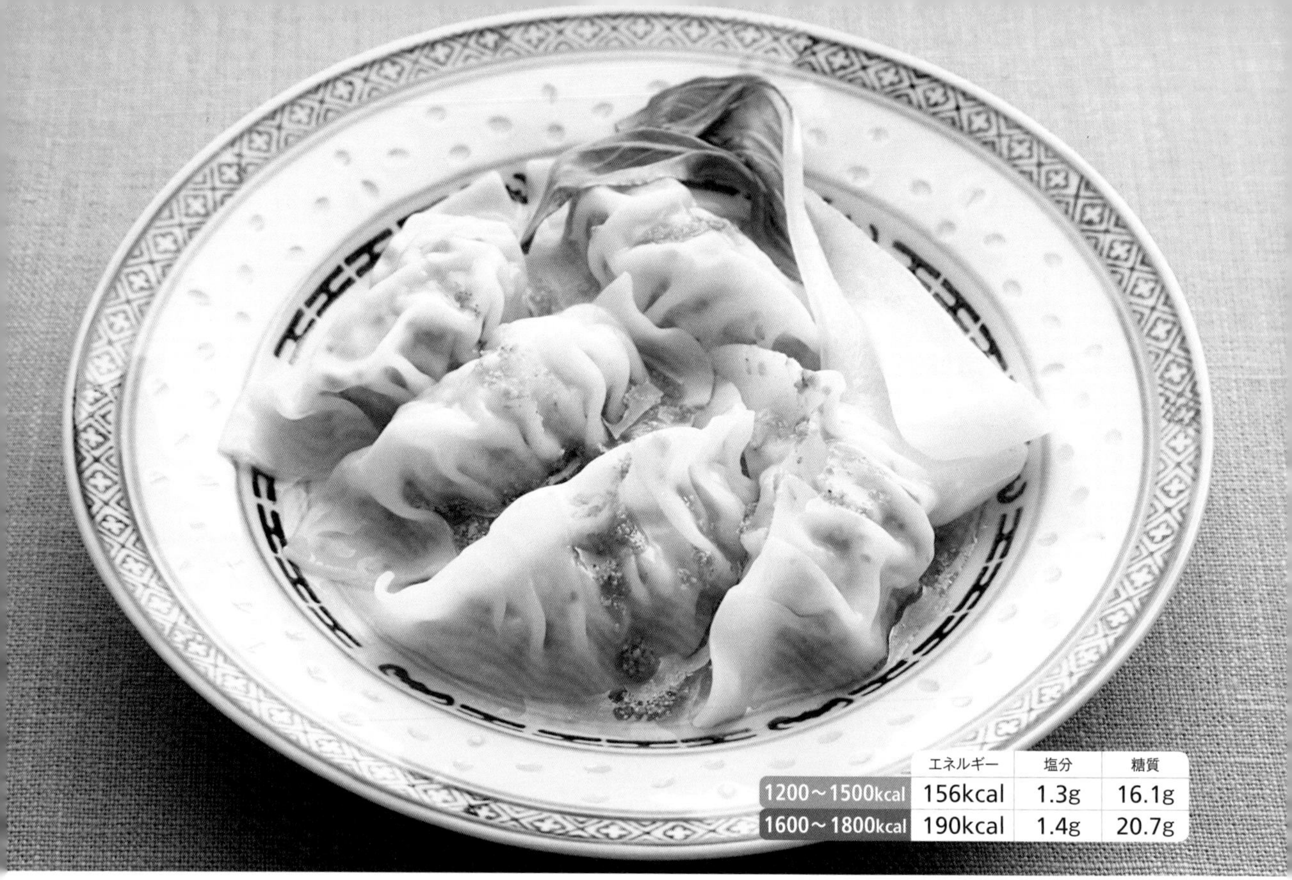

	エネルギー	塩分	糖質
1200～1500kcal	156kcal	1.3g	16.1g
1600～1800kcal	190kcal	1.4g	20.7g

おいしくて食感も楽しい、ヘルシー餃子

えびの水餃子

作りおき 

[材料（2人分）]

	1200～1500kcal	1600～1800kcal
えび（むき）	150g	170g
ごま油	小さじ⅓	小さじ½
片栗粉	小さじ½	小さじ1
キャベツ	大1枚（60g）	2枚（100g）
ニラ	¼束（20g）	¼束（20g）
餃子の皮	8枚	10枚
チンゲン菜	4枚（40g）	4枚（40g）
A おろししょうが	小さじ½	小さじ½
砂糖	少々	少々
しょうゆ	小さじ2	小さじ2
酢	小さじ½	小さじ½
すり白ごま	小さじ1	小さじ1

[おすすめ献立例]

＋たけのことわかめの卵とじ →p.86

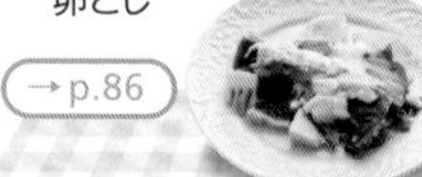

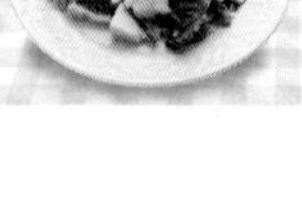

＋長いもと小松菜のみそ汁 →p.104

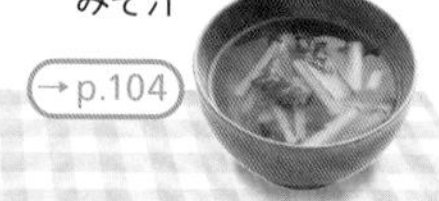

[作り方]

準備

1 キャベツは半分に切ってラップで包み、電子レンジ（600W）で1分30秒加熱し、あら熱が取れたらみじん切りにして汁気をぎゅっとしぼる。

混ぜる

2 えびはペーパータオルなどで水気をふき取り、粘りが出るまで包丁で細かくたたいてボウルに入れ、ごま油と片栗粉を加えてよく練り混ぜる。さらに1と細かく刻んだニラを加え、なじむまで混ぜる。

ゆでる

3 2を10等分に分けて餃子の皮で包み、たっぷりの湯を沸かしてゆでる。チンゲン菜も空いたところに入れていっしょにゆで、餃子が浮いてきたら皿に盛る。混ぜ合わせたAをかける。

低カロリーのコツ!

えびだけの餃子なので、肉餃子よりもカロリーを抑えることができます。あっさりとした味なのでたれをかけました。

魚介だから中華なのに低カロリー

シーフードとチンゲン菜の中華炒め

18分（きくらげを戻す時間は含まず）

［材料（2人分）］

	1200〜1500kcal	1600〜1800kcal
えび（殻付き）	6尾（120g）	6尾（120g）
いか	⅔杯（120g）	1杯（180g）
きくらげ（乾燥）	3g	3g
A 鶏がらスープの素	小さじ⅓	小さじ½
湯	½カップ	½カップ
砂糖	小さじ⅓	小さじ⅓
塩	少々	少々
チンゲン菜	1株（100g）	1株（100g）
にんじん	¼本（40g）	¼本（40g）
しょうが（せん切り）	1片分	1片分
サラダ油	小さじ2	小さじ2
片栗粉	大さじ½	大さじ½
水（片栗粉用）	大さじ½	大さじ½

［おすすめ献立例］

＋ふろふき大根

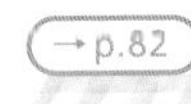

→p.82

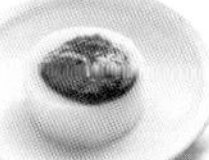

＋レタスのかきたまスープ

→p.103

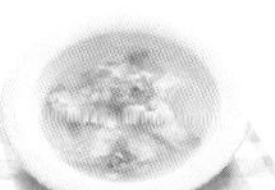

［作り方］

準備

1 **えび**は殻を取り、背ワタを取る。**いか**の胴は格子の切れ目を入れて短冊切りに、足は4〜5㎝に切る。**きくらげ**は水に浸して戻し、大きければ半分に切る。**A**は混ぜておく。

2 **チンゲン菜**は茎は6分割にし、葉はざく切りにする。**にんじん**は4㎝長さの短冊切りにする。

炒める

3 フライパンにサラダ油を入れて熱し、**チンゲン菜**の茎と**しょうが**を強火で炒め、**にんじん**と**きくらげ**も加えて炒め合わせる。全体に油がまわったら、**A**を注ぎ入れる。

仕上げる

4 煮立ったら**いか**、**えび**、**チンゲン菜**の葉を加えて火が通るまで炒め合わせ、水で溶いた片栗粉でとろみをつけて器に盛る。

低カロリー のコツ!

肉ではなくシーフードにすることで低カロリーになります。歯ごたえのある食材を多くすることで、満腹感が得られます。

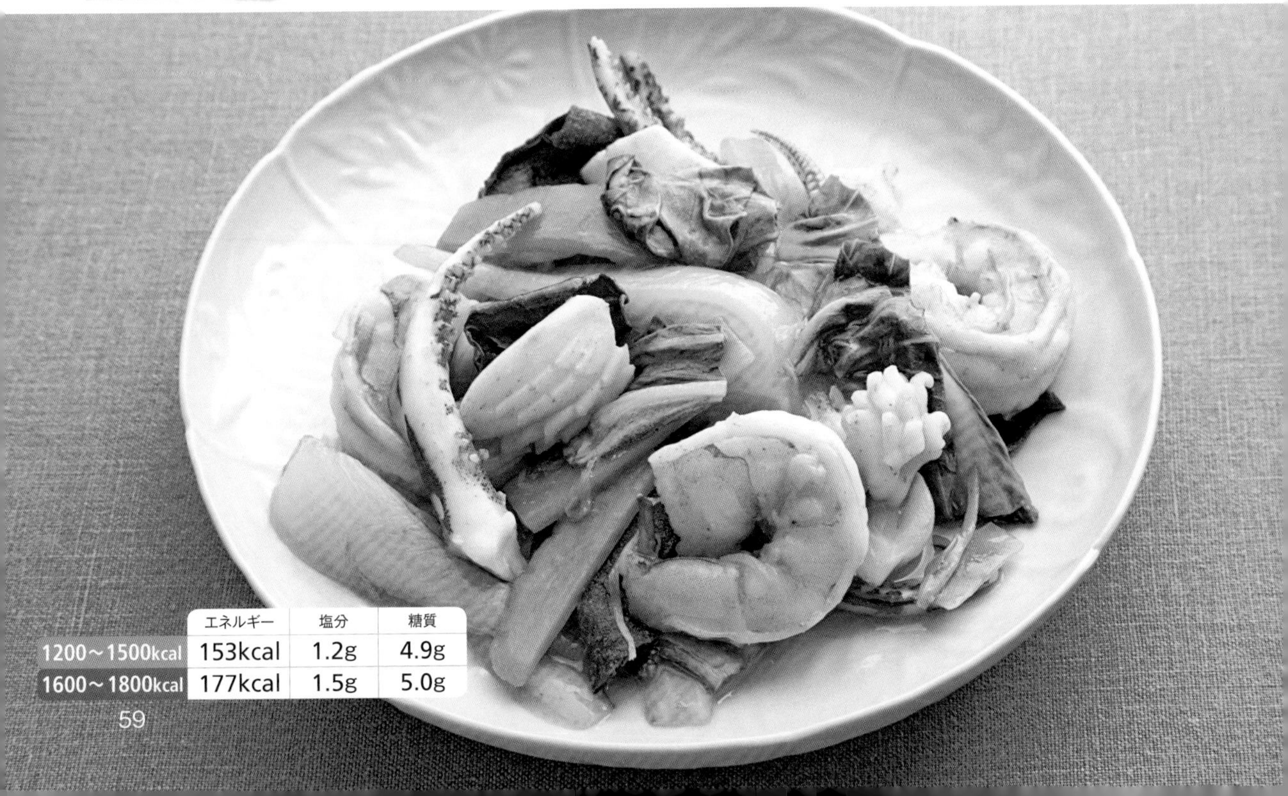

	エネルギー	塩分	糖質
1200〜1500kcal	153kcal	1.2g	4.9g
1600〜1800kcal	177kcal	1.5g	5.0g

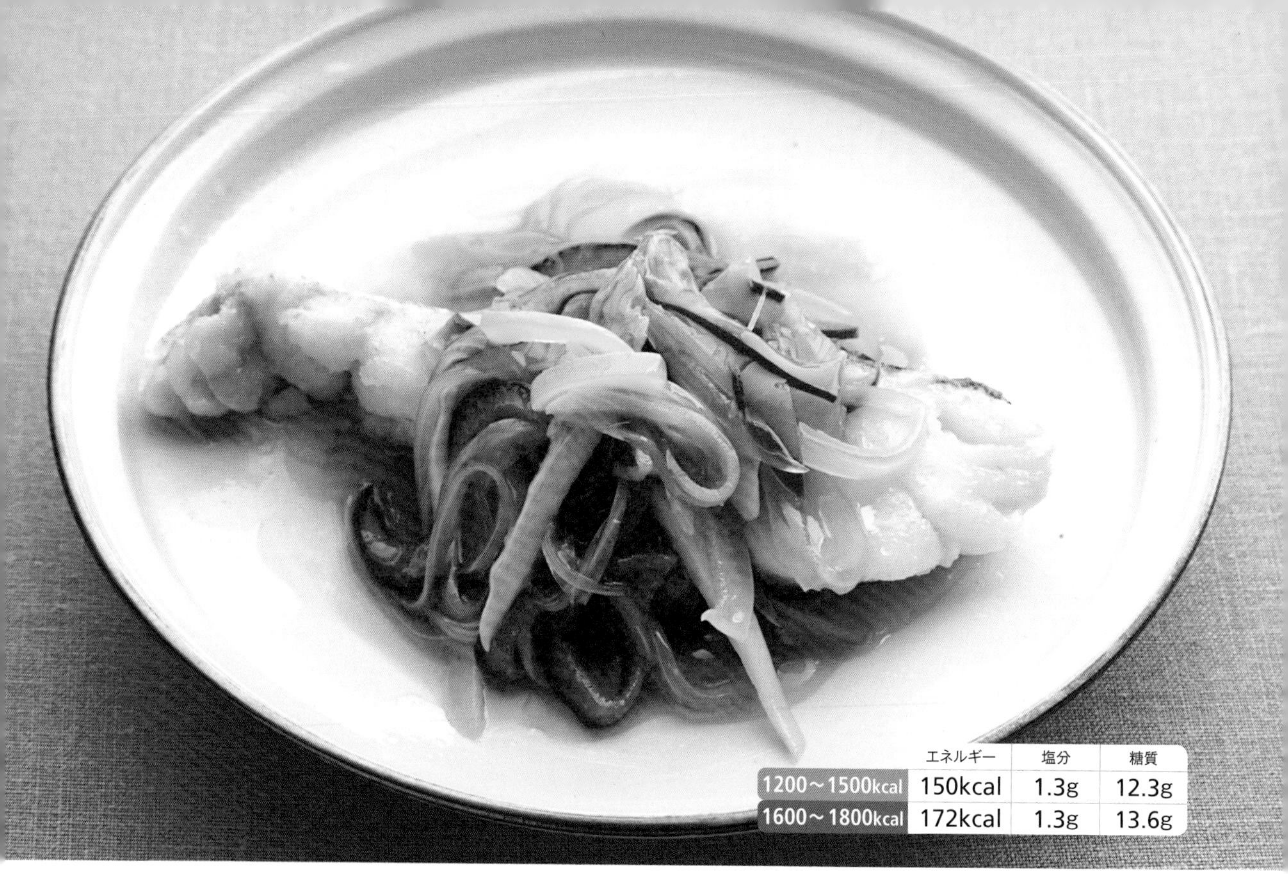

	エネルギー	塩分	糖質
1200～1500kcal	150kcal	1.3g	12.3g
1600～1800kcal	172kcal	1.3g	13.6g

たっぷり野菜のあんかけで、ボリュームアップ

たらの野菜あんかけ

15分

[材料（2人分）]

	1200～1500kcal	1600～1800kcal
たら（生）	2切れ（200g）	2切れ（200g）
片栗粉	小さじ2	大さじ1
サラダ油	大さじ½	小さじ2
玉ねぎ	¼個（40g）	¼個（40g）
赤・黄パプリカ	各¼個（各30g）	各¼個（各30g）
アスパラガス	2本（30g）	2本（30g）
A 砂糖	小さじ2	小さじ2
しょうゆ	小さじ2	小さじ2
酢	小さじ2	小さじ2
トマトケチャップ	小さじ1	小さじ1
だし汁	½カップ	½カップ
片栗粉	大さじ½	大さじ½
水（片栗粉用）	大さじ½	大さじ½

[おすすめ献立例]

＋キャベツの塩麹炒め

→p.84

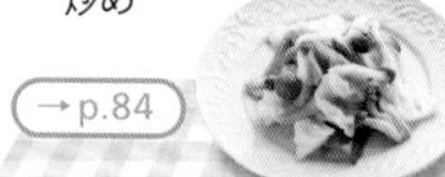

＋大豆もやしとわかめの中華風スープ

→p.105

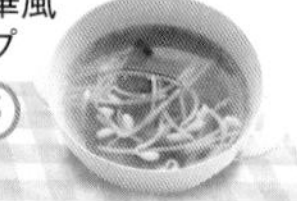

[作り方]

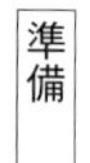

1 **玉ねぎ**は薄切りに、**赤・黄パプリカ**は5㎜幅の細切りに、**アスパラガス**は根元1/3の皮をむき、斜め薄切りにする。

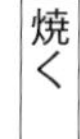

2 **たら**はペーパータオルにはさんで余分な水気をとり、片栗粉をまぶす。フライパンにサラダ油を入れて中火で熱し、こんがりと焼き目がつくまで3～4分焼く。裏返してさらに中火で2～3分焼いて器に盛る。

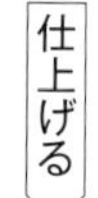

3 小鍋に**A**と**1**を入れて2分ほどかき混ぜながら煮て、水で溶いた片栗粉を加えてとろみをつけあんを作る。**2**にかける。

低カロリー のコツ！

野菜の多いあんかけにすることで、食べ応えがアップ。また、とろみにもボリュームアップ効果があります。とろみをつけると冷めにくいので、早食いを予防できます。

お肉のような食感の、あじのハンバーグ

あじのさんが焼き

[材料（2人分）]

	1200～1500kcal	1600～1800kcal
あじ	大2尾（230g）	3尾（270g）
おろししょうが	小さじ1	小さじ1
玉ねぎ（みじん切り）	⅙個分（20g）	⅙個分（30g）
しその葉	4枚	4枚
みそ	小さじ2	小さじ2
大根おろし	80g	100g
しょうゆ	適宜	適宜
しその葉（飾り用）	4枚	4枚

[作り方]

準備

1 **あじ**は三枚におろし、骨を取り除いて皮を引き、あらくたたき切りにする。

2 まな板の上で、**1**に**しょうが**と**玉ねぎ**を加え、たたきながら混ぜ、さらにせん切りにした**しその葉**と**みそ**を加えて軽く混ぜる。

焼く・仕上げる

3 2を4～6等分の小判形に丸め、フライパンにクッキングシートをしき、その上で両面を中火でこんがりと焼く。さらにふたをして3～4分弱めの中火で蒸し焼きにし、最後にふたを開けて水分をとばすように中火で焼いたら火を止める。

4 **しその葉**をしいた器に盛り、**大根おろし**を添える。好みでしょうゆをたらす。

[おすすめ献立例]

＋なすと小松菜のナムル →p.85

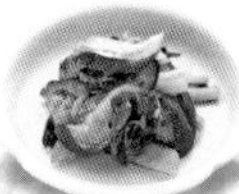

＋きゅうり、もずく酢の冷たいスープ →p.104

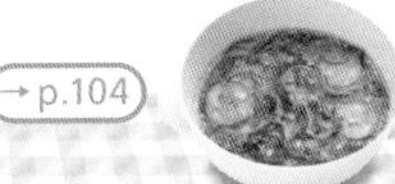

低カロリー のコツ！

クッキングシートを使うことで、油を使わずに焼くことができるので、低カロリーになります。この方法は焼く調理のときに使えるワザです。

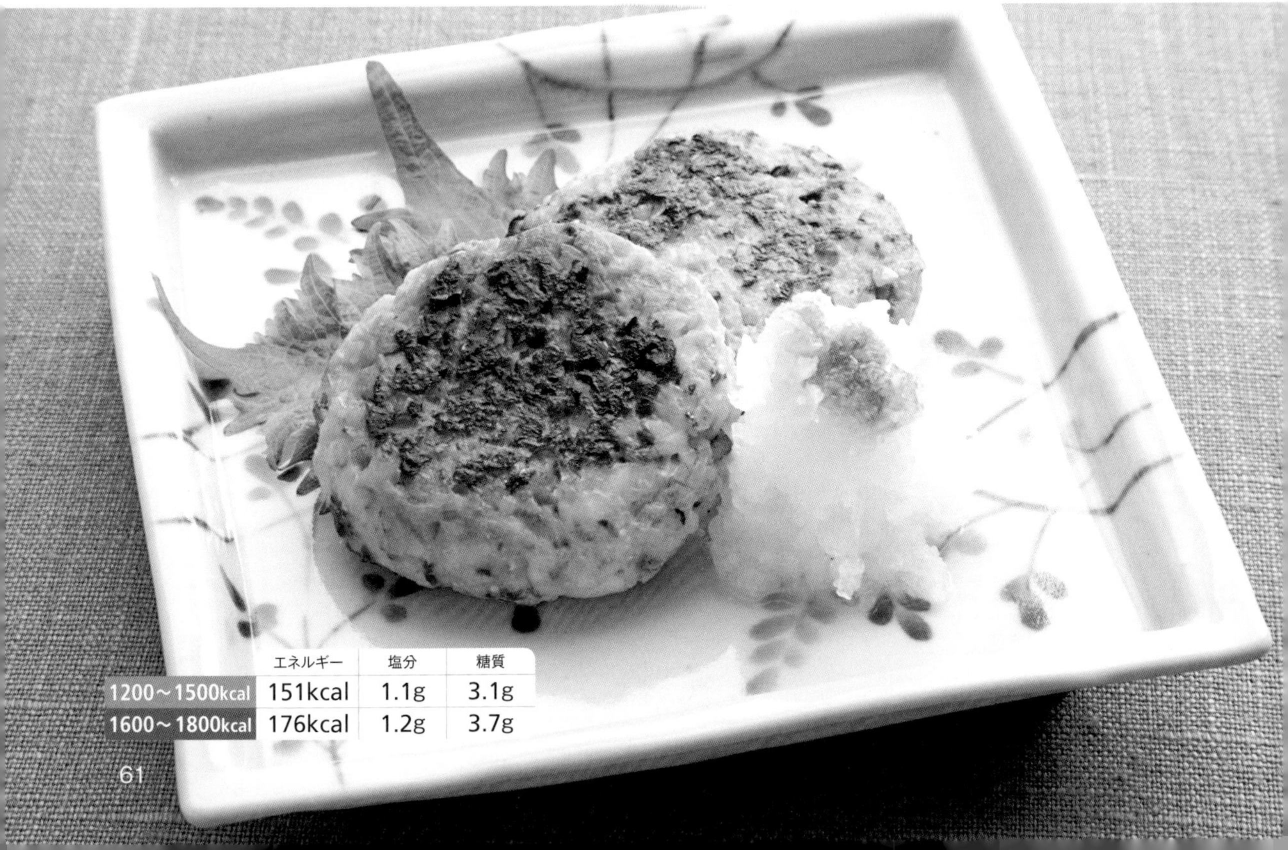

	エネルギー	塩分	糖質
1200～1500kcal	151kcal	1.1g	3.1g
1600～1800kcal	176kcal	1.2g	3.7g

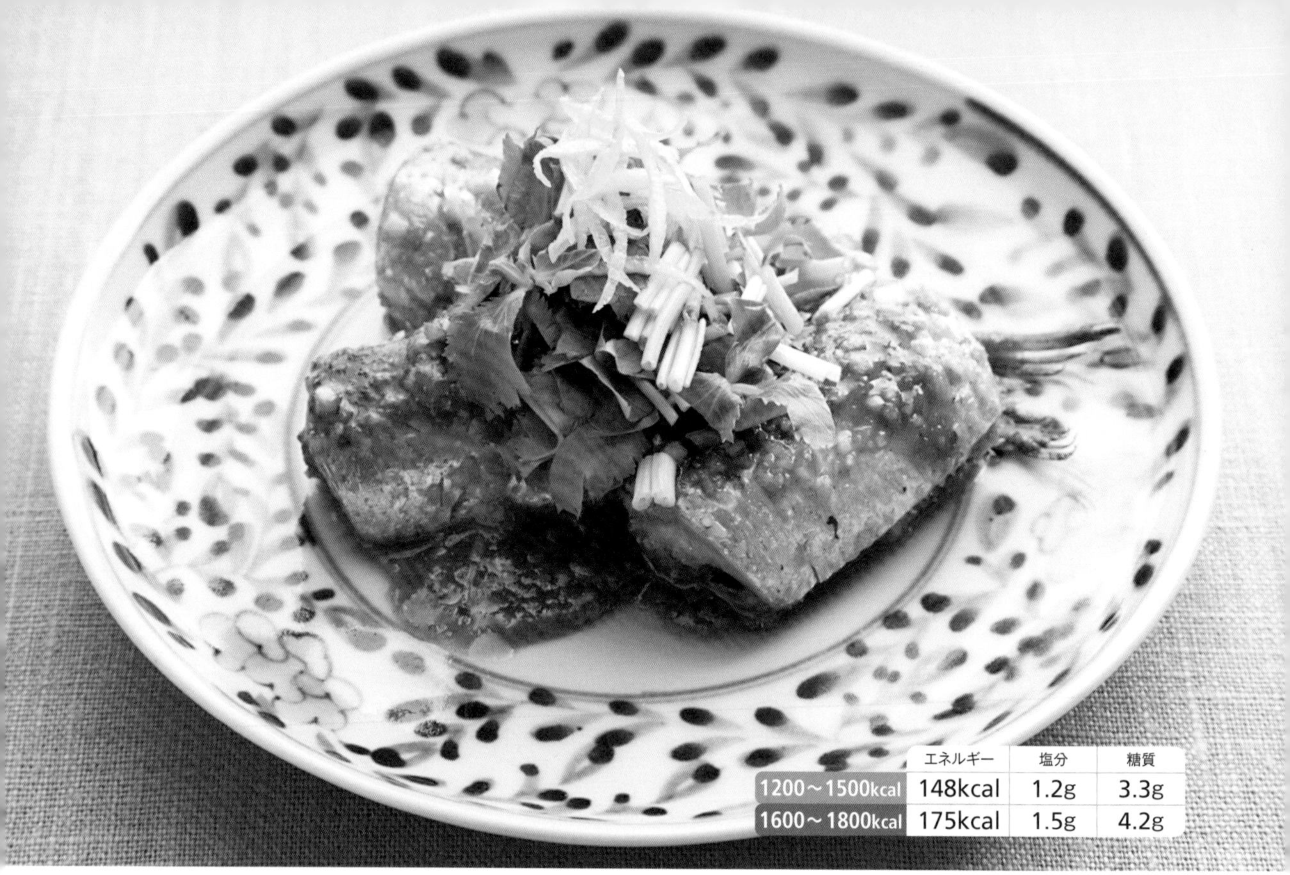

	エネルギー	塩分	糖質
1200～1500kcal	148kcal	1.2g	3.3g
1600～1800kcal	175kcal	1.5g	4.2g

香味野菜が風味豊かな味わいに

いわしの香味煮

15分

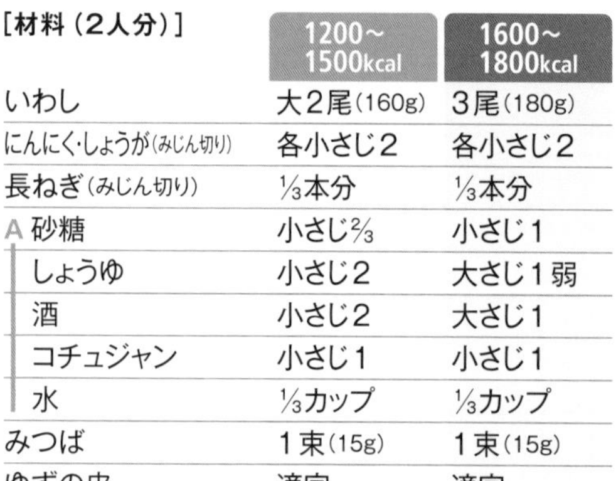

[材料（2人分）]

	1200～1500kcal	1600～1800kcal
いわし	大2尾(160g)	3尾(180g)
にんにく・しょうが(みじん切り)	各小さじ2	各小さじ2
長ねぎ(みじん切り)	⅓本分	⅓本分
A 砂糖	小さじ⅔	小さじ1
しょうゆ	小さじ2	大さじ1弱
酒	小さじ2	大さじ1
コチュジャン	小さじ1	小さじ1
水	⅓カップ	⅓カップ
みつば	1束(15g)	1束(15g)
ゆずの皮	適宜	適宜

[作り方]

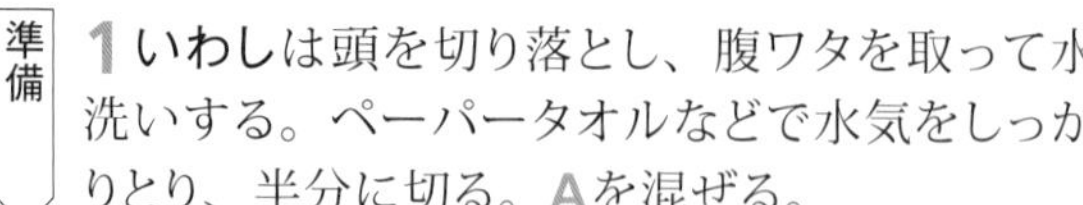

準備 1 **いわし**は頭を切り落とし、腹ワタを取って水洗いする。ペーパータオルなどで水気をしっかりとり、半分に切る。**A**を混ぜる。

煮る 2 鍋に、**にんにく**、**しょうが**と**ねぎ**を入れ、**いわし**を並べ入れ、**A**を回し入れる。ふたをして弱火で約7～8分煮る。

仕上げる 3 ふたを外して、鍋をゆすりながら強めの中火で1～2分煮て汁気をとばし、器に盛る。熱いうちに、刻んだ**みつば**をのせ、せん切りにした**ゆずの皮**をちらす。

[おすすめ献立例]

＋ひじきとトマトのおろし玉ねぎ和え

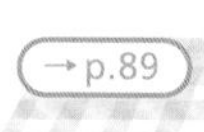

→p.89

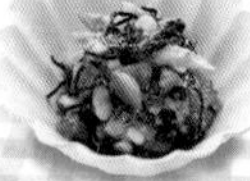

＋白菜とハムのコンソメスープ

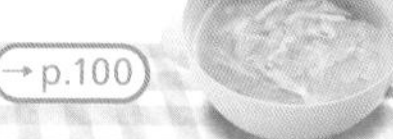

→p.100

低カロリーのコツ!

香味野菜を加えることで、魚の臭みを感じにくく、おいしくできます。薄味で物足りないと感じたときに役立ちます。

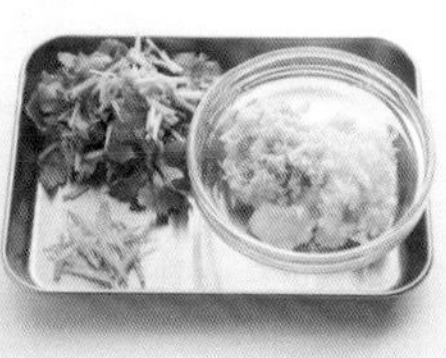

低カロリー、低脂肪なかじきまぐろを使います

かじきまぐろのごま照り焼き

[材料（2人分）]

	1200～1500kcal	1600～1800kcal
かじきまぐろ（めかじき）	2切れ（140g）	大2切れ（160g）
A すり白ごま	小さじ2	大さじ1
しょうがの絞り汁	小さじ1	小さじ1
砂糖	小さじ1	小さじ1
しょうゆ	小さじ2	大さじ1
みりん	小さじ1	小さじ2
サラダ油	小さじ1	小さじ1
春菊	3～4枝（50g）	4～5枝（60g）
白炒りごま	小さじ1	小さじ1

[作り方]

準備

1 ボウルにAをよく混ぜ合わせ、そぎ切りにしたかじきまぐろを入れて10分ほど漬けてなじませておく。春菊は葉をつみ、冷水にさらして水気をよく切る。

焼く・仕上げる

2 フライパンにサラダ油を入れて熱し、軽く汁気をきった1のかじきまぐろの両面を強めの中火で焼き、焼き色がついたら漬けていたたれを加え、中火弱で煮からめる。

3 器に春菊をしき、2のかじきまぐろをのせて白ごまをふる。

[おすすめ献立例]

＋根菜のうすくず煮

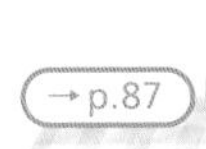
→p.87

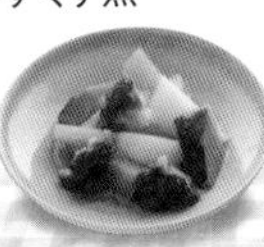

＋長いもと小松菜のみそ汁

→p.104

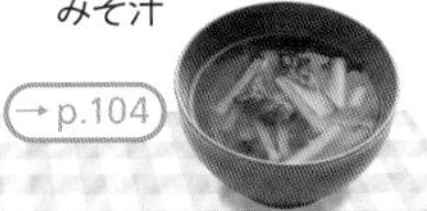

低カロリー のコツ!

かじきまぐろは、高たんぱく、低脂肪、低カロリー。どんな味にも合うので、おすすめ。身も厚いので食べ応えがあります。

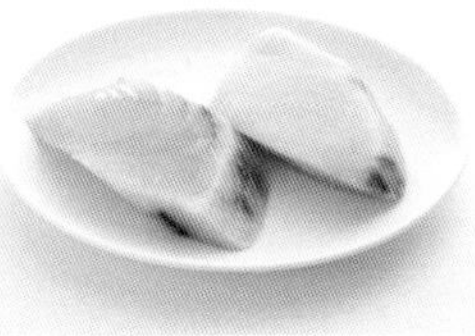

	エネルギー	塩分	糖質
1200～1500kcal	157kcal	1.1g	3.8g
1600～1800kcal	187kcal	1.5g	5.5g

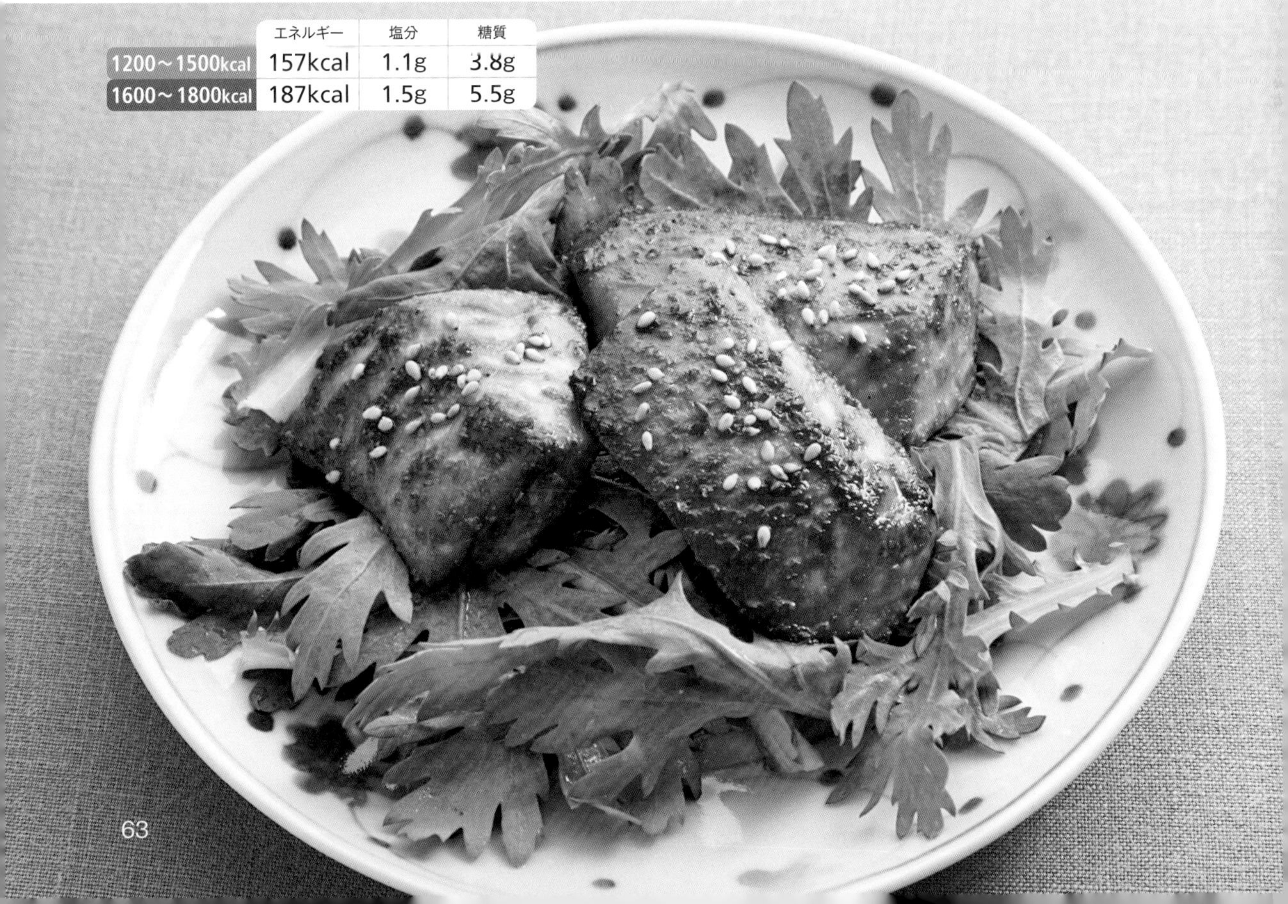

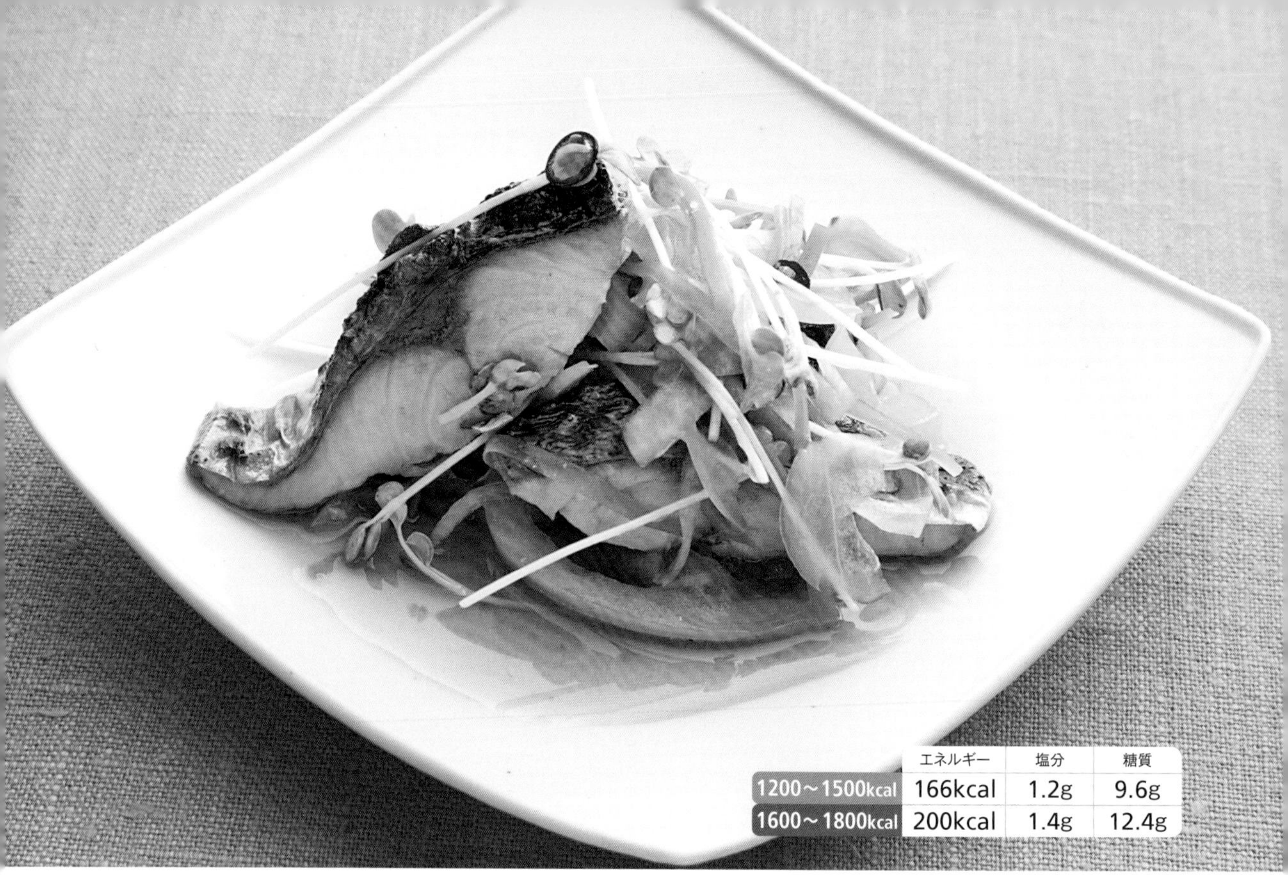

	エネルギー	塩分	糖質
1200～1500kcal	166kcal	1.2g	9.6g
1600～1800kcal	200kcal	1.4g	12.4g

焼いて漬け込むことで、カロリーダウン

焼きさばの南蛮漬け風

18分（味をなじませる時間は含まず）

［材料（2人分）］

	1200～1500kcal	1600～1800kcal
さば	小2切れ（110g）	2切れ（130g）
玉ねぎ	⅓個（30g）	¼個（40g）
にんじん	⅙本（30g）	⅙本（30g）
黄パプリカ	⅓個（30g）	⅓個（40g）
A しょうゆ	大さじ1	大さじ1強
酢	大さじ3	¼カップ
はちみつ	小さじ2	大さじ1
水	大さじ1と½	大さじ2
赤とうがらし（輪切り）	½本分	1本分
貝割れ大根	¼束（20g）	¼束（20g）

［作り方］

準備 1 **玉ねぎ**は薄切り、**にんじん**はせん切り、**パプリカ**は薄切りにする。それらを耐熱ボウルに入れてラップをふんわりとかけ、電子レンジ（600w）で1分加熱する。熱いうちに**A**を加えてなじませるように混ぜる。

焼く 2 **さば**は3㎝幅に切り分け、魚焼きグリルでこんがりと両面が色づく程度に焼き、焼きあがったらすぐに**1**に加える（写真）。

仕上げる 3 根を切った**貝割れ大根**を最後に加えてひと混ぜし、10～15分ほどおき、味がなじんだら器に盛る。

［おすすめ献立例］

＋ほうれん草とかまぼこの辛子和え

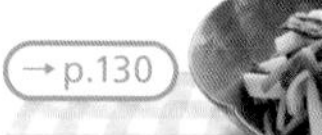

→p.130

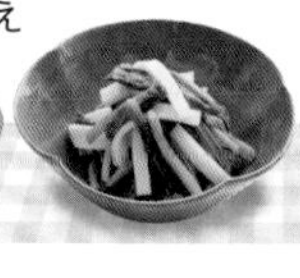

＋スンドゥブみそ汁

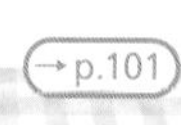

→p.101

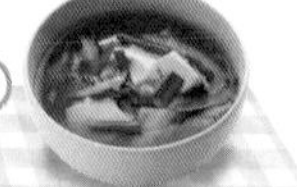

低カロリーのコツ！

通常は揚げてから漬けますが、焼いて漬けこむ調理でカロリーオフに。あじ、さけなどでも応用がききます。

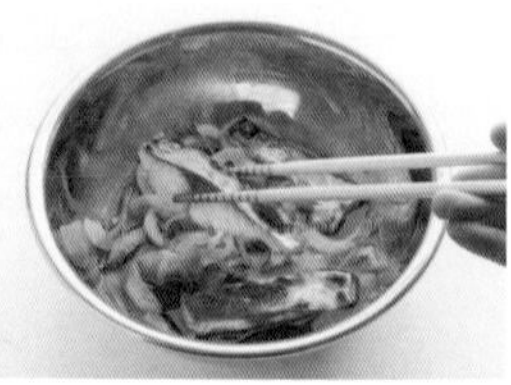

お肉の代わりにかつおを使ってヘルシーに

かつおのしょうが焼き

かんたん　10分

[材料（2人分）]

	1200～1500kcal	1600～1800kcal
かつお（刺身用）	160g	180g
薄力粉	小さじ2	大さじ1
A しょうゆ	小さじ2	大さじ1
みりん	小さじ2	大さじ1
酒	小さじ2	大さじ1
おろししょうが	小さじ1	小さじ1
ごま油	小さじ1	大さじ½
オクラ	4本（40g）	4本（40g）
トマト	⅓個（60g）	⅓個（60g）

[作り方]

準備

1 **かつお**は1 ～ 1.5㎝厚さに切り、薄力粉を薄くはたきつける。**A**を混ぜておく。

焼く・仕上げる

2 フライパンにごま油を中火で熱し、**かつお**を並べ入れ両面を焼く。途中、空いたところに**オクラ**を入れて焼く。**オクラ**は焼けたら取り出す。

3 一度火を止め、**A**をまわし入れ、再度火をつけて、中火でたれをからめながら焼く。

4 器に盛り、**オクラ**とくし形に切った**トマト**を添える。

[おすすめ献立例]

＋コールスロー

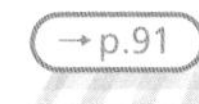
→p.91

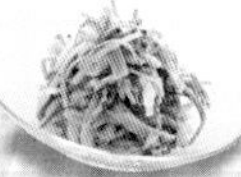

＋きのこのかす汁

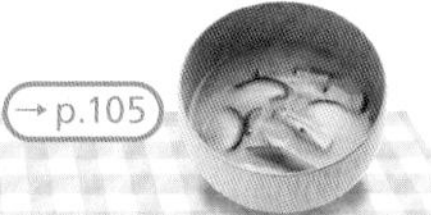
→p.105

低カロリーのコツ！

肉よりもカロリーを抑えることができるのに、噛みごたえは肉のよう。満腹感を得られ、ヘルシーに仕上がります。

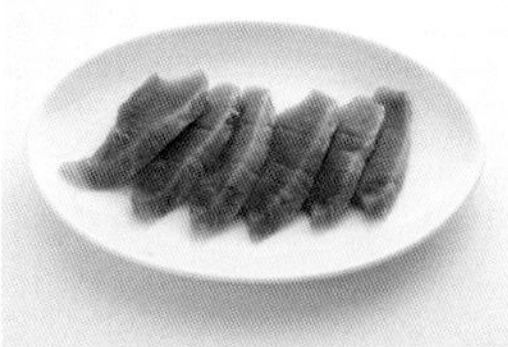

	エネルギー	塩分	糖質
1200～1500kcal	151kcal	1.0g	7.1g
1600～1800kcal	188kcal	1.4g	9.9g

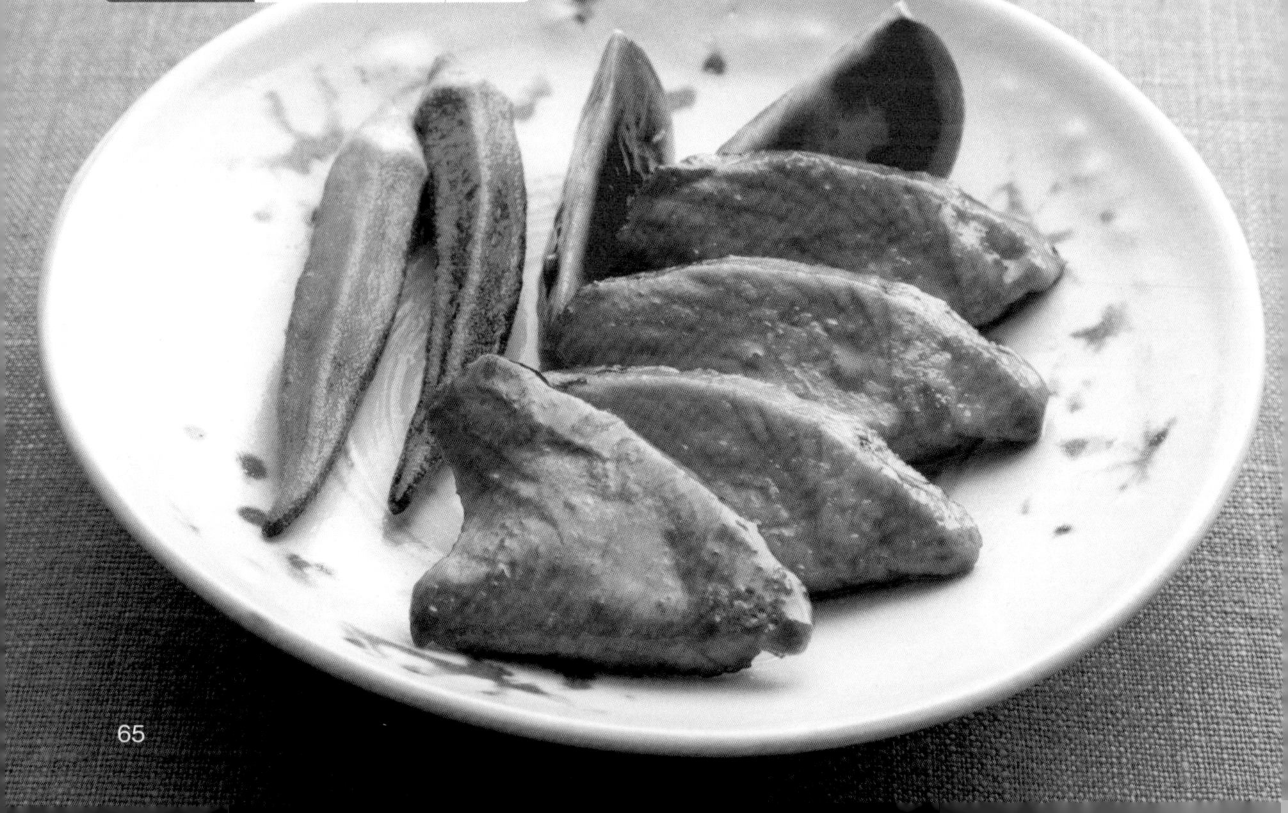

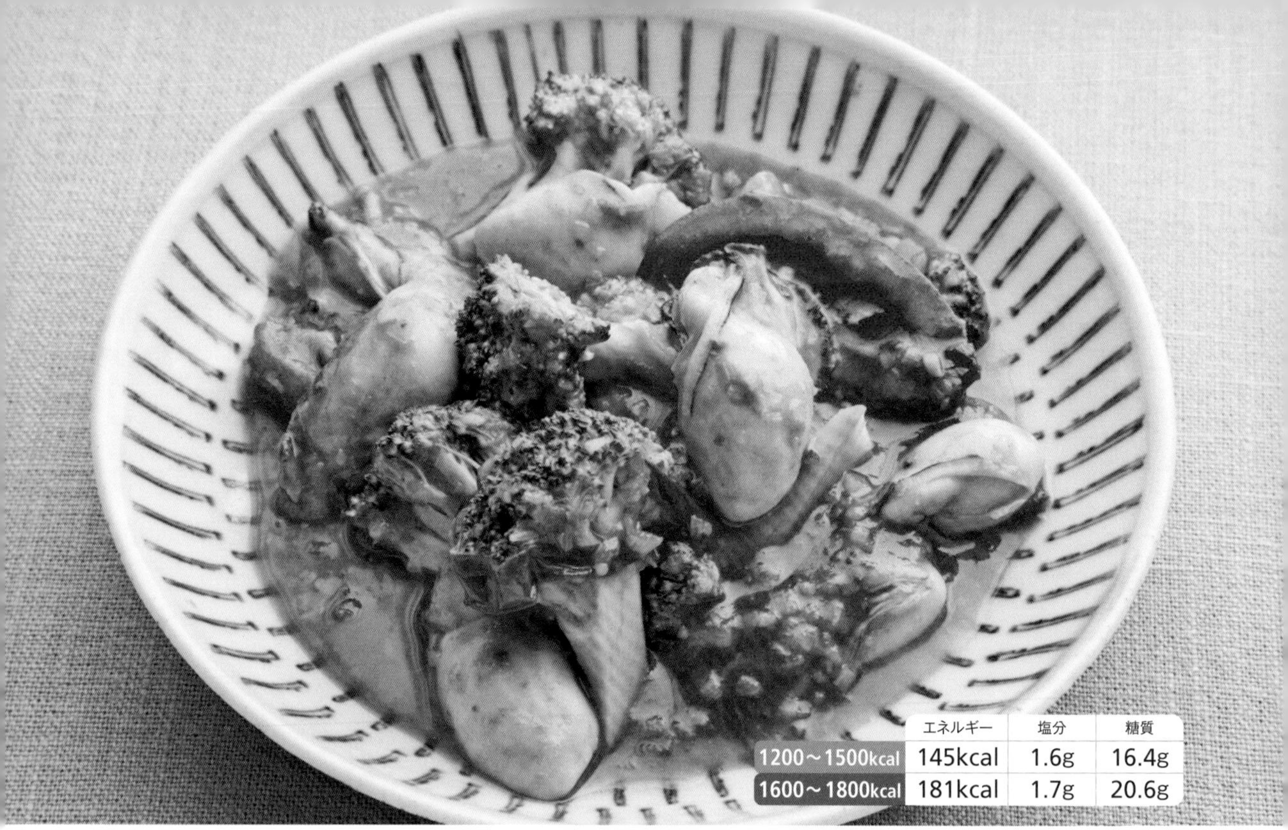

	エネルギー	塩分	糖質
1200～1500kcal	145kcal	1.6g	16.4g
1600～1800kcal	181kcal	1.7g	20.6g

栄養豊富なかきが主役！

かきのチリソース炒め

13分

[材料（2人分）]

	1200～1500kcal	1600～1800kcal
かき	160g	180g
片栗粉	小さじ2	大さじ1
トマト	½個（100g）	½個（100g）
ブロッコリー	80g	100g
長ねぎ（みじん切り）	¼本分	⅓本分
しょうが（みじん切り）	小さじ1	小さじ1
ごま油	大さじ½	小さじ2
豆板醤	小さじ½	小さじ½
A 砂糖	大さじ½	小さじ2
酒	小さじ2	大さじ1
酢	小さじ⅔	小さじ1
トマトケチャップ	大さじ1と⅓	大さじ2
水	大さじ3	¼カップ
片栗粉	小さじ1	大さじ½
水（片栗粉用）	小さじ2	大さじ1

[作り方]

準備

1 **かき**はさっと洗ったら水気をよくふき、片栗粉をまぶす。**トマト**は6等分のくし形に切り、**ブロッコリー**は小房に分ける。

焼く

2 フライパンにごま油を入れて熱し、**1**の**かき**を並べ入れて強火で両面をこんがりと焼いて取り出す。

炒める・仕上げる

3 同じフライパンに**ねぎ**、**しょうが**、豆板醤を入れて炒め、香りがたったら**トマト**を加えて炒める。**トマト**が少し崩れてきたら、**ブロッコリー**と**A**を加えて煮立てる。**かき**を戻し入れてさらに1～2分煮たら、水溶き片栗粉でとろみをつける。

低カロリー のコツ！

かきなどの魚介類はカロリーが低めなのに、栄養は豊富なうれしい食材。ブロッコリーなどの野菜を組み合わせると食べ応えがアップします。

[おすすめ献立例]

＋トマトとアボカド、しらすのサラダ

→p.82

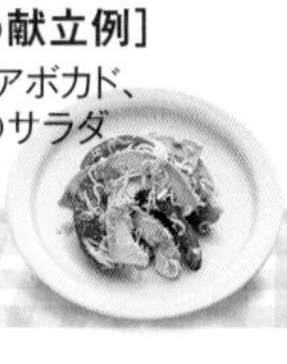

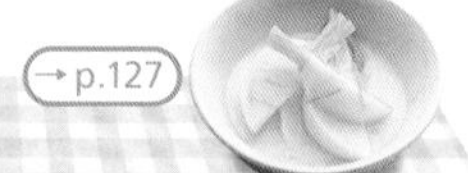

＋かぶの甘ゆず漬け

→p.127

野菜たっぷりのみそ味がおいしい、北海道名物

さけのチャンチャン焼き

15分

[材料（2人分）]

	1200～1500kcal	1600～1800kcal
さけ(生)	2切れ(140g)	大2切れ(160g)
にんじん	30g	40g
キャベツ	2枚(80g)	大2枚(100g)
長ねぎ	½本(30g)	½本(30g)
しいたけ	2枚	3枚
サラダ油	小さじ1	大さじ½
A みそ	大さじ½	小さじ2
しょうゆ	小さじ1	小さじ1
みりん	小さじ1	大さじ½
酒	小さじ2	大さじ1
砂糖	小さじ1	小さじ1
水	大さじ2	大さじ2

[おすすめ献立例]

＋春菊とりんごの簡単白和え

→p.85

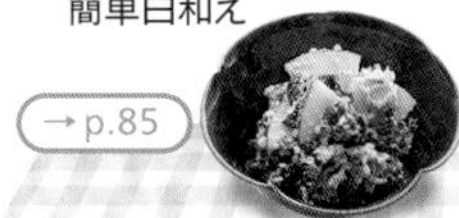

＋しじみの中華スープ

→p.101

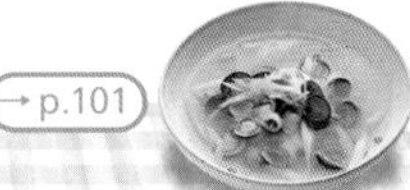

[作り方]

準備

1 **さけ**はひと口大に切る。**にんじん**は3～4㎝長さの拍子切りに、**キャベツ**と**ねぎ**はひと口大のざく切りに、**しいたけ**は3～4等分のそぎ切りにする。

焼く

2 フライパンにサラダ油を入れて熱し、**さけ**を並べ入れて中火で両面を焼き、一度取り出す。同じフライパンで、**1**の野菜と**しいたけ**を中火でさっと炒めたら、**さけ**を戻し入れて**A**を回しかける。ふたをして弱めの中火で約7～8分蒸し焼きにする。

仕上げる

3 ふたをとって強火にし、上下に汁をからませるようにしながら味をなじませたら火を止め、器に盛る。

低カロリー のコツ!

サーモンはカロリーが高く、塩さけは塩分が高いので、生さけを使いましょう。低カロリーで塩分も抑えられます。買うときに表示をよく確認しましょう。

	エネルギー	塩分	糖質
1200～1500kcal	155kcal	1.2g	7.5g
1600～1800kcal	190kcal	1.4g	9.2g

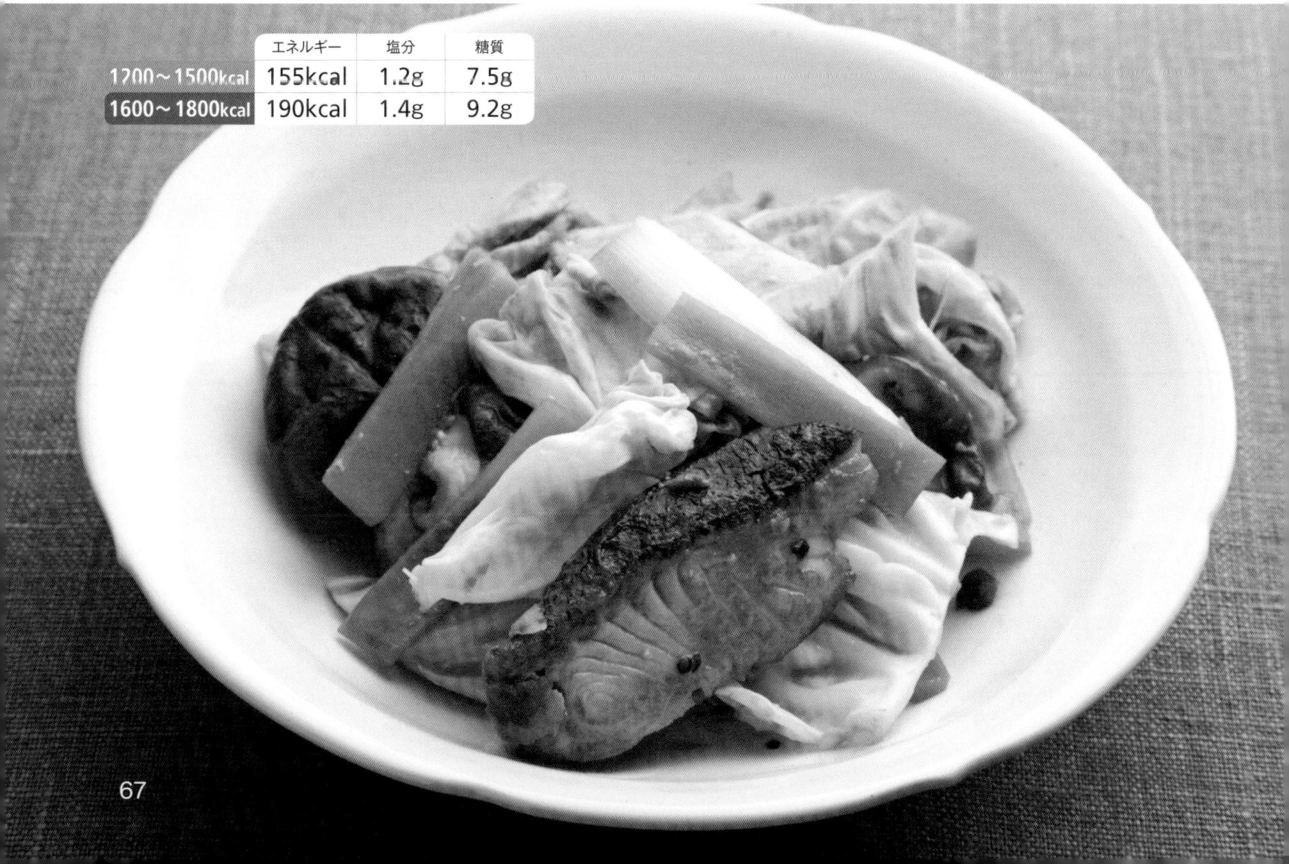

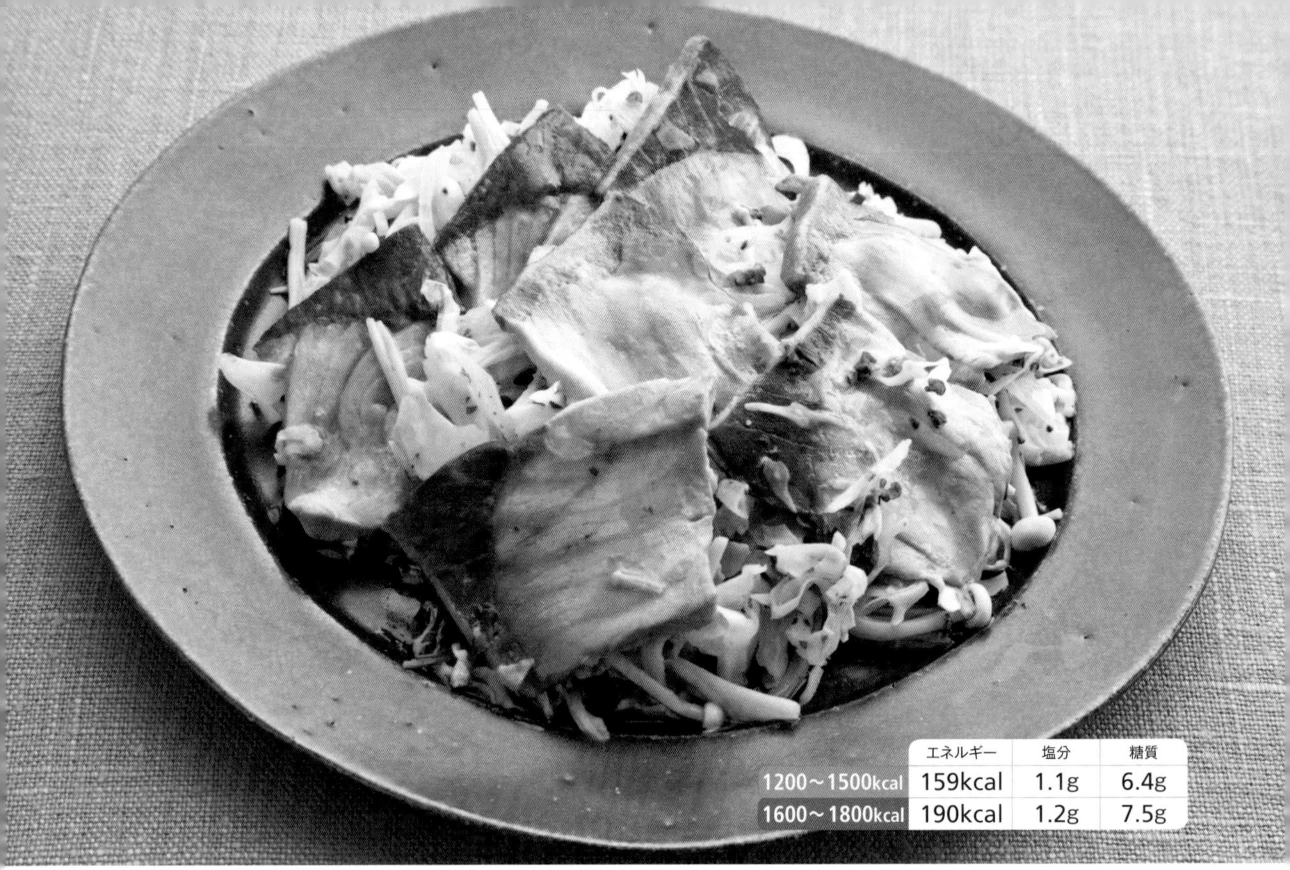

	エネルギー	塩分	糖質
1200～1500kcal	159kcal	1.1g	6.4g
1600～1800kcal	190kcal	1.2g	7.5g

ぶりのうま味が、野菜に染み込む

ぶりの蒸ししゃぶ

23分

[材料（2人分）]

	1200～1500kcal	1600～1800kcal
ぶり（刺身用）	100g	120g
A 酢	小さじ⅓	小さじ½
酒	小さじ⅓	小さじ½
しょうゆ	小さじ⅓	小さじ½
長ねぎ	1本（60g）	1本（60g）
パセリ	2～3枝（30g）	2～3枝（30g）
キャベツ	2枚（80g）	2枚（100g）
えのきだけ	80g	½袋（100g）
水	小さじ2	大さじ1
B ポン酢しょうゆ	小さじ4	大さじ1と½
ゆずこしょう	小さじ⅓	小さじ½

[作り方]

準備

1 **A**を混ぜて**ぶり**を入れ、ときどき上下を返しながら約10分漬け込んでおく。

2 **ねぎ**は斜め薄切りに、**パセリ**はみじん切りに、**キャベツ**は細切りにする。**えのきだけ**は石づきを落とし、長さを半分に切ってほぐす。ボウルに入れて全体を混ぜてフライパンに入れる。

蒸す・仕上げる

3 **ぶり**が重ならないように**2**の全体にのせて水をまわしかける。ふたをして3～4分、**ぶり**の色が変わる程度まで蒸して火を通す（写真）。

4 器に盛り、**B**をまわしかける。

[おすすめ献立例]

＋ほうれん草とかまぼこの辛子和え

→p.130

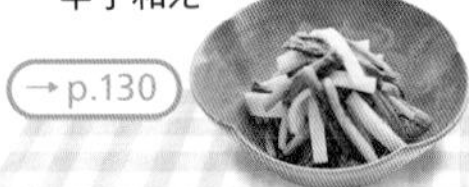

＋きのこのかす汁

→p.105

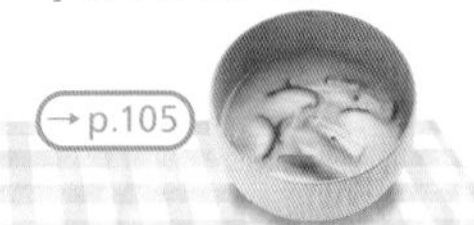

低カロリーのコツ！

野菜の上にぶりをのせて蒸すので、ぶりのうま味や栄養素を野菜に吸わせることができます。少しのたれでおいしくなります。

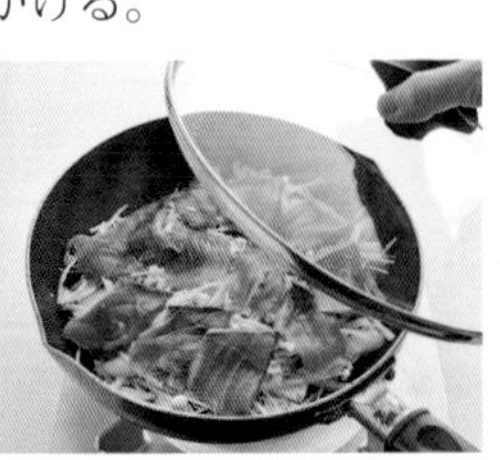

まるでお肉のような噛みごたえ

まぐろの竜田揚げ

20分

[材料(2人分)]

	1200～1500kcal	1600～1800kcal
まぐろ赤身(さく)	180g	200g
A しょうがの絞り汁	小さじ1	小さじ1
おろしにんにく	小さじ½	小さじ1
しょうゆ	小さじ1	大さじ½
酒	小さじ⅔	小さじ1
片栗粉	適量	適量
揚げ油	適量	適量
きゅうり	½本(50g)	½本(50g)
塩蔵わかめ	30g	40g
すし酢	大さじ1	大さじ1

[おすすめ献立例]

+蒸し鶏と切り干し大根のサラダ

→p.84

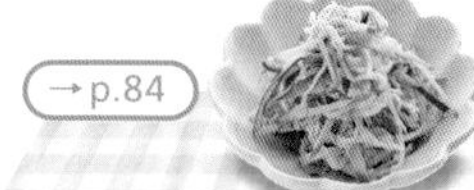

+みつばとしょうがののりすまし汁

→p.103

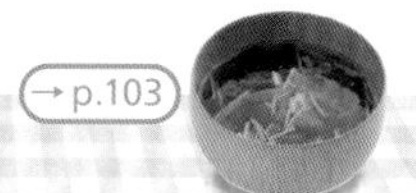

[作り方]

準備

1 **まぐろ**はペーパータオルではさんで余分な水気をしっかりとり、2㎝角に切ってポリ袋に入れる。そこに**A**を入れて空気を抜き約10～15分漬け込む。

2 **きゅうり**は薄い小口切りにする。**わかめ**はよく洗ってからさっと湯に通して水気をしっかりときり、食べやすい大きさに切る。**きゅうり**と**わかめ**をすし酢と合わせてなじませておく。

揚げる・仕上げる

3 **まぐろ**の汁気を軽くきって、片栗粉をまぶし、170℃に熱した揚げ油で約3～4分、色よく揚げて油をきる。

4 器に**3**を盛り、**2**の汁気を軽くしぼって添える。

低カロリーのコツ!

衣を薄づきにすることで、揚げ油の吸い込みを抑えることができ、低カロリーになります。

	エネルギー	塩分	糖質
1200～1500kcal	158kcal	1.2g	6.8g
1600～1800kcal	182kcal	1.5g	8.0g

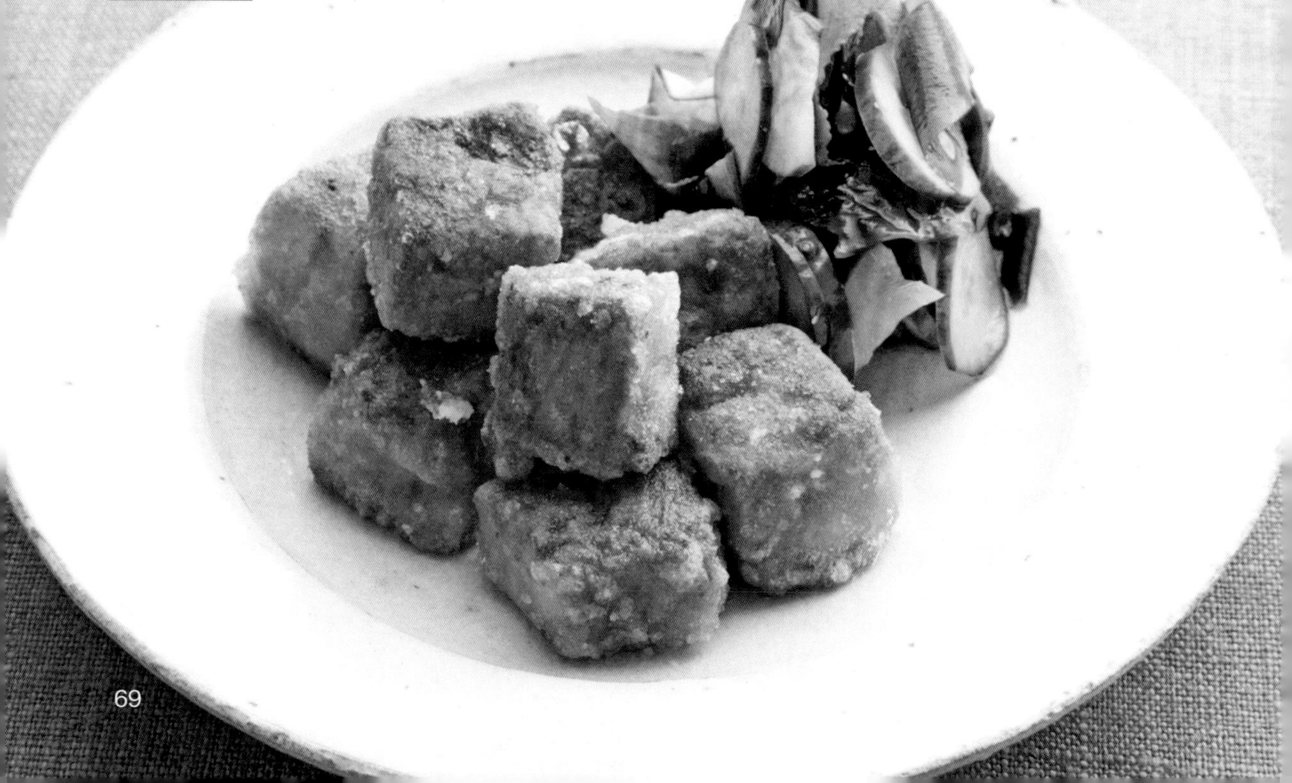

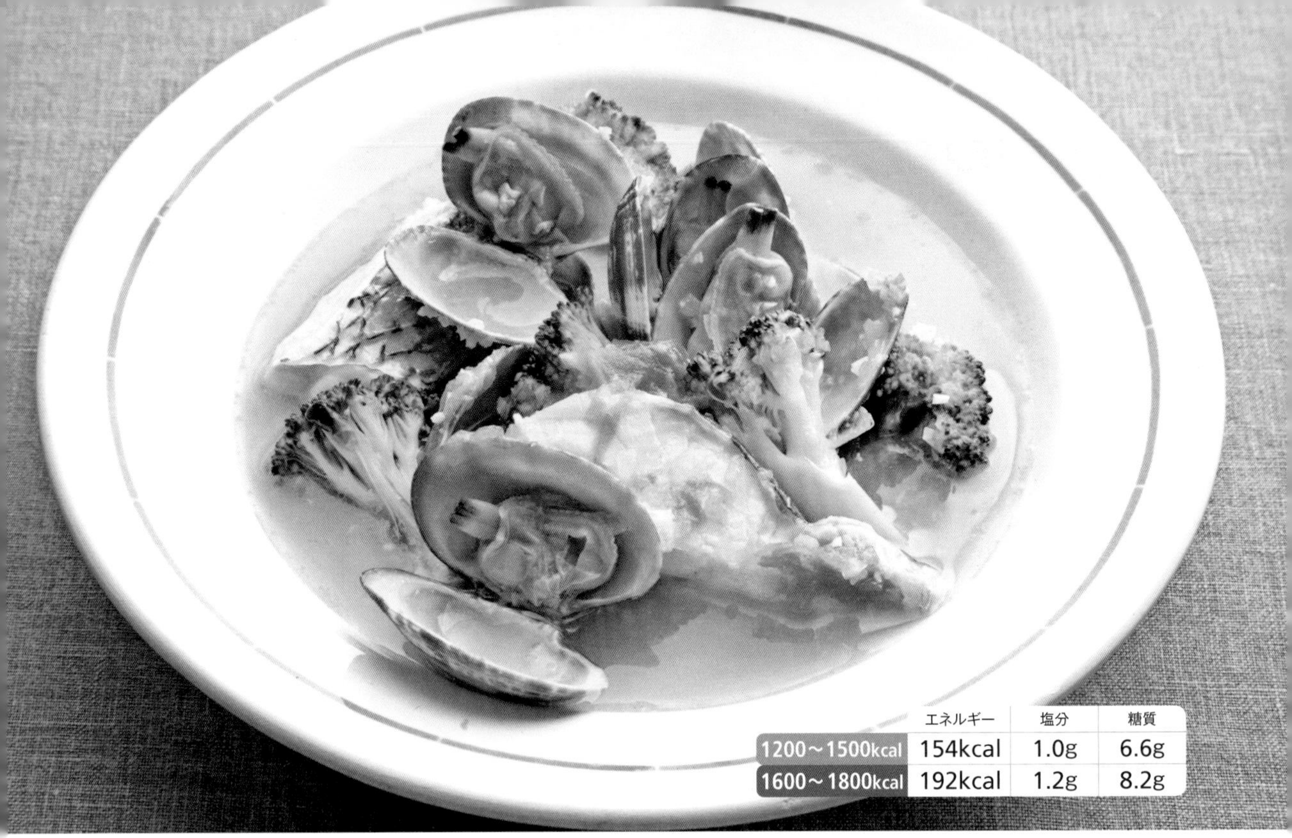

	エネルギー	塩分	糖質
1200～1500kcal	154kcal	1.0g	6.6g
1600～1800kcal	192kcal	1.2g	8.2g

華やかな見た目のごちそうメニュー

たいとあさりの簡単ブイヤベース

［材料（2人分）］

	1200～1500kcal	1600～1800kcal
たい（骨付き切り身）	小2切れ（130g）	2切れ（160g）
あさり（砂抜きしたもの）	150g	200g
玉ねぎ	¼個（40g）	¼個（50g）
にんにく	1片	1片
セロリ	¼本（20g）	¼本（20g）
トマト	1個（120g）	大1個（150g）
ブロッコリー	60g	60g
オリーブ油	小さじ1	大さじ½
カレー粉	小さじ½	小さじ½
砂糖	小さじ½	小さじ1弱
水	1と¾カップ	2カップ
ローリエ	1枚	1枚
塩・こしょう	各少々	各少々

［作り方］

準備

1 **玉ねぎ**、**にんにく**、**セロリ**はみじん切りにする。**トマト**はざく切りに、**ブロッコリー**は小房に分ける。**あさり**は殻をこすり合わせて洗う。

炒める

2 鍋にオリーブ油と**玉ねぎ**、**にんにく**、**セロリ**を入れて弱めの中火でしんなりするまで炒める。**トマト**とカレー粉、砂糖を加えて、とろっとするまでよく炒める。

仕上げる

3 水とローリエを入れ、中火にかけて煮立ったら、半分に切った**たい**と**あさり**を加える。**あさり**の口が開いてきたら、塩、こしょうを加えて味を調え、**ブロッコリー**を加えてさらに3～4分煮て火を止め、器に盛る。

［おすすめ献立例］

＋カボナータ

→p.88

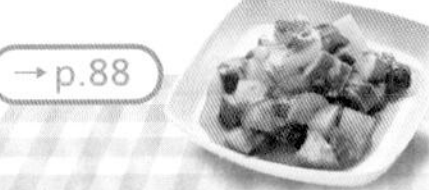

＋きのこのマリネ

→p.128

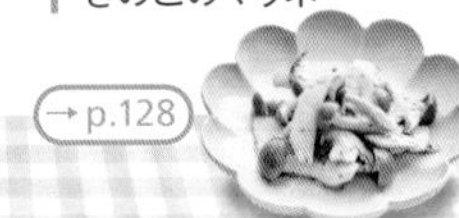

低カロリー のコツ！

たいは骨付きにし、あさりは殻付きにすることで、早食いを予防することができ満腹感を得られます。また、見た目のボリュームアップ効果もあります。

とうがらしとにんにくの風味が食欲をそそります

いかのペペロンチーノ

[材料(2人分)]

	1200～1500kcal	1600～1800kcal
いか	小1杯(180g)	1杯(200g)
アスパラガス	5本(80g)	5本(80g)
しめじ	1パック(100g)	1パック(100g)
にんにく(薄切り)	1片分	1片分
赤とうがらし(輪切り)	1本分	1本分
オリーブ油	小さじ2	大さじ1
塩	小さじ⅙	小さじ¼
こしょう	少々	少々

[作り方]

準備

1 **いか**はワタと目、くちばしを取り除く。足は包丁の刀先で大きな吸盤をこそげとって、1～2本ずつに切り分ける。足の根元の内側にある軟骨を取り除いて輪切りにする。

2 **アスパラガス**は下から1/3ほど皮をむいて、斜めに切る。**しめじ**は石づきをとって小房にほぐす。

炒める

3 フライパンにオリーブ油と**にんにく**を入れて弱火にかけ、**にんにく**が薄く色づいてきたら強火にして、**いか**を入れて炒める(写真)。

4 **赤とうがらし**と**アスパラガス**と**しめじ**を加えて炒め合わせて、塩、こしょうで味を調える。

[おすすめ献立例]

＋ごぼうのチーズサラダ →p.95

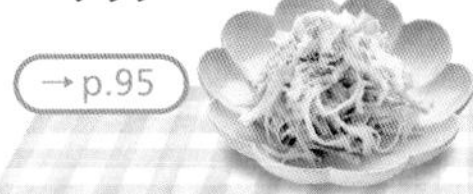

＋レタスのかきたまスープ →p.103

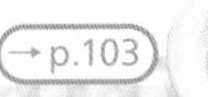

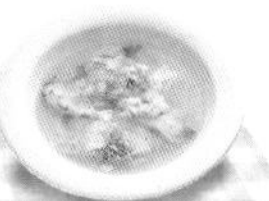

低カロリーのコツ!

いかは、低カロリー。またにんにく、とうがらしで香りと風味をアップさせているので、薄味で物足りないとは感じません。

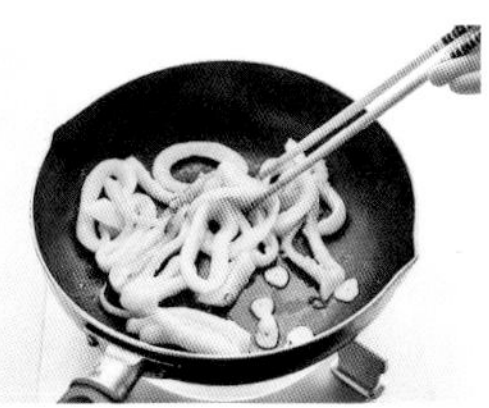

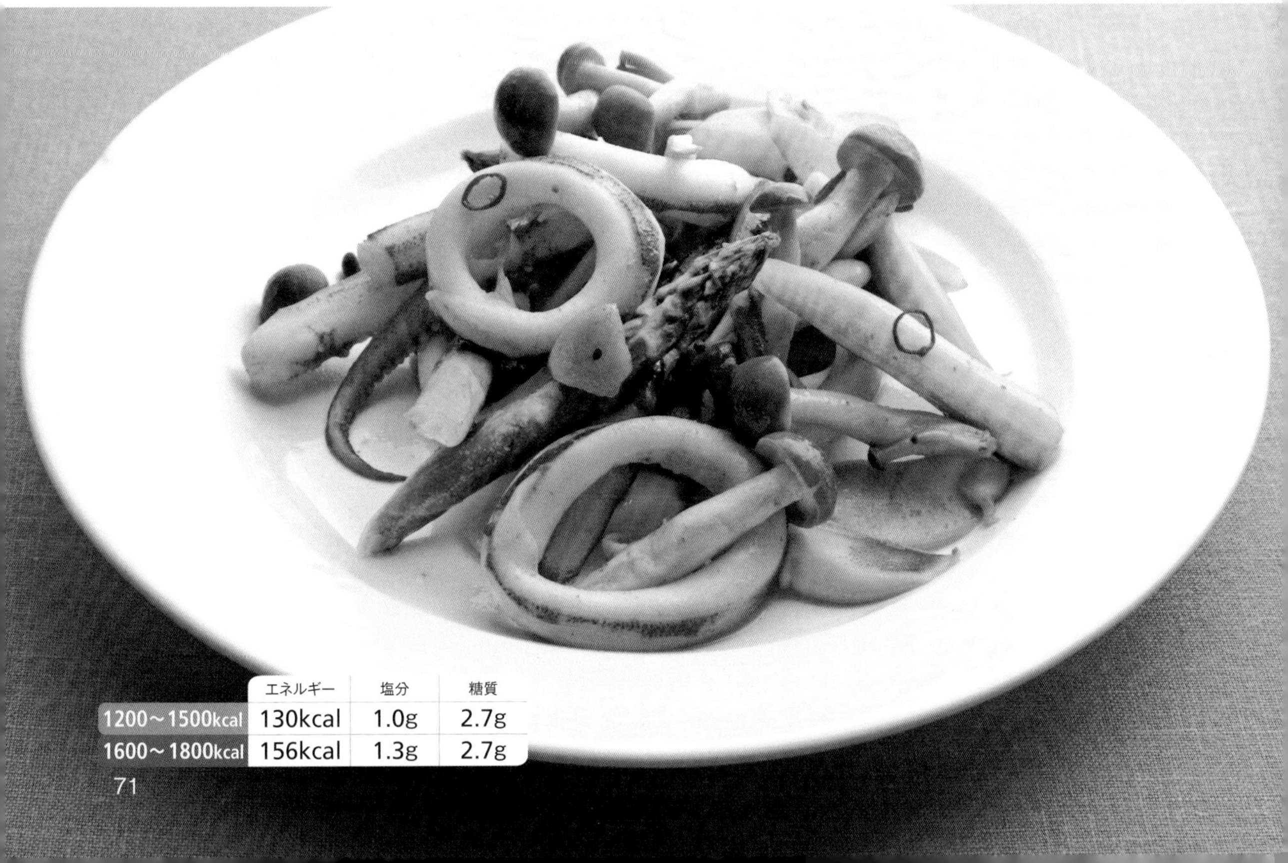

	エネルギー	塩分	糖質
1200～1500kcal	130kcal	1.0g	2.7g
1600～1800kcal	156kcal	1.3g	2.7g

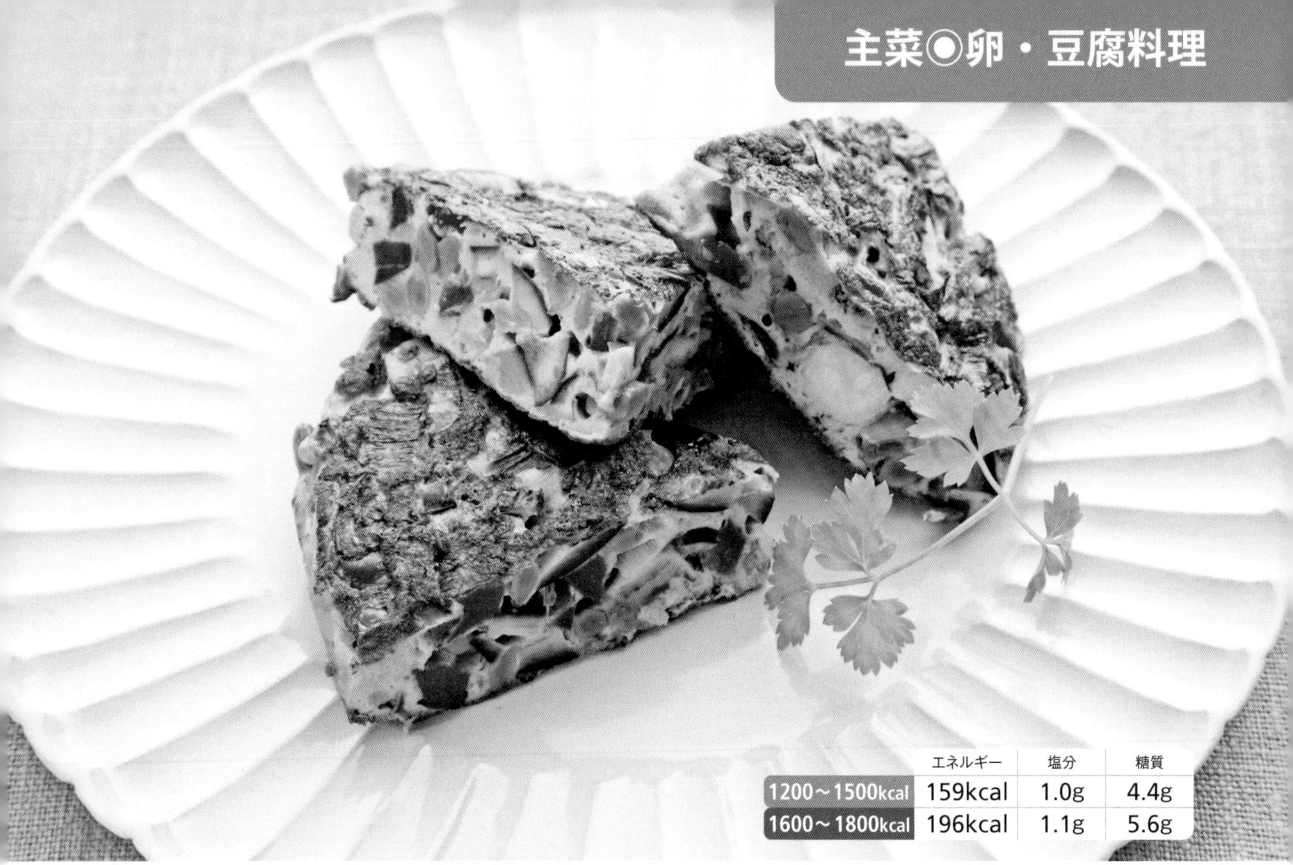

	エネルギー	塩分	糖質
1200〜1500kcal	159kcal	1.0g	4.4g
1600〜1800kcal	196kcal	1.1g	5.6g

納豆と野菜で栄養バランスも抜群

納豆入りスパニッシュオムレツ

[材料(2人分)]

	1200〜1500kcal	1600〜1800kcal
卵	2個	2個
納豆	小1パック(30g)	1パック(40g)
長ねぎ	½本(30g)	1本(60g)
なす	1本(60g)	1本(60g)
赤パプリカ	⅓個(40g)	⅓個(40g)
コンソメスープの素	小さじ½	小さじ½
オリーブ油	大さじ½	小さじ2
A パセリ(みじん切り)	大さじ2	大さじ2
パルメザンチーズ	大さじ1	大さじ2
塩･こしょう	各少々	各少々
チャービル	適宜	適宜

[おすすめ献立例]

＋すき昆布の具だくさん煮物

→p.88

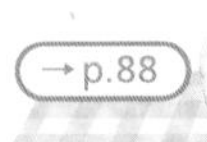

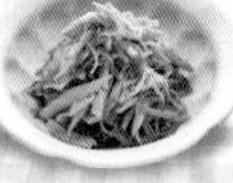

＋ガスパチョ

→p.102

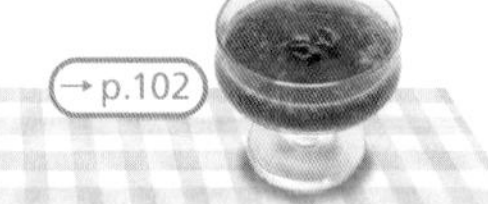

[作り方]

準備

1 ねぎは小口切りに、なすとパプリカは7〜8㎜角に切る。耐熱ボウルに入れ、コンソメスープの素とオリーブ油小さじ½(1200〜1500kcalの場合はここでオリーブ油は使わない)をかけて全体になじませるように混ぜ、ラップをふんわりとかけ、電子レンジ(600w)で2分加熱する。

混ぜる

2 別のボウルに卵を溶きほぐし、1が温かいうちに加えて全体を混ぜ、なじんだら、納豆、Aを加えてよく混ぜる。

焼く・仕上げる

3 フライパンに残りのオリーブ油を入れて熱し、2を入れて形を丸く整えながら、中火で両面をこんがりと色づく程度に焼く(裏に返すときは、ふたに一度のせて、すべらすようにフライパンに戻す)。6等分に切り分けて器に盛り、チャービルを添える。

大きめに作って、主役級のおかずに

肉そぼろのせ茶碗蒸し

20分

[材料（2人分）]

	1200～1500kcal	1600～1800kcal
卵	2個	2個
だし汁	1と½カップ	1と½カップ
豚赤身ひき肉	60g	70g
えのきだけ（みじん切り）	30g分	40g分
A にんにく・しょうが（みじん切り）	各小さじ1	各小さじ1
ごま油	小さじ1	小さじ1
B 砂糖	大さじ½	小さじ2
しょうゆ	大さじ½	小さじ2
塩	少々	少々
酒	小さじ1	大さじ1
万能ねぎ	適宜	適宜

[作り方]

準備

1 ボウルに**卵**を溶きほぐし、だし汁を加えて混ぜて、耐熱皿に1人分ずつ入れ、ラップをする。

2 大きめのフライパンに、高さ1/3くらいの水を入れて火にかける。沸騰したら1を入れ、ふきんで包んだふたをして弱火で約15分蒸す（写真）。

炒り煮・仕上げる

3 肉そぼろを作る。鍋にAを入れて中火にかけ、香りがたったら**ひき肉**と**えのきだけ**を入れて全体をよく混ぜる。Bを加え、味がなじむまで炒り煮にする。

4 できあがった2の茶碗蒸しに3をかけ、刻んだ**万能ねぎ**を散らす。

[おすすめ献立例]

＋蒸し鶏と切り干し大根のサラダ

→p.84

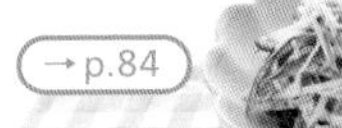

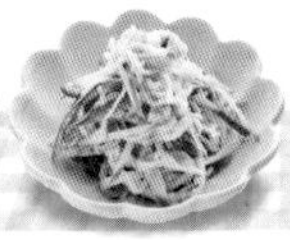

＋ゆで絹さやのしょうがじょうゆかけ

→p.131

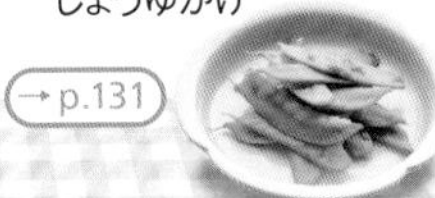

低カロリーのコツ！

フライパンや鍋に水を張って器を入れれば簡易蒸し器になります。水滴が落ちないようにふたをふきんで包むことを忘れずに。

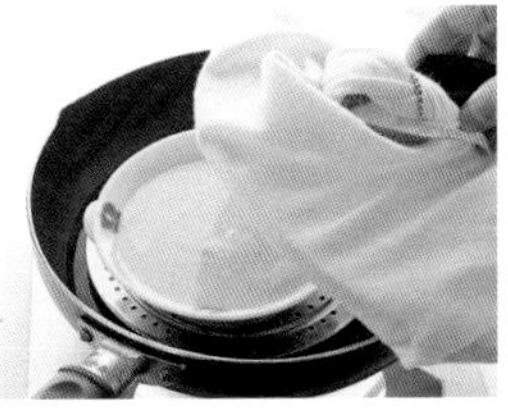

	エネルギー	塩分	糖質
1200～1500kcal	157kcal	1.3g	4.5g
1600～1800kcal	175kcal	1.5g	5.8g

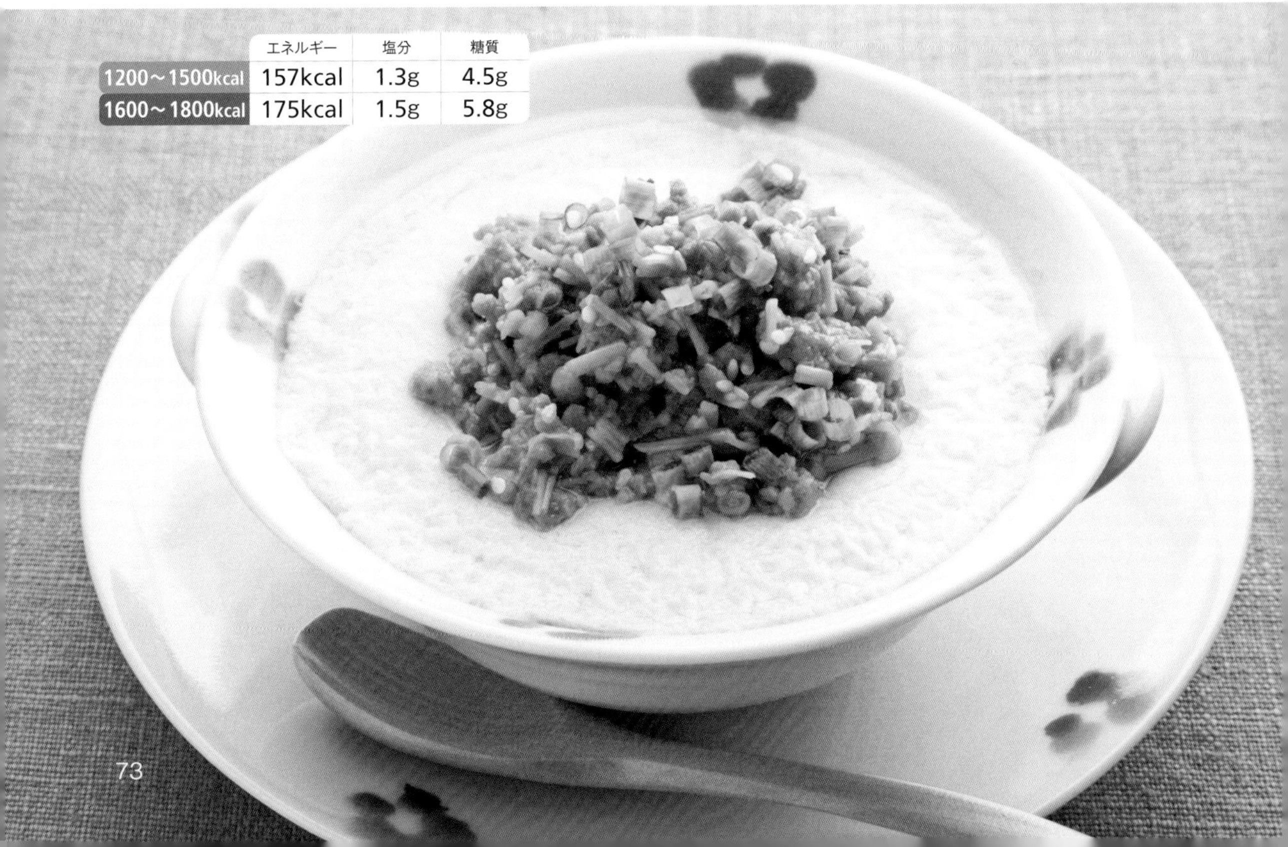

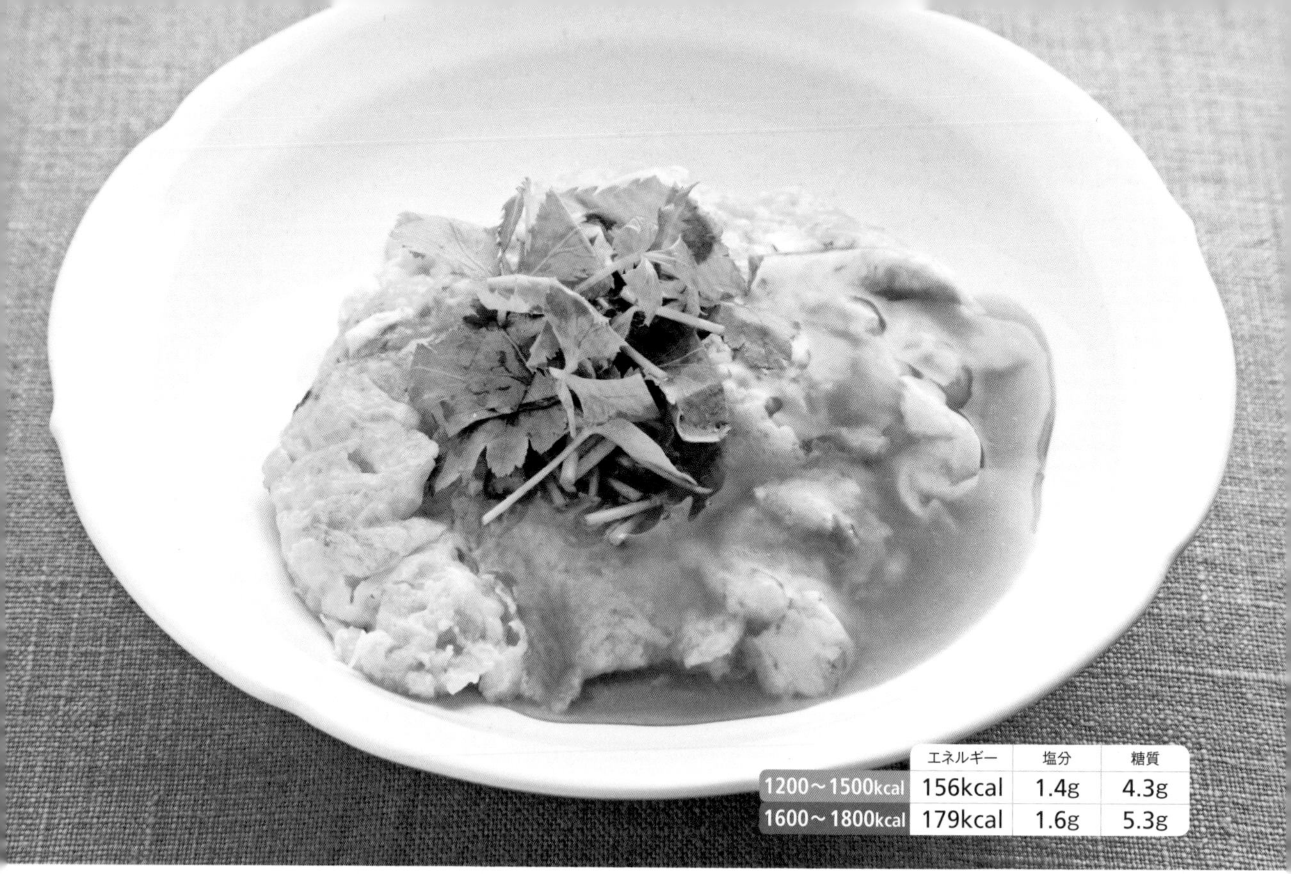

	エネルギー	塩分	糖質
1200～1500kcal	156kcal	1.4g	4.3g
1600～1800kcal	179kcal	1.6g	5.3g

豆腐を入れて、ふんわりとした仕上がりに

豆腐入りふわふわかに玉

かんたん

[材料（2人分）]

	1200～1500kcal	1600～1800kcal
絹ごし豆腐	⅓丁（100g）	大⅓丁（130g）
卵	2個	2個
かに缶詰	小1缶（55g）	小1缶（55g）
長ねぎ（みじん切り）	½本分（30g）	½本分（30g）
ごま油	大さじ½	大さじ½
A 鶏がらスープの素	小さじ⅓	小さじ½
水	⅓カップ	½カップ
砂糖	小さじ½	小さじ½
しょうゆ	小さじ1	小さじ1
酒	小さじ1	小さじ2
片栗粉	小さじ1	大さじ½
水（片栗粉用）	小さじ1	大さじ½
みつば	½束（10g）	½束（10g）

[おすすめ献立例]

＋ニラとあさりのぬた風

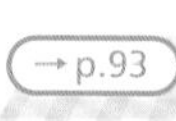

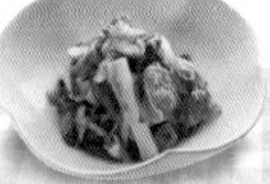

＋大豆もやしとわかめの中華風スープ

→p.105

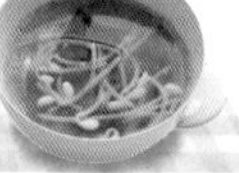

[作り方]

準備

1 豆腐はペーパータオルに包んで重しをのせて軽く水気をきる。ボウルに**卵**を溶きほぐす。**かに缶**を汁ごとボウルに加えて混ぜ、**豆腐**をあらく崩して入れて混ぜ合わせる（写真）。

焼く

2 フライパンにごま油と**ねぎ**を入れて炒め、香りがたったら、**1**を加えて半熟状に焼いて器に盛る。

仕上げる

3 小鍋に**A**を入れて煮立たせ、水で溶いた片栗粉を加えてとろみをつけ、**2**の上にかける。刻んだ**みつば**をのせる。

低カロリーのコツ！

通常は卵だけですが、豆腐を入れることでかさ増しをしています。また、ふんわりとした仕上がりにもなります。

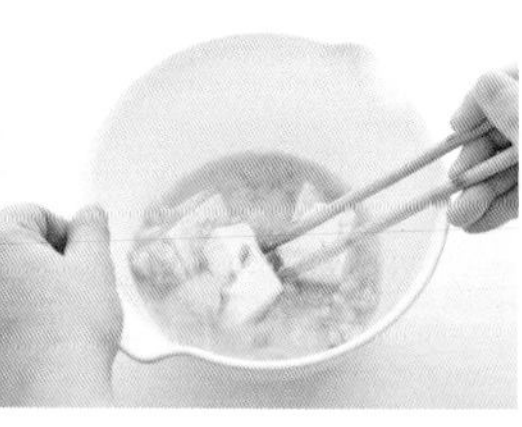

ソースを変えれば、アレンジいろいろ

豆腐ステーキの田楽ソース

15分

[材料（2人分）]

	1200〜1500kcal	1600〜1800kcal
木綿豆腐	180g	220g
小麦粉	適量	適量
A 玉ねぎ（すりおろし）	20g	30g
かつお節	½パック（2g）	1パック（4g）
みそ	大さじ1	大さじ1と⅓
みりん	小さじ1	大さじ½
砂糖	小さじ1	小さじ1
水	大さじ3	¼カップ
ゆずの皮（すりおろし）（※ない場合はレモンの皮や粉山椒、七味とうがらしなどを加えても良い）	少々	少々
ごま油	大さじ½	大さじ½
水菜	3株（60g）	3株（60g）

[作り方]

準備

1 豆腐は横半分に切ってから、厚みを半分にし、ペーパータオルに包んでまな板をのせて約5〜10分おいて水気をきる。小麦粉を全体にまぶし、余分な粉をはらう。Aを合わせておく。

2 水菜はさっとゆでて水気を軽くしぼり、3cm長さに切る。

焼く・仕上げる

3 フライパンにごま油を入れて熱し、豆腐を入れて強火で30秒焼いたら、弱火にして2〜3分焼く。裏返して再び強火で30秒程度焼く。さらに弱火にして1分程度焼き、Aを加えてからめながらさらに1〜2分焼く。器に盛り、2を添える。

[おすすめ献立例]

＋白菜と桜えびの煮びたし →p.90

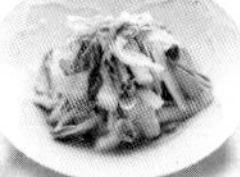

＋しじみの中華スープ →p.101

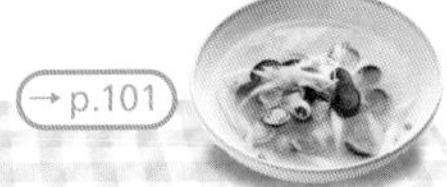

低カロリーのコツ！

少し細かいですが、上記のようにすると豆腐を崩さずに焼くことができます。低カロリーな豆腐ステーキなので、ソースをトマトソースやあんかけなど多少濃厚なものにしてもOK。

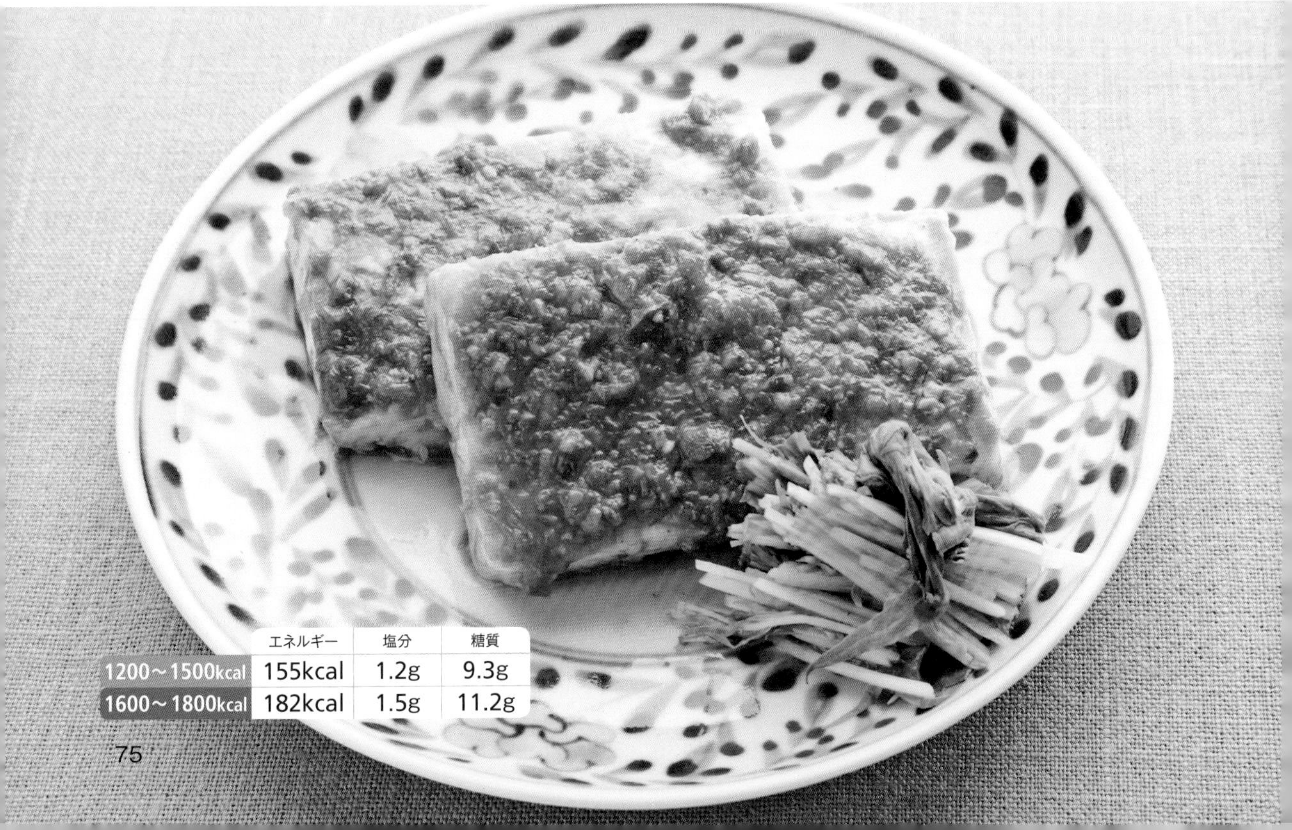

	エネルギー	塩分	糖質
1200〜1500kcal	155kcal	1.2g	9.3g
1600〜1800kcal	182kcal	1.5g	11.2g

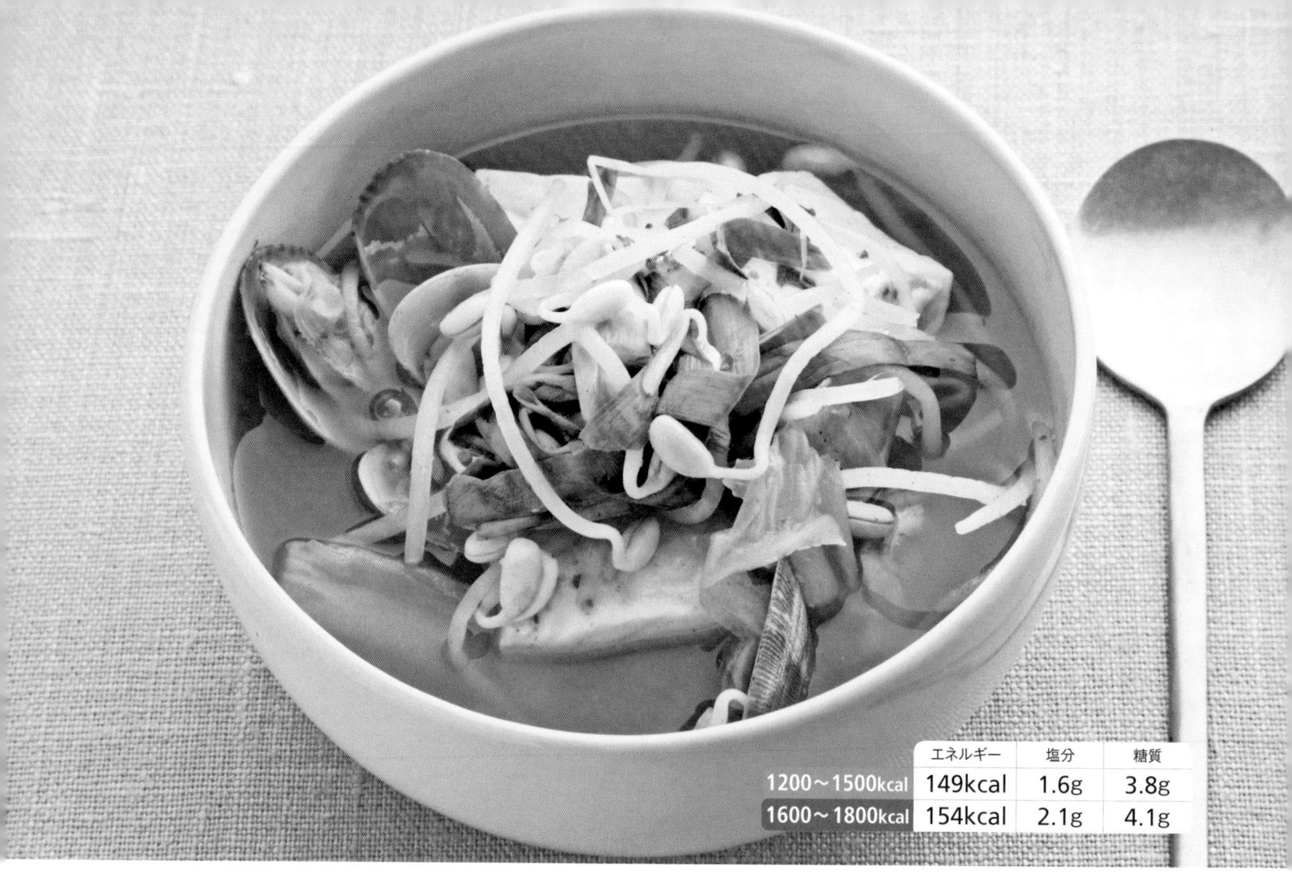

	エネルギー	塩分	糖質
1200〜1500kcal	149kcal	1.6g	3.8g
1600〜1800kcal	154kcal	2.1g	4.1g

具だくさんで、食べ応えばっちり

豆腐とあさりのチゲ風

（あさりの砂抜き時間は含まず）

［材料（2人分）］

	1200〜1500kcal	1600〜1800kcal
木綿豆腐	⅔丁（200g）	⅔丁（200g）
あさり（殻付き）	150g	200g
キムチ	40g	60g
ニラ	⅓束（30g）	⅓束（30g）
大豆もやし	½袋（120g）	½袋（120g）
ごま油	大さじ½	大さじ½
A おろしにんにく	小さじ1	小さじ1
みそ	小さじ1	小さじ1
酒	小さじ1	小さじ1
水	2カップ	2と½カップ

［作り方］

準備

1 **あさり**は3％の塩水につけて砂出しし、殻をこすり合わせて洗う。**豆腐**は6〜8等分に切る。**キムチ**は大きければ食べやすい大きさに切る。**ニラ**は4㎝長さに切る。

煮る

2 鍋にごま油を入れて中火で熱し、**キムチ**を炒め、**あさり**も加えて炒める。**A**を加えて強火で煮立てたら、アクを取り、**豆腐**、**大豆もやし**を入れて中火にして約5分煮る。

3 **ニラ**を加えてひと煮したら火を止めて器に盛る。

［おすすめ献立例］

＋トマトとアボカド、しらすのサラダ

→p.82

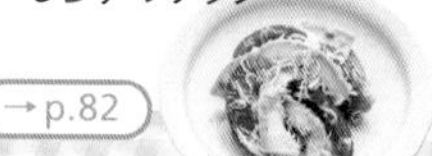

＋かぶの甘ゆず漬け

→p.127

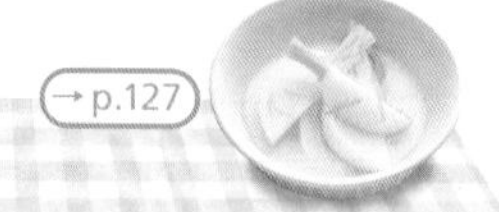

低カロリー のコツ！

キムチだけでは、コクが足りないので、にんにくやみそを入れています。ただし分量は少量に。カロリー・塩分ともに高くなってしまうからです。

揚げずに焼く、具だくさんがんもどき

手作り焼きがんも

作りおき 20分

[材料(2人分)]

	1200～1500kcal	1600～1800kcal
木綿豆腐	⅔丁(180g)	⅔丁(200g)
鶏むねひき肉	40g	50g
A 枝豆(ゆで・むきみ)	30g	40g
にんじん	10g	20g
きくらげ(乾燥)	2枚	2枚
B 塩	少々	少々
しょうゆ	小さじ1	小さじ1
酒	小さじ1	小さじ2
片栗粉	大さじ1	大さじ1
しょうがの絞り汁	小さじ1	小さじ1
サラダ油	小さじ1	大さじ½
大根おろし	100g	100g
しょうゆ	適宜	適宜

[作り方]

準備

1 豆腐はペーパータオルに包み耐熱皿にのせ、電子レンジ(600w)で2分加熱してあら熱が取れるまで置き、水気をきる。にんじんは2cm長さのせん切りにする。きくらげはたっぷりの水に約10分つけて戻し、せん切りにする。

混ぜる

2 ボウルにひき肉とBの塩を入れてよく練り、1の豆腐、残りのBを加えてよく混ぜる。続いてAを加えて混ぜ、4等分の小判形に丸める。

焼く・仕上げる

3 フッ素樹脂加工のフライパンにサラダ油を入れて熱し、2を並べ入れ、こんがり色づくまで両面を焼く。器に盛り、大根おろしを添える。好みでしょうゆをたらす。

[おすすめ献立例]

＋なすとピーマンの山椒みそ炒め

→p.83

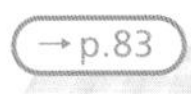

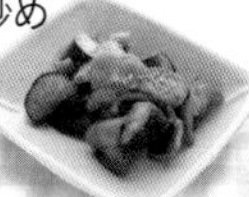

＋きゅうり、もずく酢の冷たいスープ

→p.104

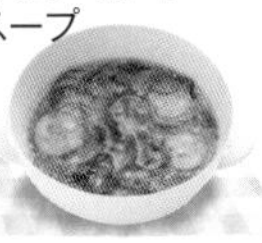

低カロリー のコツ!

通常は揚げるがんもですが、焼くことでカロリーをおさえています。中に混ぜる具を多くすることで食べ応えもあります。

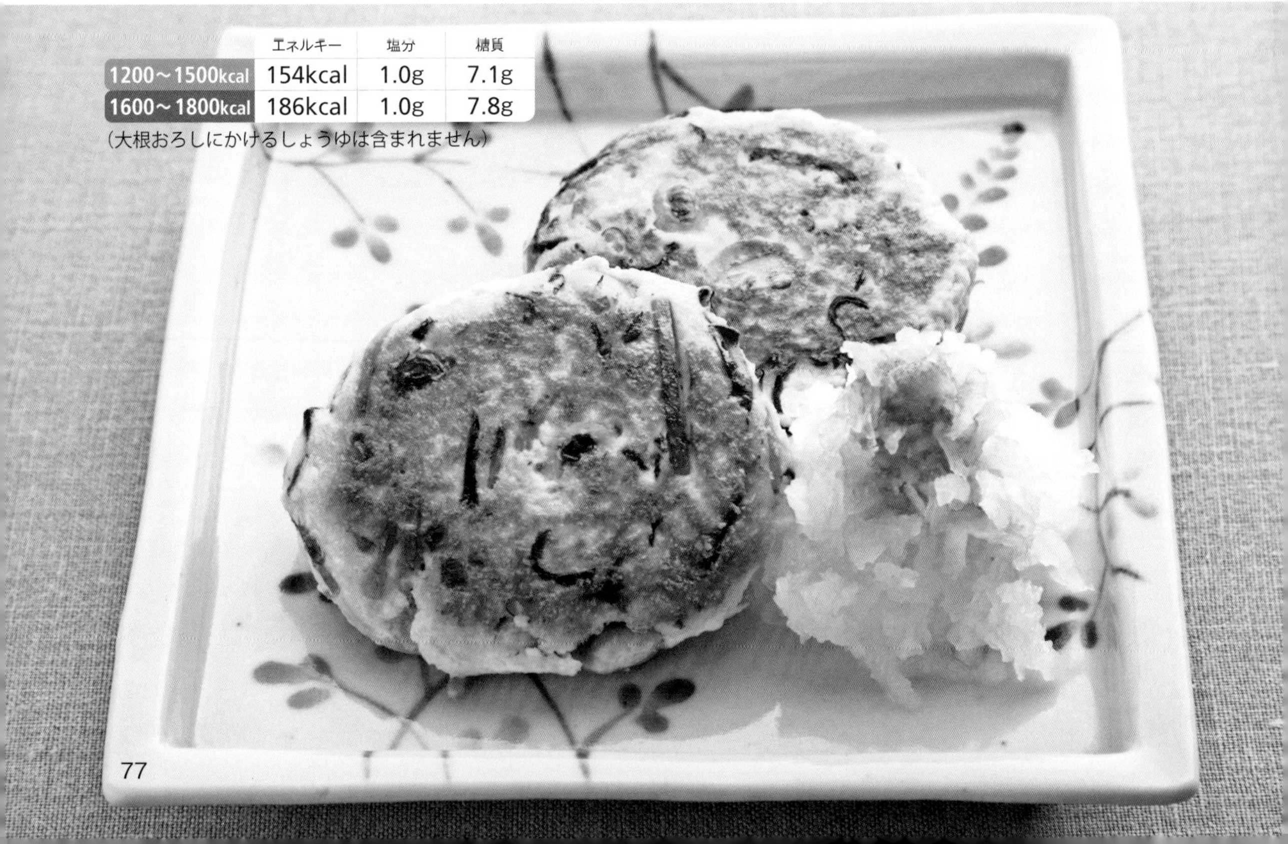

	エネルギー	塩分	糖質
1200～1500kcal	154kcal	1.0g	7.1g
1600～1800kcal	186kcal	1.0g	7.8g

(大根おろしにかけるしょうゆは含まれません)

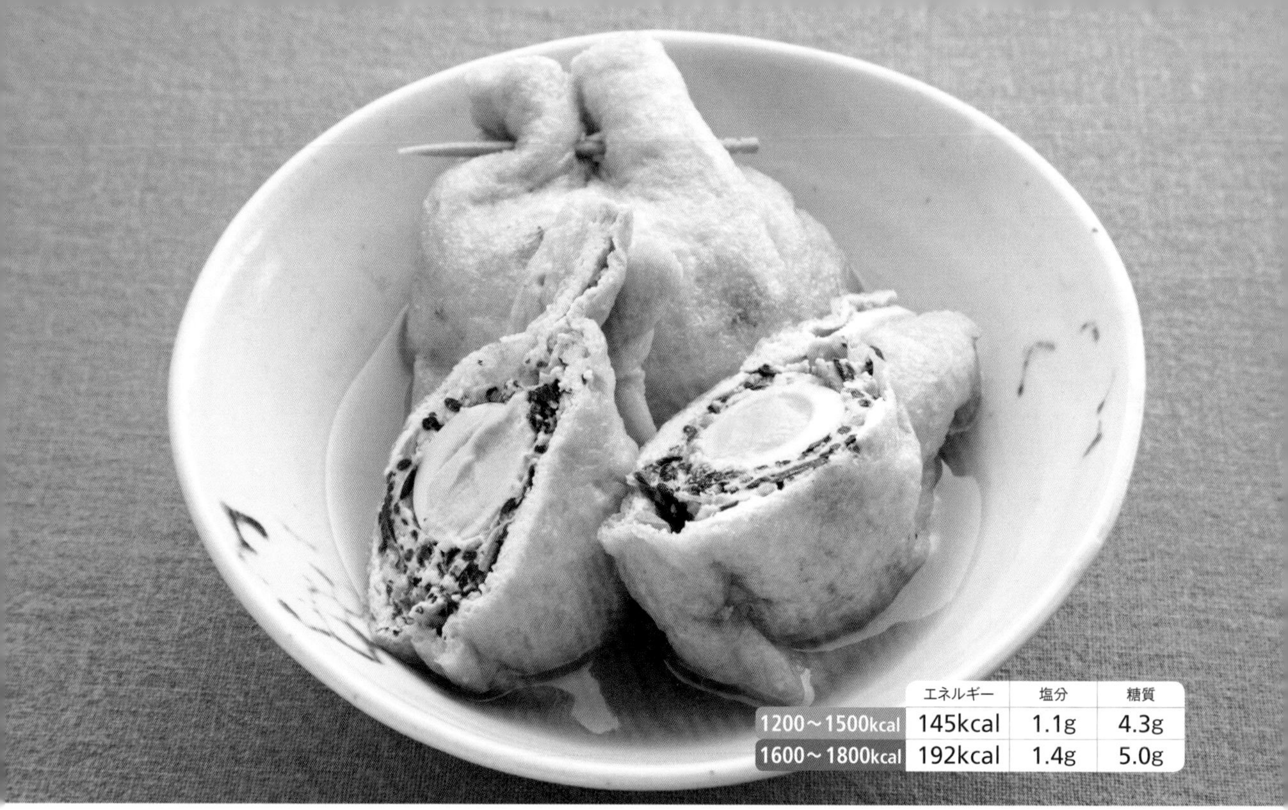

	エネルギー	塩分	糖質
1200～1500kcal	145kcal	1.1g	4.3g
1600～1800kcal	192kcal	1.4g	5.0g

ひじき、にんじん、ひき肉、卵で具だくさん

油揚げの茶巾煮

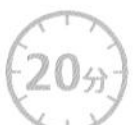

（ひじきを戻す時間は含まず）

［材料（2人分）］

	1200～1500kcal	1600～1800kcal
油揚げ	1と½枚（40g）	2枚（50g）
うずらの卵（水煮）	3個	4個
鶏ひき肉	50g	60g
しょうがの絞り汁	小さじ1弱	小さじ1
芽ひじき（乾燥）	3g	4g
にんじん	20g	30g
A だし汁	1と¼カップ	1と½カップ
みりん	小さじ2	小さじ2
しょうゆ	大さじ½	大さじ½
塩	なし	少々
酒	大さじ1	大さじ2

［作り方］

準備

1 **油揚げ**は湯通しして油抜きし（写真）、半分に切って中を開く。

2 **ひじき**はたっぷりの水に約15～20分つけて戻し、水気をきる。**にんじん**はあらみじん切りにする。

混ぜる

3 ボウルに**ひき肉**、しょうがの絞り汁を入れてよく練り、**にんじん**、**ひじき**も加えて混ぜ、たねを作る。**油揚げ**にたねを詰め、**うずらの卵**を1個ずつ押し入れ、袋の口を楊枝でとめる。

煮る

4 鍋に**A**を入れて煮立て、**3**を並べ入れ、落としぶたをして弱火で約15分煮る。

低カロリー のコツ！

油揚げは鍋に湯を沸かし、しゃぶしゃぶのように湯通しすれば油抜きができます。ここまでの下処理をして冷凍すると、便利。

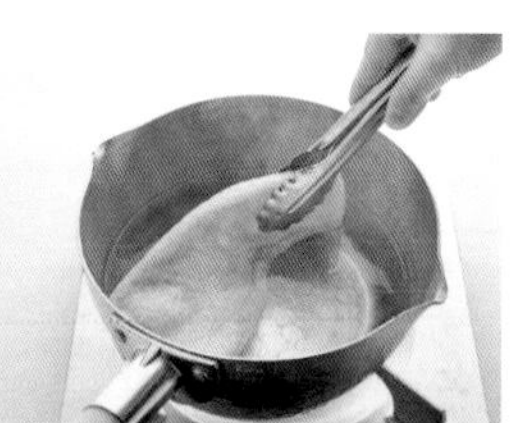

［おすすめ献立例］

＋ピーマンのねぎしょうが和え

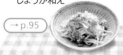

→p.95

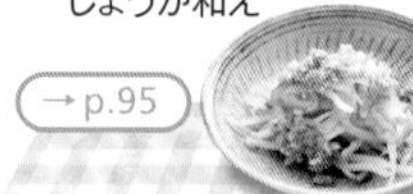

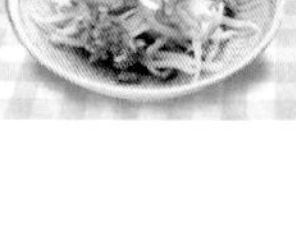

＋焼きまいたけのおろし和え

→p.126

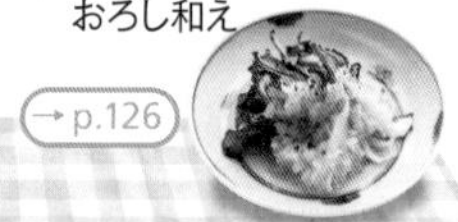

練りものを使わないヘルシーおでん

厚揚げ、卵と大根のおでん

45分

［材料（2人分）］

	1200〜1500kcal	1600〜1800kcal
厚揚げ	⅔枚（80g）	⅔枚（90g）
ゆで卵	1個	2個
大根	¼本（200g）	¼本（200g）
結びしらたき	4個（40g）	4個（40g）
結び昆布	2個（4g）	2個（4g）
小松菜	2株（40g）	2株（40g）
だし汁	3カップ	3カップ
A しょうゆ	大さじ½	大さじ½
みりん	小さじ2	小さじ2
酒	大さじ1	大さじ1
塩	小さじ¼	小さじ⅓
練りからし	適宜	適宜

［作り方］

準備

1 **厚揚げ**は半分に切ってからさらに斜め半分に切り、熱湯でさっとゆでて油抜き（→P78）をする。**大根**は2㎝厚さに切り、包丁で十文字に切れ目を入れる。**しらたき**はゆでこぼしてアクを抜く。

煮る・仕上げる

2 鍋にだし汁、**昆布**、Aを入れて中火にかけ、煮立ったら**大根**と**ゆで卵**、**しらたき**を加えてふたをして弱火で20～30分煮る。

3 **小松菜**を加えてゆでたら、茎の部分を結んでさらに3～4分煮る（写真）。好みで練りからしを添える。

［おすすめ献立例］

＋もやしとわかめ、ちくわのごま酢和え

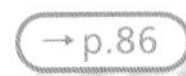

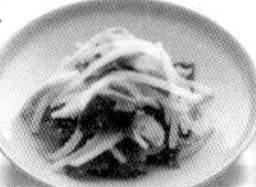

＋オクラキムチ

→p.129

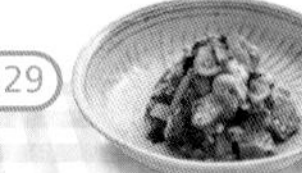

低カロリー のコツ！

低カロリーな具材ばかりのヘルシーおでん。練りものは、高カロリーなので使いません。汁は塩分が高いので残しましょう。

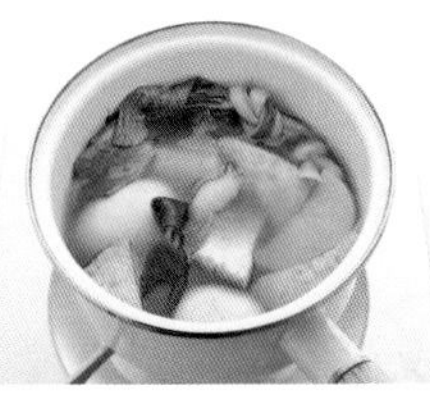

	エネルギー	塩分	糖質
1200～1500kcal	143kcal	1.6g	7.1g
1600～1800kcal	185kcal	2.0g	7.2g

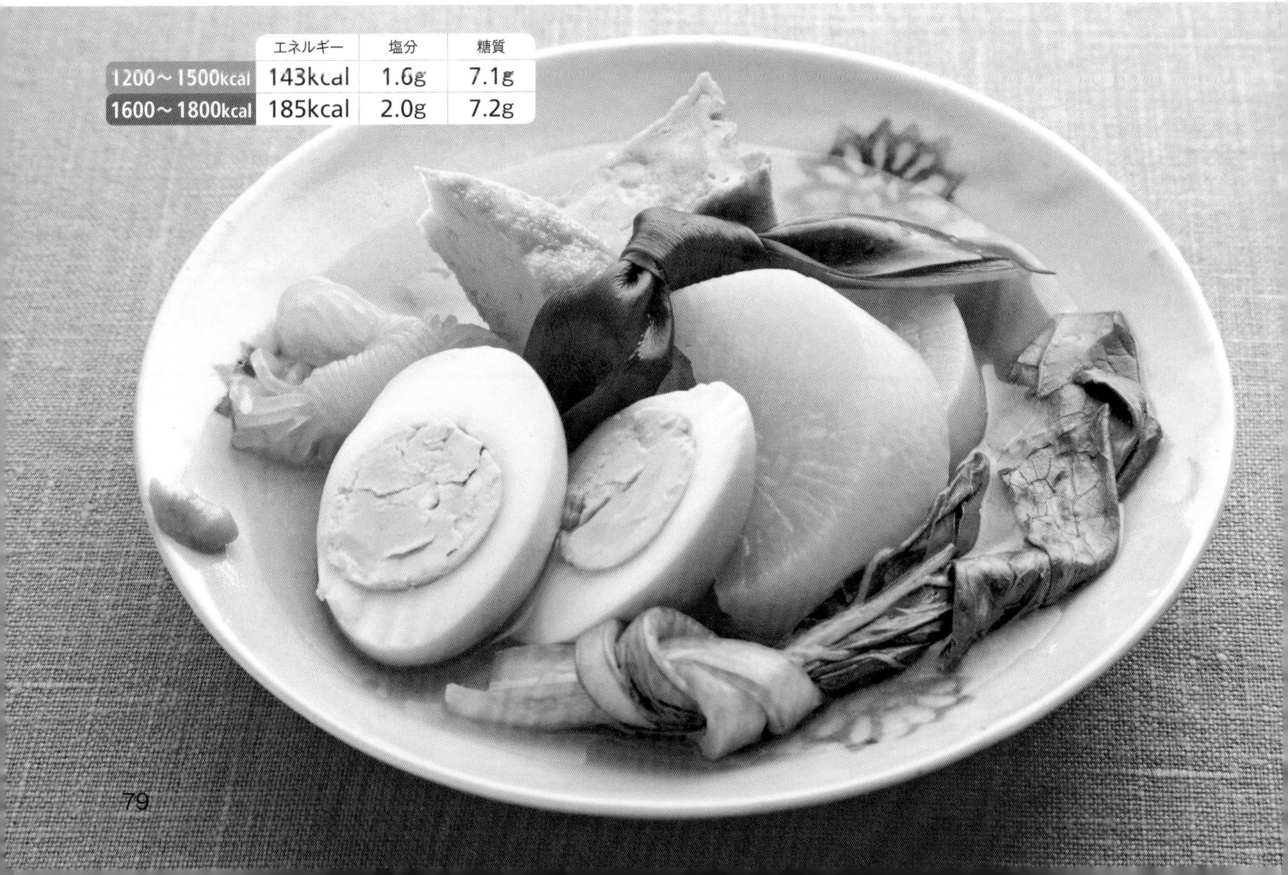

column
①

家族で一緒のメニューを食べるには?

糖尿病の改善食は栄養バランスがよく塩分も控えめなので、だれでも食べられる「健康食」です。ですから、家族で同じメニューを食べるのはよいこと。そもそも同じ食生活をしている家族は、糖尿病には気をつける必要があります。

ただし、育ち盛りのお子さんには分量がもの足りないので多めに盛りつける、本人の茶碗は小さめにするなどの工夫は必要です。味つけも調節しやすくしておきましょう。本人以外はおかずを自分のとり皿にとってから、しょうゆや塩などの味を足すようにします。ドレッシングやマヨネーズも、選べるようにしましょう。

もくもくと食べると、自然と早く食べてしまいがち。家族と会話を楽しみながら、ゆっくり食べることも、食べすぎ防止に役立ちます。

家族で取り組もう

糖尿病は食事療法で改善できることを家族に理解してもらい、支え、見守る雰囲気をつくりましょう。食事療法をするには、これまでの料理や調理方法を見直すことが必要です。家族で取り組むことで本人が挫折しそうなときにも支えになってくれるでしょう。

散歩など一緒にできる運動をして、家族で健康づくりに取り組みましょう。

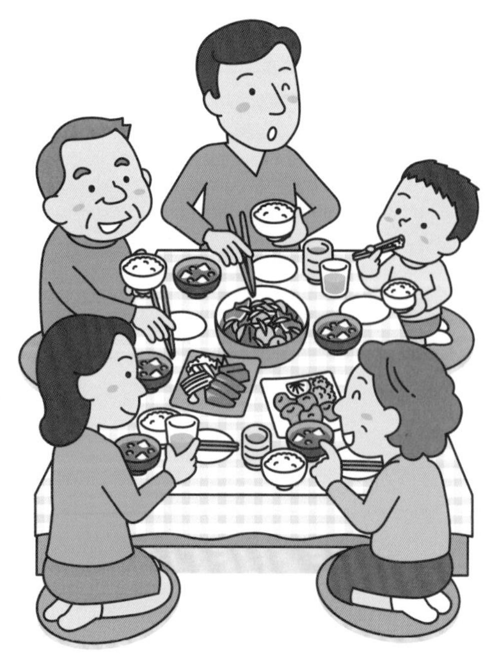

野菜をたくさん使って
低カロリー！

副菜レシピ

野菜をたくさん使った、
作り方も簡単な副菜です。
主菜との相性もよく、
食卓に彩りをあたえます。
味のバリエーションも多い、
32品を紹介します。

トマトとアボカド、しらすのサラダ

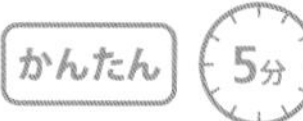

かんたん 5分

［材料（2人分）］

	1200～1500kcal	1600～1800kcal
トマト	1個（150g）	1個（150g）
アボカド	¼個（35g）	⅓個（50g）
しらす干し	大さじ1（10g）	大さじ2（20g）
おろししょうが	小さじ1	小さじ1
ポン酢しょうゆ	大さじ1	大さじ1

［作り方］

準備 1 トマトとアボカドは食べやすい大きさに切る。

混ぜる 2 ボウルにおろししょうが、ポン酢しょうゆを入れて混ぜ、1としらすを加えて混ぜ合わせる。

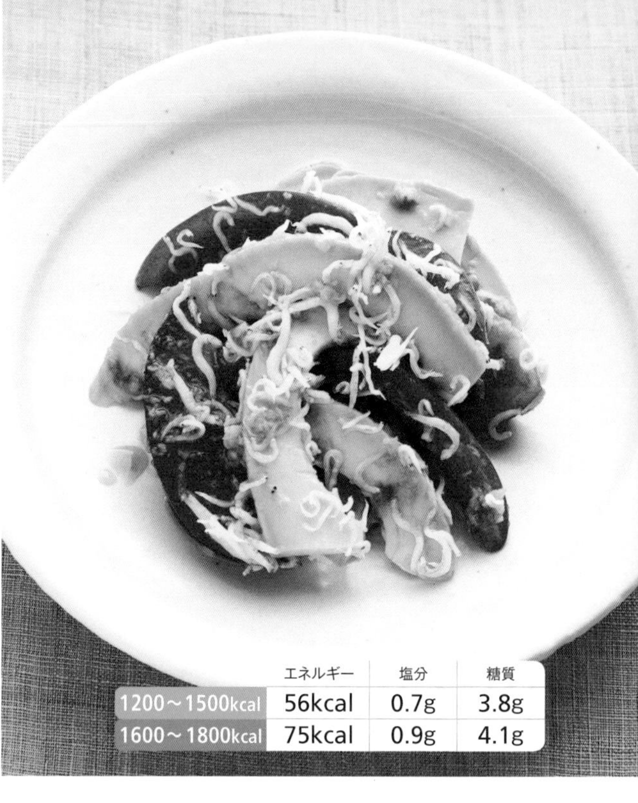

	エネルギー	塩分	糖質
1200～1500kcal	56kcal	0.7g	3.8g
1600～1800kcal	75kcal	0.9g	4.1g

ふろふき大根

30分

［材料（2人分）］

	1200～1500kcal	1600～1800kcal
大根	200g	250g
だし汁	1カップ	1カップ
A 砂糖	小さじ⅓	小さじ½
みそ、みりん	各小さじ2	各大さじ1
酒	小さじ1	大さじ1
だし汁	¼カップ	¼カップ
片栗粉	小さじ½	小さじ1
水（片栗粉用）	小さじ1	小さじ2
白ごま	適宜	適宜

［作り方］

準備 1 大根は3㎝厚さの輪切りにし、皮をむき、片面に十字に切り込みを入れる。鍋に大根を並べ入れ、かぶる程度の水を加え、中火でよく煮て、水でさっと洗って水気をきる。

煮る 2 鍋にだし汁を煮立て、1を入れて、約5分煮て火を止め、味を含ませておく。

仕上げる 3 Aを小鍋に入れて火にかけ、煮立ったら、水で溶いた片栗粉を加えてとろみをつけ、2の大根にかけて白ごまをふる。

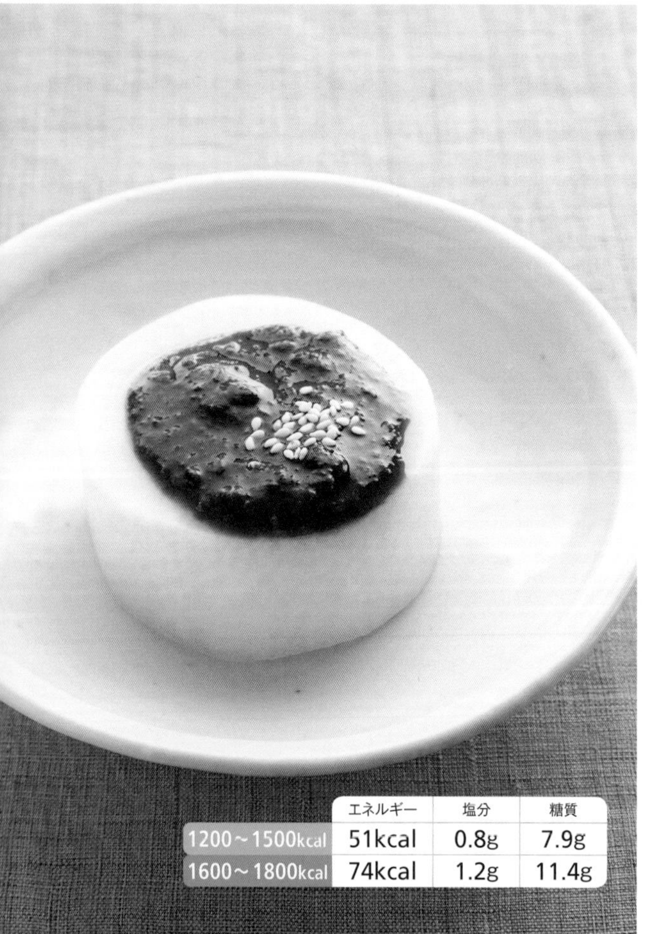

	エネルギー	塩分	糖質
1200～1500kcal	51kcal	0.8g	7.9g
1600～1800kcal	74kcal	1.2g	11.4g

◎副菜

なすとピーマンの山椒みそ炒め

かんたん　8分

[材料（2人分）]

	1200〜1500kcal	1600〜1800kcal
なす	1本（60g）	大1本（80g）
ピーマン	2個（60g）	大2個（80g）
A みそ	小さじ2	小さじ2
しょうゆ	なし	小さじ½
みりん	大さじ½	小さじ2
水	大さじ2	大さじ2
ごま油	小さじ1	小さじ1
粉山椒	少々	少々

[作り方]

準備

1 なすはへたを切り落としてラップをふんわりと巻き、電子レンジ（600w）で40〜50秒加熱する。あら熱が取れたらひと口大の乱切り、ピーマンもひと口大の乱切りにする。

2 Aを混ぜておく。

仕上げる

3 フライパンに1と2を入れて、中火で汁気がなくなるまで炒め煮にし、最後に山椒を加えてひと混ぜする。

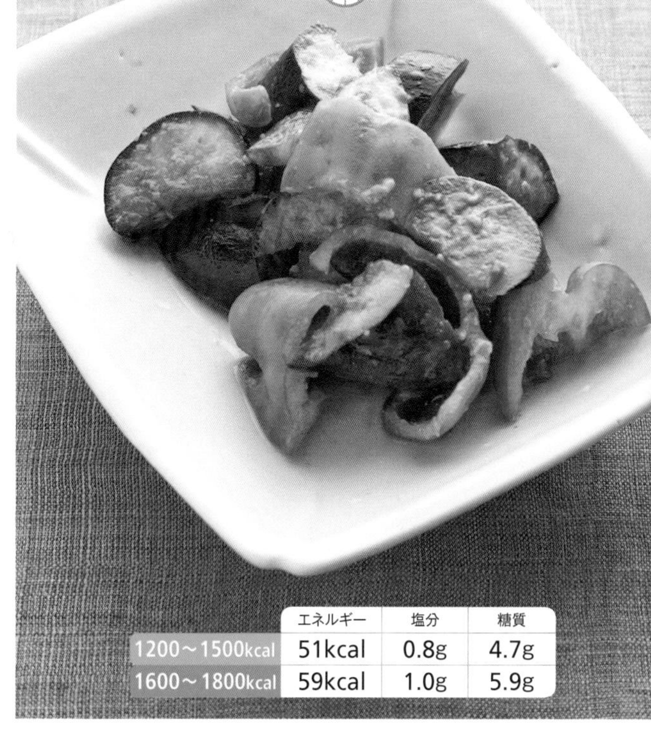

	エネルギー	塩分	糖質
1200〜1500kcal	51kcal	0.8g	4.7g
1600〜1800kcal	59kcal	1.0g	5.9g

炒めなます

かんたん　作りおき　10分

[材料（2人分）]

	1200〜1500kcal	1600〜1800kcal
れんこん	80g	100g
しいたけ	1枚	2枚
にんじん	¼本（40g）	¼本（40g）
ごま油	小さじ½	小さじ1
A ゆずの絞り汁（又は酢や柑橘系の絞り汁）	大さじ1	大さじ1と½
砂糖	小さじ1	大さじ½
しょうゆ	小さじ⅔	小さじ1
塩	少々	少々
ゆずの皮	適宜	適宜

[作り方]

準備

1 れんこんは2㎜厚さの半月切り、しいたけは薄切り、にんじんは薄い半月切りにする。

炒める

2 フライパンにごま油を入れて中火で熱し、1をさっと炒め合わせたら、Aをふり入れて、からめながら炒め煮にする。

仕上げる

3 火を止めて器に盛り、せん切りにしたゆずの皮をのせる。

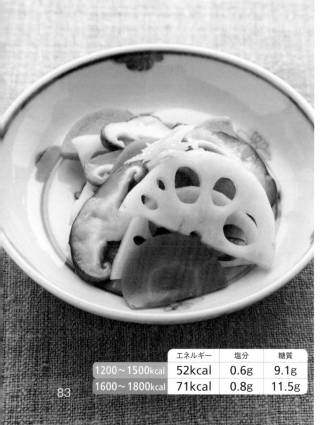

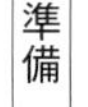

	エネルギー	塩分	糖質
1200〜1500kcal	52kcal	0.6g	9.1g
1600〜1800kcal	71kcal	0.8g	11.5g

蒸し鶏と切り干し大根のサラダ

かんたん　8分（切り干し大根を戻す時間は含まず）

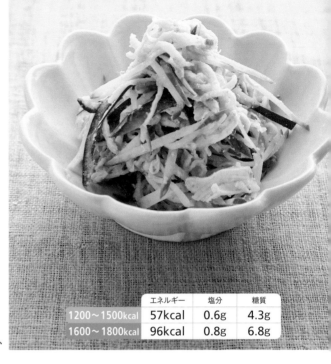

[材料（2人分）]

	1200～1500kcal	1600～1800kcal
鶏ささみ	½本（25g）	1本（50g）
切り干し大根	10g	15g
きゅうり（せん切り）	½本（25g）	1本（50g）
赤パプリカ（せん切り）	¼個（20g）	¼個（30g）
A マヨネーズ	小さじ½	小さじ1
プレーンヨーグルト	小さじ2	大さじ1
すり白ごま	小さじ2	大さじ1
砂糖	ひとつまみ	ひとつまみ
塩	少々	少々
しょうゆ	小さじ⅔	小さじ1

[作り方]

準備

1 鶏肉は3つにそぎ切りにして耐熱皿にのせてラップをふんわりかけ、電子レンジ（600w）で1分～1分20秒加熱する。そのまま蒸らしてから手でほぐす。切り干し大根は水で戻し、食べやすい大きさに切る。

混ぜる

2 ボウルにAを入れてよく混ぜ、1、きゅうり、パプリカを加えて混ぜて器に盛る。

	エネルギー	塩分	糖質
1200～1500kcal	57kcal	0.6g	4.3g
1600～1800kcal	96kcal	0.8g	6.8g

キャベツの塩麹炒め

かんたん　8分

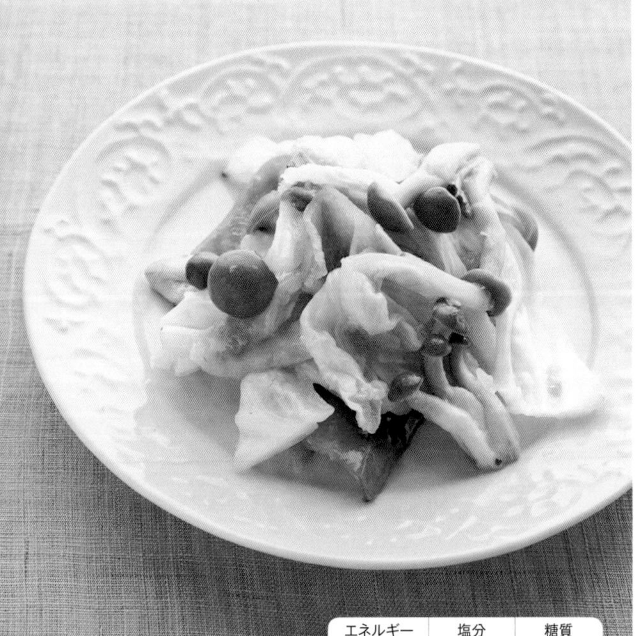

[材料（2人分）]

	1200～1500kcal	1600～1800kcal
キャベツ	2枚（100g）	大2枚（120g）
ピーマン	1個（40g）	1個（40g）
しめじ	80g	1パック（100g）
ごま油	小さじ1	大さじ½
酒	大さじ½	大さじ1
A 塩麹	大さじ1	大さじ1
おろししょうが	小さじ1弱	小さじ1弱
しょうゆ	小さじ⅓	小さじ½

[作り方]

準備

1 キャベツはざく切りにし、ピーマンはひと口大の乱切りに、しめじは小房にほぐす。

炒める

2 フライパンにごま油を入れて中火で熱し、ピーマンとしめじを炒める。キャベツをのせ、酒を入れてふたを閉め、強めの中火でときどきふたを開けて蒸らし炒める （→p120）。

3 野菜がしんなりしてきたら、Aを混ぜて加え全体を炒め合わせる。

	エネルギー	塩分	糖質
1200～1500kcal	59kcal	0.7g	6.1g
1600～1800kcal	77kcal	0.8g	6.8g

◎副菜

春菊とりんごの簡単白和え 作りおき 13分

[材料（2人分）]

	1200～1500kcal	1600～1800kcal
春菊	½束(100g)	½束(100g)
りんご	30g	¼個(60g)
木綿豆腐	70g	⅓丁(100g)
A 白すりごま	小さじ1	小さじ2
砂糖	小さじ1	小さじ2
みそ	小さじ1	小さじ1
塩	少々	小さじ⅙

[作り方]

準備 1 春菊は葉をつみ取ってさっとゆで、食べやすい大きさに切る。りんごは皮付きのまま薄いいちょう切りにする。

混ぜる 2 豆腐は重しなどをのせて水気をよく切って、こし器などで裏ごしし（※）、Aを加えて混ぜ、1と和える。

※ただつぶすだけでもよい。その場合は、小さめの泡立て器でつぶすとなめらかになる。

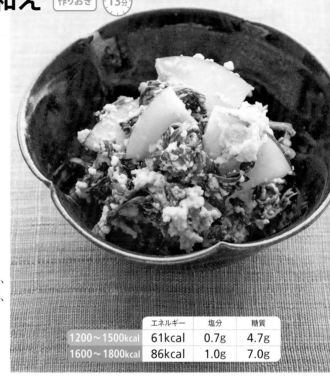

	エネルギー	塩分	糖質
1200～1500kcal	61kcal	0.7g	4.7g
1600～1800kcal	86kcal	1.0g	7.0g

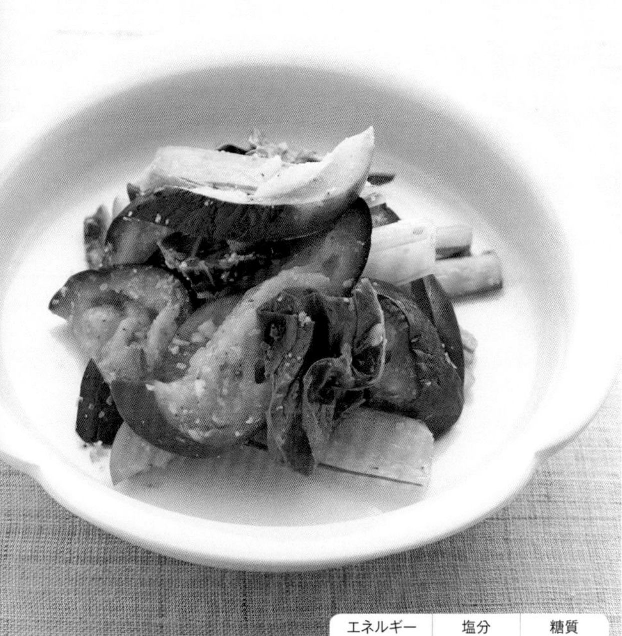

	エネルギー	塩分	糖質
1200～1500kcal	46kcal	0.9g	2.6g
1600～1800kcal	64kcal	1.0g	3.1g

なすと小松菜のナムル かんたん 作りおき  10分

[材料（2人分）]

	1200～1500kcal	1600～1800kcal
なす	1本(80g)	1本(80g)
小松菜	100g	4株(120g)
A 砂糖	小さじ⅓	小さじ½
しょうゆ	小さじ⅔	小さじ1
塩	小さじ⅕	小さじ⅕
白すりごま	大さじ1と⅓	大さじ1と⅓
ごま油	小さじ½	小さじ1
おろしにんにく	小さじ½	小さじ½

[作り方]

準備 1 なすはへたを切り落として皮に縦の切れ目を数か所入れ、ラップで包んで電子レンジ（600w）で2分加熱する。冷水にとって水気を軽くしぼって縦半分に切り、斜め薄切りにする。小松菜はさっとゆでて3cm長さに切る。

混ぜる 2 ボウルにAを入れてよく混ぜ、1を加えて手でもみ込むように味をなじませて器に盛る。

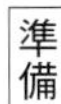

もやしとわかめ、ちくわのごま酢和え

かんたん　作りおき　8分

[材料（2人分）]

	1200～1500kcal	1600～1800kcal
もやし	100g	½袋（120g）
塩蔵わかめ	30g	40g
ちくわ	小1本（25g）	小1本（25g）
A 白すりごま	大さじ1と½	大さじ2
砂糖	小さじ⅔	小さじ1
しょうゆ	小さじ1	大さじ½
酢	大さじ½	小さじ2

[作り方]

準備 1 **もやし**はさっとゆでる。**わかめ**はよく水洗いしてさっと湯に通して水気をしぼり、食べやすい大きさに切る。**ちくわ**は縦半分に切ってから斜め薄切りにする。

混ぜる 2 ボウルにAを入れてよく混ぜ、さらに1を加えて和える。

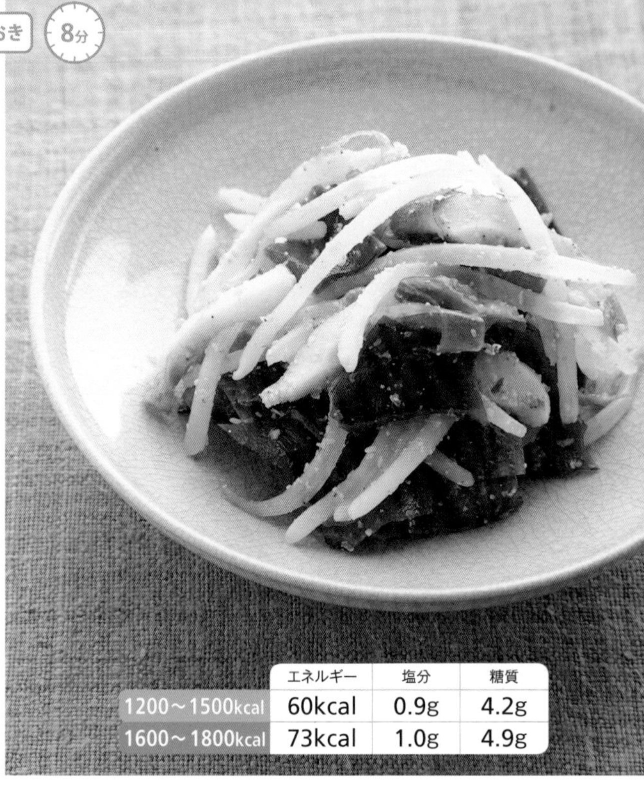

	エネルギー	塩分	糖質
1200～1500kcal	60kcal	0.9g	4.2g
1600～1800kcal	73kcal	1.0g	4.9g

たけのことわかめの卵とじ

かんたん　10分

[材料（2人分）]

	1200～1500kcal	1600～1800kcal
たけのこ（水煮）	90g	140g
塩蔵わかめ	30g	40g
卵	1個	1個
A だし汁	¾カップ	1カップ
しょうゆ	小さじ1	大さじ½
みりん	小さじ1	大さじ½

[作り方]

準備 1 **たけのこ**は縦半分に切って薄切りにする。**わかめ**はよく水洗いしてさっと湯に通し、食べやすい大きさに切る。

煮る 2 フライパンにAと**たけのこ**を入れて、弱めの中火で、ふたをして2～3分煮る。**わかめ**を加えて再び煮立ったら、溶き**卵**を回し入れ、強火でひと煮立ちさせる。ふたをして火を止め、そのまま半熟状になるまで蒸らす。

	エネルギー	塩分	糖質
1200～1500kcal	59kcal	0.8g	2.7g
1600～1800kcal	70kcal	1.2g	4.0g

根菜のうすくず煮

15分

［材料（2人分）］

	1200～1500kcal	1600～1800kcal
ブロッコリー	60g	60g
かぶ	1個（60g）	大1個（90g）
かぼちゃ	60g	80g
A だし汁	1カップ	1カップ
酒	小さじ1	大さじ1
しょうゆ	小さじ½	小さじ½
塩	小さじ⅕	小さじ⅕
片栗粉	小さじ2	小さじ2
水（片栗粉用）	小さじ4	小さじ4

［作り方］

準備 **1** ブロッコリーは小房に分ける。かぶは8等分に切る。かぼちゃは皮の部分をところどころ切り落とし、かぶと同様の大きさに切る。

煮る **2** 鍋にAを入れてひと煮立ちさせ、かぶとかぼちゃを入れて3～4分煮る。次にブロッコリーを加えて野菜がやわらかくなるまで煮る。

仕上げる **3** 水で溶いた片栗粉を加え、とろみをつけて器に盛る。

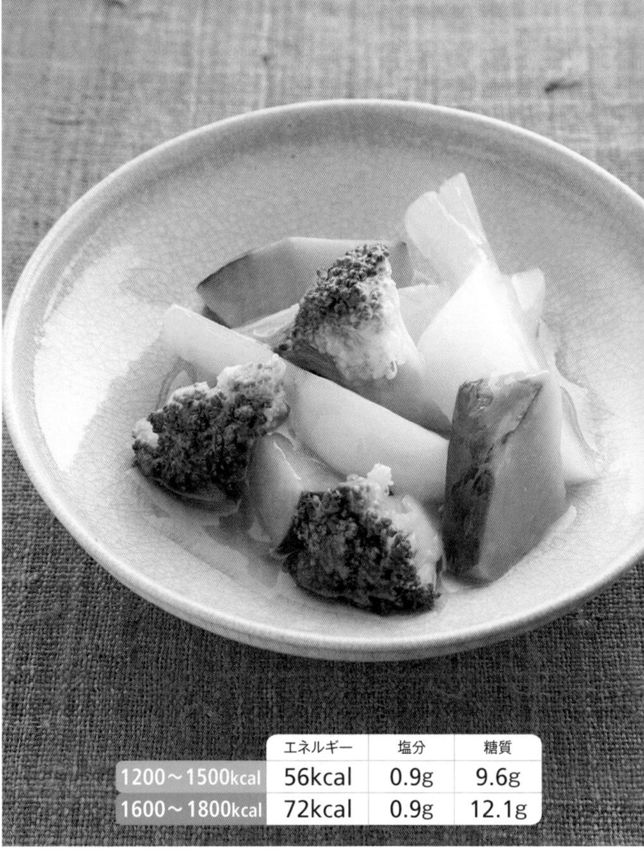

	エネルギー	塩分	糖質
1200～1500kcal	56kcal	0.9g	9.6g
1600～1800kcal	72kcal	0.9g	12.1g

ひじきのしょうがたっぷり煮

作りおき 13分

（ひじきを戻す時間は含まず）

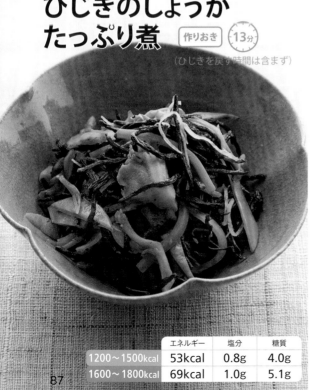

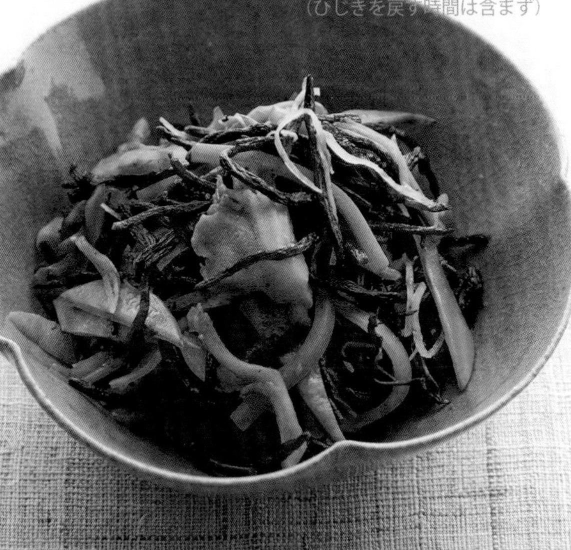

	エネルギー	塩分	糖質
1200～1500kcal	53kcal	0.8g	4.0g
1600～1800kcal	69kcal	1.0g	5.1g

［材料（2人分）］

	1200～1500kcal	1600～1800kcal
ひじき（乾燥）	10g	10g
にんじん	20g	¼本（30g）
絹さや	6枚（15g）	8枚（20g）
まいたけ	50g	大½パック（60g）
しょうが（せん切り）	1片（10g）	1片（10g）
ごま油	小さじ1	大さじ½
A だし汁	1カップ	1カップ
砂糖	小さじ½	小さじ½
しょうゆ	大さじ½	小さじ2
みりん	小さじ⅔	小さじ1

［作り方］

準備 **1** ひじきは水に20～30分漬けて戻す。にんじんは3cm長さの細切りに、絹さやは筋を取ってさっとゆで、斜め細切りにする。まいたけは小房にほぐす。

煮る・仕上げる **2** 鍋にごま油としょうがを入れて弱火にかけ、香りがたったらひじきとにんじんを炒める。まいたけを加えたら、Aを加えてひと混ぜし、落としぶたをして中火で7～8分煮る。最後に絹さやを加えてひと煮して、器に盛る。

すき昆布の具だくさん煮物

かんたん　作りおき　10分（すき昆布を戻す時間は含まず）

［材料（2人分）］

	1200～1500kcal	1600～1800kcal
すき昆布（刻み昆布）	20g	20g
油揚げ	¼枚（10g）	½枚（20g）
にんじん	¼本（40g）	¼本（50g）
さやいんげん	3～4本（20g）	4～5本（30g）
A だし汁	⅔カップ	¾カップ
みりん	小さじ1	大さじ½
しょうゆ	小さじ1	大さじ½

［作り方］

準備

1 水に**すき昆布**を約10分漬けて戻し、水気をきり、食べやすい長さに切り分ける。

2 **油揚げ**は熱湯にさっと通して油抜きをし、縦半分に切ってから横に細切りにする。**にんじん**は3～4㎝長さのせん切りに、**さやいんげん**は斜め細切りにする。

煮る

3 鍋にすべての材料を入れ、Aを入れて中火にかける。煮立ったら全体を混ぜ、落としぶたをして汁気がなくなるまで煮る。

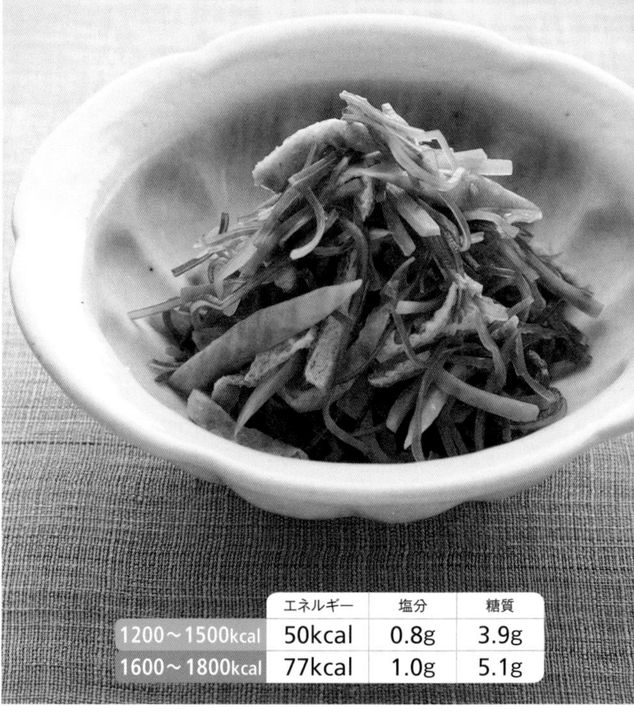

	エネルギー	塩分	糖質
1200～1500kcal	50kcal	0.8g	3.9g
1600～1800kcal	77kcal	1.0g	5.1g

カポナータ

作りおき　15分

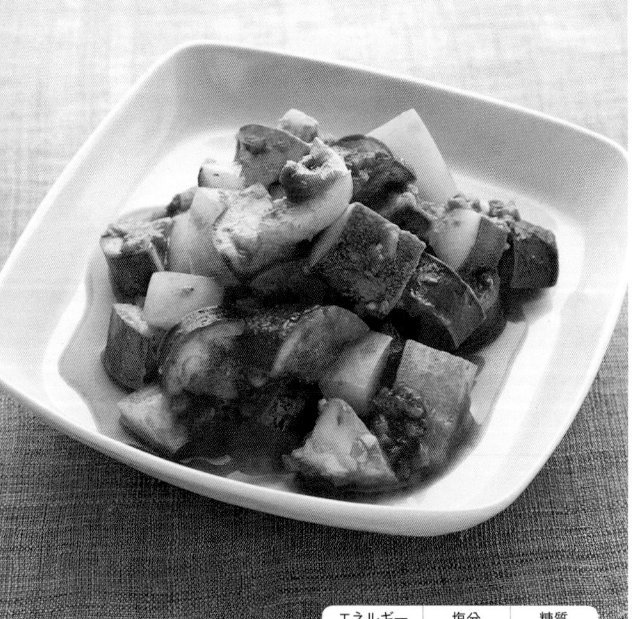

	エネルギー	塩分	糖質
1200～1500kcal	55kcal	0.7g	6.1g
1600～1800kcal	65kcal	1.1g	7.8g

［材料（2人分）］

	1200～1500kcal	1600～1800kcal
なす	1本（60g）	大1本（80g）
ズッキーニ	60g	½本（80g）
黄パプリカ	⅓個（50g）	⅓個（50g）
玉ねぎ（みじん切り）	⅛個分（20g）	⅙個分（30g）
にんにく（みじん切り）	½片分	½片分
オリーブ油	小さじ1	小さじ1
A トマトの水煮缶（ダイスカット）	80g	100g
砂糖	小さじ⅓	小さじ½
水	¼カップ	⅓カップ
B コンソメスープの素	小さじ⅓	小さじ1
オレガノ（ドライ）	小さじ⅓	小さじ½
塩・こしょう	各少々	各少々

［作り方］

準備

1 **なす**と**ズッキーニ**、**パプリカ**は1.5㎝角に切る。

煮る

2 フライパンに**オリーブ油**と**玉ねぎ**、**にんにく**を入れて火にかける。香りがたったら、Aを加えて炒め混ぜ、1、Bを加えふたをして、中火でときどきかき混ぜて約10分煮る。**塩、こしょう**で味を調える。

切り干し大根のカレー炒め

かんたん 10分（切り干し大根を戻す時間は含まず）

［材料（2人分）］

	1200〜1500kcal	1600〜1800kcal
切り干し大根	15g	30g
ズッキーニ	⅓本（50g）	⅓本（60g）
エリンギ	1本（60g）	1本（60g）
オリーブ油	小さじ1	小さじ1
A コンソメスープの素	小さじ⅓	小さじ½
水	大さじ3	¼カップ
カレー粉	小さじ½	小さじ1
トマトケチャップ	大さじ½	小さじ2
塩	少々	少々

［作り方］

準備 1 切り干し大根は、水に約10分漬けて戻し、水気をしぼって食べやすい長さに切る。ズッキーニは縦半分に切ってから8等分に切る。エリンギも同じ大きさに切る。

炒める 2 フライパンにオリーブ油を入れて中火で熱し、1をさっと炒め合わせる。合わせておいたAを回し入れ、水気がなくなるまで炒め煮にする。

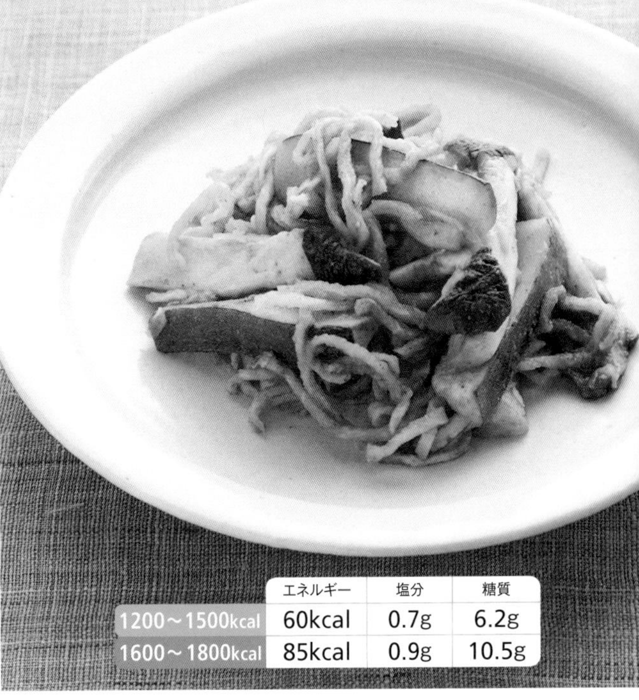

	エネルギー	塩分	糖質
1200〜1500kcal	60kcal	0.7g	6.2g
1600〜1800kcal	85kcal	0.9g	10.5g

ひじきとトマトのおろし玉ねぎ和え

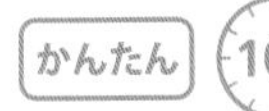

かんたん 10分（ひじきを戻す時間は含まず）

［材料（2人分）］

	1200〜1500kcal	1600〜1800kcal
さやいんげん	6本（80g）	8本（100g）
長ひじき（乾燥）	10g	10g
ホールコーン	大さじ1（10g）	大さじ2（20g）
トマト（粗く刻む）	¼個分（50g）	¼個分（50g）
A 玉ねぎ（すりおろし）	20g	¼個分（40g）
はちみつ	小さじ½	小さじ1
オリーブ油	小さじ1	小さじ1
粒マスタード	小さじ½	小さじ½
しょうゆ	小さじ1	大さじ½
塩・こしょう	各少々	各少々

［作り方］

準備 1 さやいんげんはゆでて、斜めに2〜3等分に切る。ひじきは10分ほど水で戻し、ゆでて水気をきり、食べやすい大きさに切る。

混ぜる 2 A、コーン、1とトマトを加えて混ぜ、器に盛る。

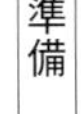

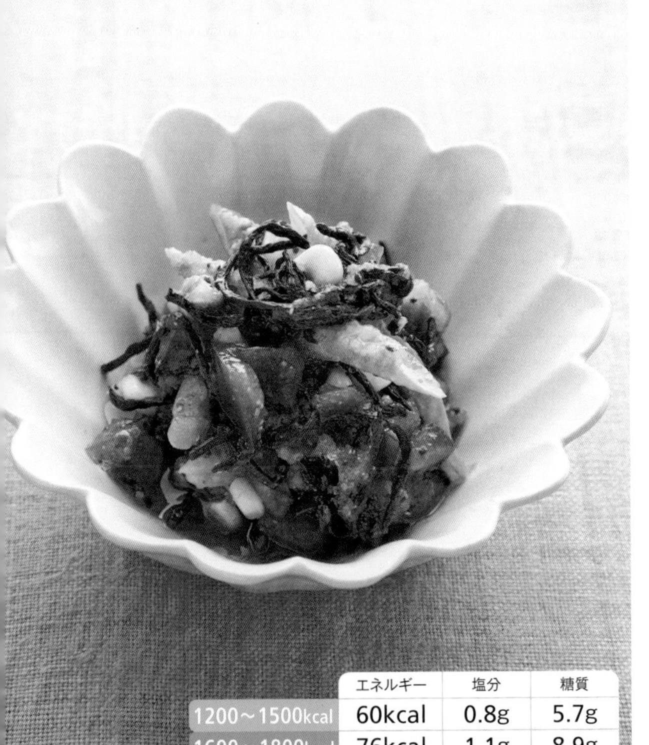

	エネルギー	塩分	糖質
1200〜1500kcal	60kcal	0.8g	5.7g
1600〜1800kcal	76kcal	1.1g	8.9g

ほうれん草とチーズののり巻き

かんたん 8分

[材料（2人分）]

	1200～1500kcal	1600～1800kcal
ほうれん草	½束（120g）	½束（120g）
カマンベールチーズ	20g	40g
焼きのり	全形1枚	全形1枚
しょうゆ	小さじ1	小さじ1

[作り方]

準備 1 ほうれん草はたっぷりの湯でゆで、流水にとって水気をしっかりとしぼり、しょうゆをまぶしてなじませておく。チーズは8等分に切り分ける。

仕上げる 2 のりを半分に切って、ほうれん草とチーズをのせ、手前からくるりと巻く。巻き終わりを下にし、なじんだら、食べやすい大きさに切り分ける。

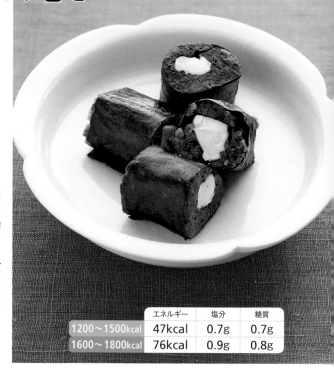

	エネルギー	塩分	糖質
1200～1500kcal	47kcal	0.7g	0.7g
1600～1800kcal	76kcal	0.9g	0.8g

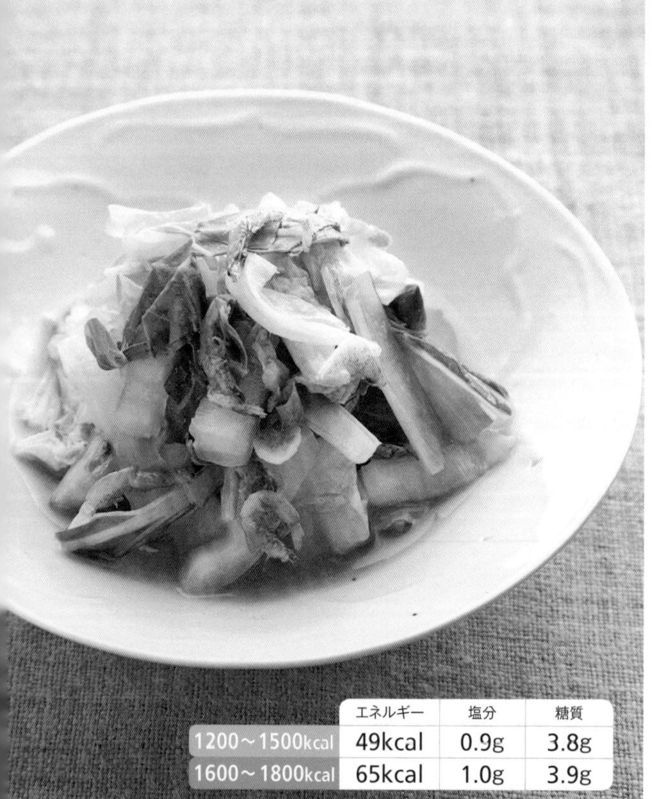

	エネルギー	塩分	糖質
1200～1500kcal	49kcal	0.9g	3.8g
1600～1800kcal	65kcal	1.0g	3.9g

白菜と桜えびの煮びたし

かんたん 10分

[材料（2人分）]

	1200～1500kcal	1600～1800kcal
白菜	1枚（100g）	1枚（100g）
小松菜	1～2株（100g）	2～3株（120g）
桜えび	8g	12g
ごま油	小さじ½	小さじ1
A だし汁	¾カップ	1カップ
みりん	大さじ½	大さじ½
しょうゆ	大さじ½	大さじ½

[作り方]

準備 1 白菜は縦半分に切ってから細切りに、小松菜は茎と葉に分けて3cm長さに切る。

炒める 2 鍋にごま油を入れて熱し、白菜と小松菜の茎を入れて炒め合わせる。さらに小松菜の葉を加えて炒め合わせる。

煮る 3 桜えびとAを加えて、野菜に火が通るまで中火で5～6分煮る。

◎副菜

コールスロー

かんたん 10分（冷蔵庫に入れておく時間は含まず）

［材料（2人分）］

	1200〜1500kcal	1600〜1800kcal
キャベツ	2枚（100g）	大2枚（120g）
玉ねぎ	⅛個（20g）	⅛個（20g）
にんじん	20g	20g
A 塩	小さじ⅕	小さじ⅕
砂糖	小さじ½	小さじ⅔
酢	大さじ½	大さじ½
ボンレスハム	1枚（20g）	1枚（20g）
B マヨネーズ	小さじ1	大さじ½
プレーンヨーグルト	小さじ2	小さじ2
粒マスタード	小さじ½	小さじ⅔
パセリ（みじん切り）	小さじ2	小さじ2

［作り方］

準備
1 キャベツと玉ねぎ、にんじんはせん切りにし、Aをよくもみ込んで10〜15分ほど冷蔵庫に入れておく。

仕上げる
2 1の汁気をよくしぼったら、細切りにしたハムとBを加え、全体をよく混ぜ合わせる。最後にパセリを加えて混ぜ、器に盛る。

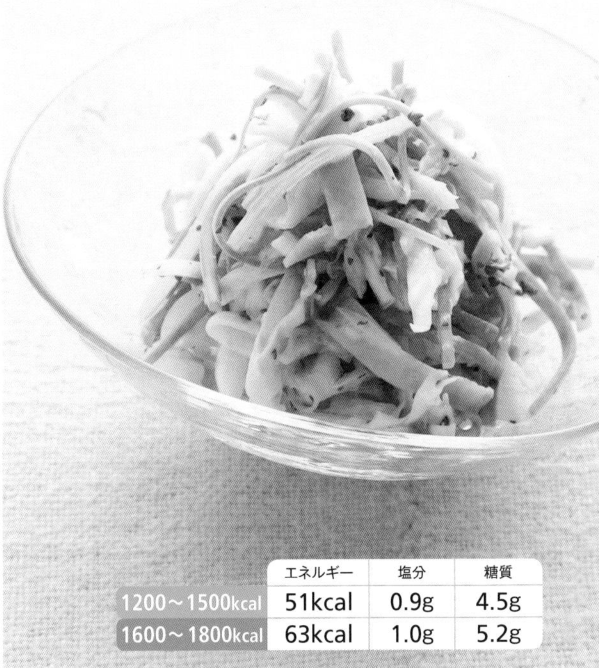

	エネルギー	塩分	糖質
1200〜1500kcal	51kcal	0.9g	4.5g
1600〜1800kcal	63kcal	1.0g	5.2g

チンゲン菜の中華風クリーム煮

かんたん 10分

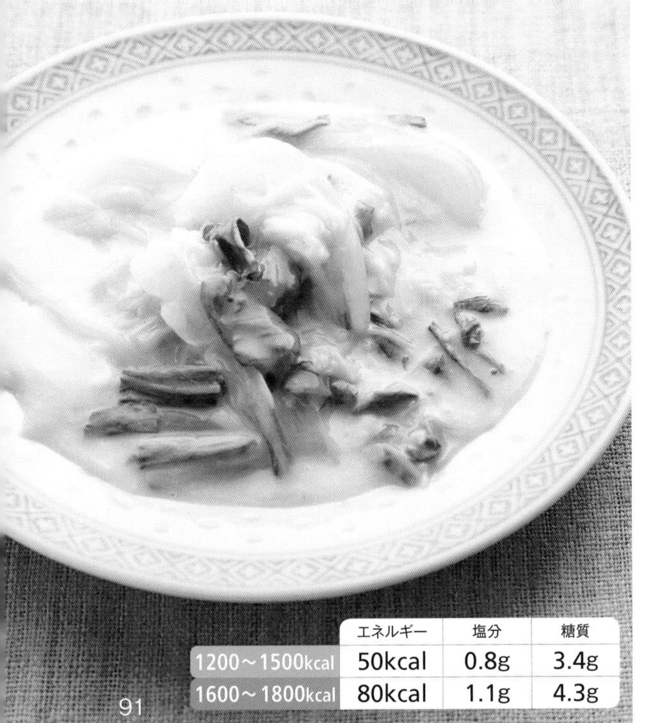

	エネルギー	塩分	糖質
1200〜1500kcal	50kcal	0.8g	3.4g
1600〜1800kcal	80kcal	1.1g	4.3g

［材料（2人分）］

	1200〜1500kcal	1600〜1800kcal
チンゲン菜	1株（100g）	1株（100g）
帆立貝柱水煮（缶詰）	½缶（70g）	1缶（135g）
A 鶏がらスープの素	小さじ⅓	小さじ⅓
水	大さじ3	¼カップ
低脂肪牛乳	¼カップ	¼カップ
こしょう	少々	少々
片栗粉	小さじ⅔	小さじ1
水（片栗粉用）	小さじ1	小さじ2

［作り方］

準備
1 チンゲン菜は葉と軸で半分に切り、軸は6〜8等分のくし形、葉はざく切りにする。

煮る
2 鍋に帆立貝柱を汁ごと入れ、A、チンゲン菜の軸を入れて中火にかける。

3 煮立ったら火を少し弱め、2〜3分煮る。チンゲン菜の葉と牛乳を加えてひと煮立ちしたら、こしょうで味を調え、水で溶いた片栗粉を加えてとろみをつける。

パプリカと玉ねぎのマリネ

かんたん　作りおき　8分

[材料（2人分）]

	1200〜1500kcal	1600〜1800kcal
赤・黄パプリカ	各½個（各60g）	各⅔個（各80g）
玉ねぎ	¼個（40g）	¼個（50g）
水	大さじ1	大さじ1
A 酢	小さじ2	大さじ1
トマトケチャップ	大さじ½	小さじ2
砂糖	小さじ½	小さじ1
塩	小さじ⅕	小さじ¼
オリーブ油	小さじ1	小さじ1

[作り方]

準備

1 **パプリカ**は縦半分に切ってから斜め薄切りに、**玉ねぎ**は薄切りにする。

2 耐熱皿に1を広げてのせ、水をふってラップをふんわりとかけて、電子レンジ（600w）で1分30秒〜2分加熱する。

混ぜる

3 ボウルにAを入れて混ぜ、熱いうちに2の水気を切って加えて混ぜる（あればタイムやクミンなどのハーブを入れるとよりおいしい）。

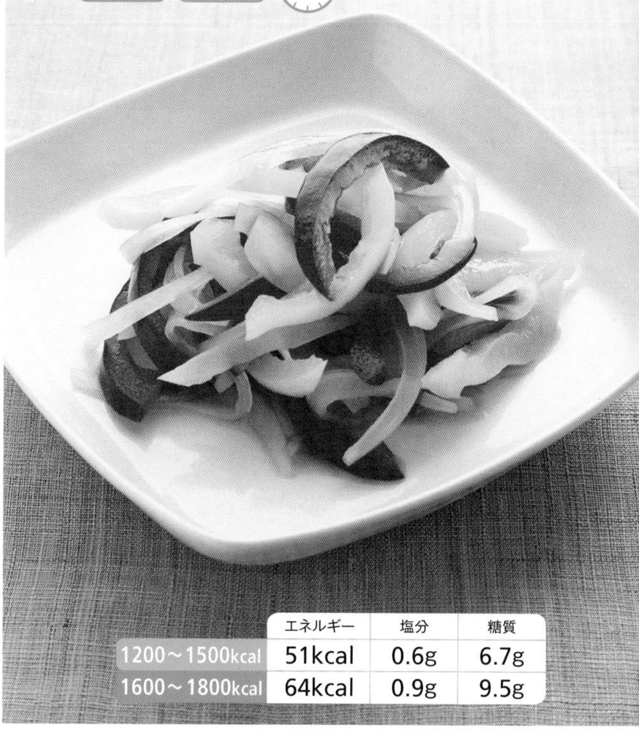

	エネルギー	塩分	糖質
1200〜1500kcal	51kcal	0.6g	6.7g
1600〜1800kcal	64kcal	0.9g	9.5g

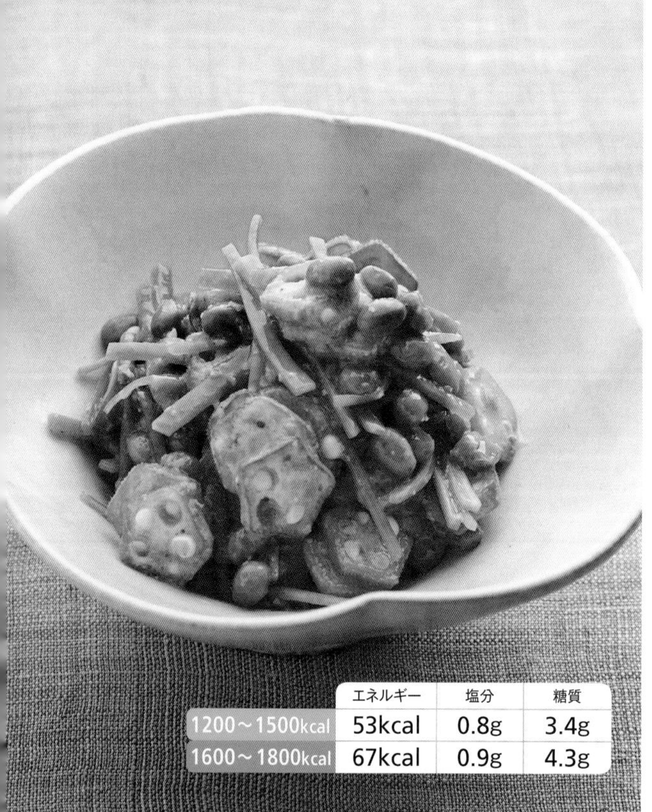

	エネルギー	塩分	糖質
1200〜1500kcal	53kcal	0.8g	3.4g
1600〜1800kcal	67kcal	0.9g	4.3g

にんじんと刻みオクラの納豆和え

かんたん　作りおき　5分

[材料（2人分）]

	1200〜1500kcal	1600〜1800kcal
にんじん	20g	30g
オクラ	4本（40g）	4本（40g）
納豆	小1パック（30g）	1パック（40g）
すり白ごま	大さじ½	小さじ2
めんつゆ（3倍濃縮）	大さじ1	大さじ1

[作り方]

準備

1 **にんじん**は2〜3㎝長さのせん切りにし、白ごまを混ぜる。**オクラ**はさっとゆでて小口切りにする。

混ぜる

2 納豆にめんつゆを混ぜ、1を加えて混ぜ合わせる。

◉副菜

トマトとブロッコリーのごま和え かんたん 5分

[材料(2人分)]

	1200〜1500kcal	1600〜1800kcal
ブロッコリー	⅓個(40g)	⅓個(50g)
トマト	1個(150g)	1個(150g)
A すり白ごま	大さじ1と⅓	大さじ2
砂糖	小さじ⅔	小さじ1
しょうゆ	大さじ½	小さじ2

[作り方]

準備 1 ブロッコリーは小房に分けてゆでる。ブロッコリーをゆでた湯に、トマトを30秒ほど入れて冷水にとり、湯むきし、ひと口大の乱切りにする。

仕上げる 2 ボウルにAを入れてよく混ぜ、1を加えて和える。

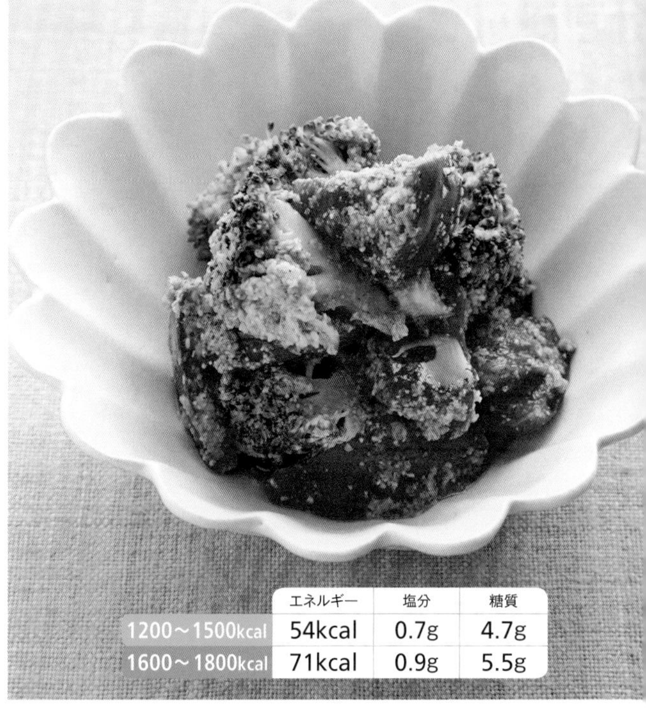

	エネルギー	塩分	糖質
1200〜1500kcal	54kcal	0.7g	4.7g
1600〜1800kcal	71kcal	0.9g	5.5g

ニラとあさりのぬた風 かんたん 

[材料(2人分)]

	1200〜1500kcal	1600〜1800kcal
ニラ	½束(50g)	⅔束(80g)
長ねぎ	⅓本(20g)	½本(30g)
あさり(むきみ)(ない場合は缶詰や冷凍のものでも可)	40g	40g
酒	大さじ1	大さじ1と½
水	大さじ2	大さじ2
A みそ	小さじ1	小さじ1
マヨネーズ	小さじ2	大さじ1
酢	小さじ1	小さじ1
豆板醤	小さじ⅓	小さじ½

[作り方]

準備 1 ニラは3〜4㎝長さに切る。ねぎは3〜4㎝長さに切り、さらに縦4等分に切る。

煮る・仕上げる 2 鍋に酒と水、ねぎを入れて中火でひと煮する。あさりを入れて弱めの中火で3〜4分煮て、ニラも加えて火を通す。

3 Aをよく混ぜ、2と和えて器に盛る。

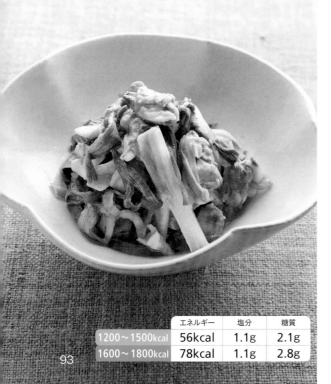

	エネルギー	塩分	糖質
1200〜1500kcal	56kcal	1.1g	2.1g
1600〜1800kcal	78kcal	1.1g	2.8g

青菜のにんにく炒め かんたん 5分

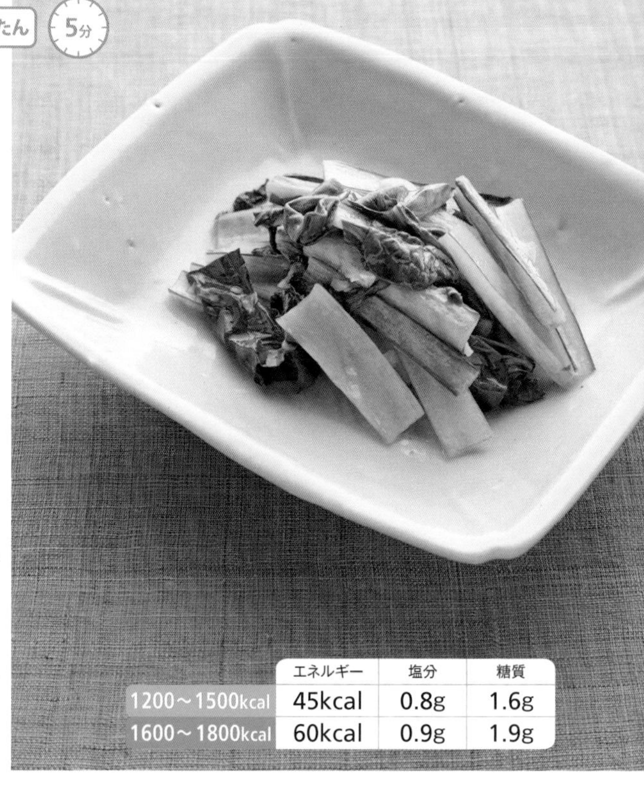

[材料(2人分)]

	1200～1500kcal	1600～1800kcal
小松菜	140g	1束(180g)
にんにく(あらみじん切り)	1片分	1片分
オリーブ油	大さじ½	小さじ2
酒	小さじ1	小さじ2
塩	小さじ¼	小さじ¼
こしょう	少々	少々
しょうゆ	2滴	小さじ⅓

[作り方]

準備
1 小松菜は3～4cm長さに切り、茎と葉に分けておく。

炒める
2 フライパンにオリーブ油とにんにくを入れ、強めの中火で熱し、小松菜を茎、葉の順に入れて酒をふり入れて炒める。

仕上げる
3 全体にしんなりとしたら塩、こしょうを加え、最後に香りづけにしょうゆをたらして炒め混ぜ、器に盛る。

	エネルギー	塩分	糖質
1200～1500kcal	45kcal	0.8g	1.6g
1600～1800kcal	60kcal	0.9g	1.9g

温野菜のグラッセ

13分

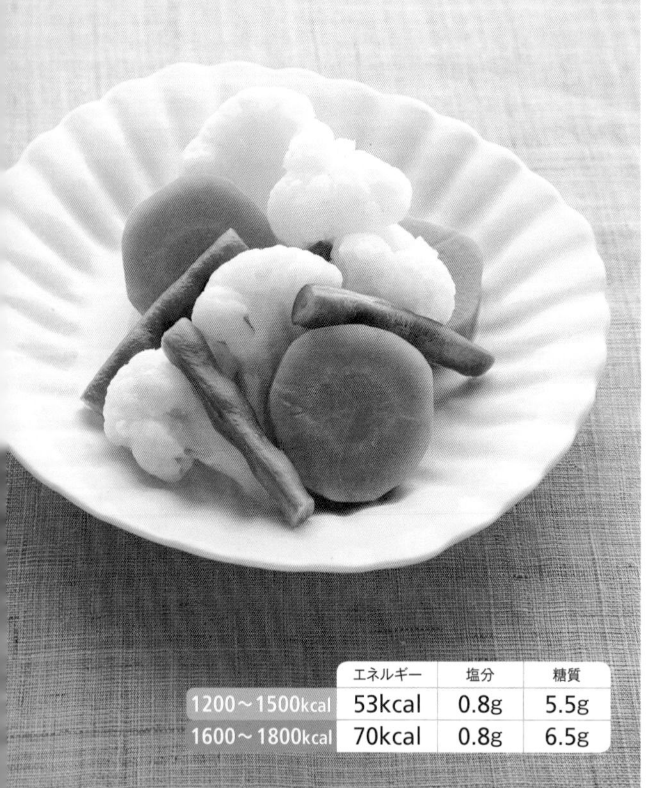

[材料(2人分)]

	1200～1500kcal	1600～1800kcal
カリフラワー	½個(100g)	大½個(120g)
にんじん	⅓本(60g)	⅓本(60g)
さやいんげん	4本(40g)	4本(40g)
コンソメスープの素	小さじ½	小さじ½
A バター	5g	8g
砂糖	小さじ1	大さじ½
塩・こしょう	各少々	各少々

[作り方]

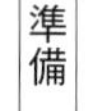

準備
1 カリフラワーは小房に分ける。にんじんは1cm厚さの輪切り、さやいんげんは3cm長さに切る。

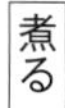

煮る
2 鍋にカリフラワーとにんじんを入れ、水(分量外)をひたひたになるように入れ、コンソメスープの素を入れて、中火で約5分煮る。

3 さやいんげん、Aを加えてクッキングシートで落としぶたをし、鍋をゆすりながら、汁気がほとんどなくなるまで煮る。

	エネルギー	塩分	糖質
1200～1500kcal	53kcal	0.8g	5.5g
1600～1800kcal	70kcal	0.8g	6.5g

ピーマンのねぎしょうが和え

かんたん 8分

[材料（2人分）]

	1200～1500kcal	1600～1800kcal
ピーマン	2個（70g）	2個（80g）
もやし	100g	1袋（120g）
A 長ねぎ（みじん切り）	¼本（15g）	⅓本（20g）
おろししょうが	½片分	½片分
酢	小さじ½	小さじ1
ごま油	小さじ½	小さじ1
砂糖	小さじ½	小さじ1
しょうゆ	小さじ2	小さじ2
塩	なし	少々

[作り方]

準備

1 ピーマンは縦半分に切ってから細切りにする。Aを混ぜておく。

仕上げる

2 鍋に湯を沸かし、ピーマンともやしをさっとゆでてざるにあげて水気をきる。器に盛り、Aをかける。

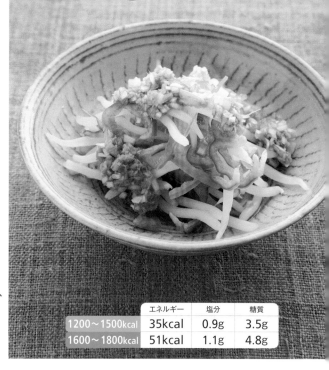

	エネルギー	塩分	糖質
1200～1500kcal	35kcal	0.9g	3.5g
1600～1800kcal	51kcal	1.1g	4.8g

ごぼうのチーズサラダ

かんたん

[材料（2人分）]

	1200～1500kcal	1600～1800kcal
ごぼう	80g	½本（100g）
レタス	1枚	1枚
かに風味かまぼこ	1本（20g）	2本（40g）
A カッテージチーズ（裏ごし）	大さじ1と½	大さじ2
マヨネーズ	小さじ½	小さじ1
練りわさび	小さじ⅓	小さじ½
しょうゆ	小さじ⅔	小さじ½

[作り方]

準備

1 ごぼうはささがきにし、水にさらしてアクを抜き、ざるにあげてさっとゆでる。

2 レタスはせん切りにし、かに風味かまぼこはほぐしておく。

仕上げる

3 ボウルにAを入れて混ぜ、1を加えてよく混ぜ合わせてなじんだら、2を加えてざっと混ぜ合わせる。

	エネルギー	塩分	糖質
1200～1500kcal	55kcal	0.7g	5.7g
1600～1800kcal	81kcal	1.0g	7.8g

オクラのトマト煮 かんたん 8分

[材料（2人分）]

	1200～1500kcal	1600～1800kcal
オクラ	8本(120g)	8本(120g)
トマト(すりおろし)	小1個(120g)	1個(150g)
玉ねぎ	20g	¼個(40g)
にんにく	½片	½片
オリーブ油	小さじ1	小さじ1
砂糖	小さじ1弱	小さじ1
塩	小さじ¼	小さじ⅓
こしょう	少々	少々

[作り方]

炒める
1 **玉ねぎ**と**にんにく**はみじん切りにする。鍋にオリーブ油、**玉ねぎ**と**にんにく**を入れ、しんなりするまで弱火でふたをして蒸らすようにして炒める。

煮る
2 **トマト**と、砂糖を加えて2～3分煮る。**オクラ**を加え、塩、こしょうをして煮汁がなくなるまで煮る。

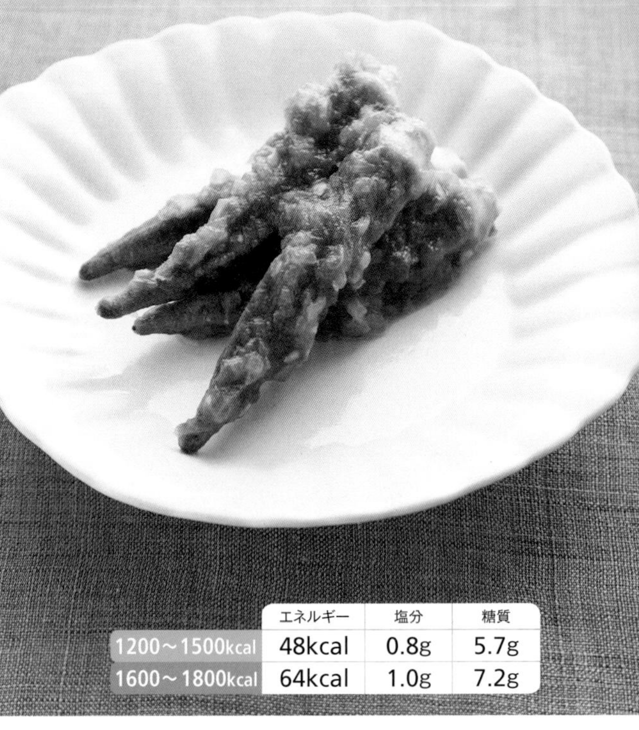

	エネルギー	塩分	糖質
1200～1500kcal	48kcal	0.8g	5.7g
1600～1800kcal	64kcal	1.0g	7.2g

大豆もやしとわかめの中華風サラダ かんたん 10分

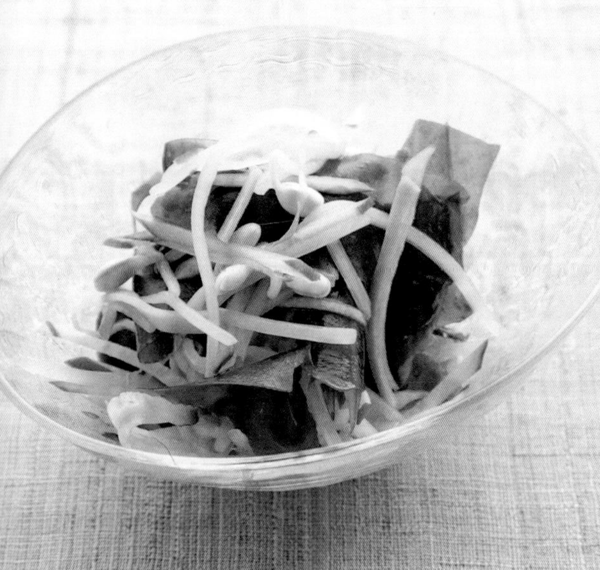

	エネルギー	塩分	糖質
1200～1500kcal	53kcal	1.0g	3.4g
1600～1800kcal	64kcal	1.2g	4.6g

[材料（2人分）]

	1200～1500kcal	1600～1800kcal
大豆もやし	100g	½袋(130g)
きゅうり	小1本(80g)	1本(100g)
ボンレスハム	1枚(15g)	1枚(15g)
塩蔵わかめ	20g	20g
A 砂糖	小さじ1	大さじ½
しょうゆ	大さじ½	小さじ2
酢	大さじ1	大さじ1と⅓
ラー油	小さじ½	小さじ½

[作り方]

準備
1 **大豆もやし**は、さっとゆでて水気をきる。**きゅうり**は斜め薄切りにしてから細切りにする。ハムも細切りにする。**わかめ**はよく水洗いして、さっと湯に通してひと口大に切る。

混ぜる
2 ボウルにAを混ぜ、1を加えて混ぜ合わせる。

◎副菜

セロリときゅうりのヨーグルトサラダ

かんたん 8分

［材料（2人分）］

	1200～1500kcal	1600～1800kcal
セロリ	1本(80g)	1本(80g)
きゅうり	小1本(80g)	1本(100g)
トマト	½個(80g)	⅔個(100g)
A プレーンヨーグルト	70g	80g
ガラムマサラ（ない場合は、カレー粉で代用も可能）	小さじ½	小さじ½
マヨネーズ	小さじ1	小さじ2
塩	小さじ¼	小さじ¼
こしょう	少々	少々

［作り方］

準備
1 セロリ、きゅうり、トマトは全て1cm角に切る。

混ぜる
2 ボウルにAを入れてよく混ぜ、1を加えて和える。

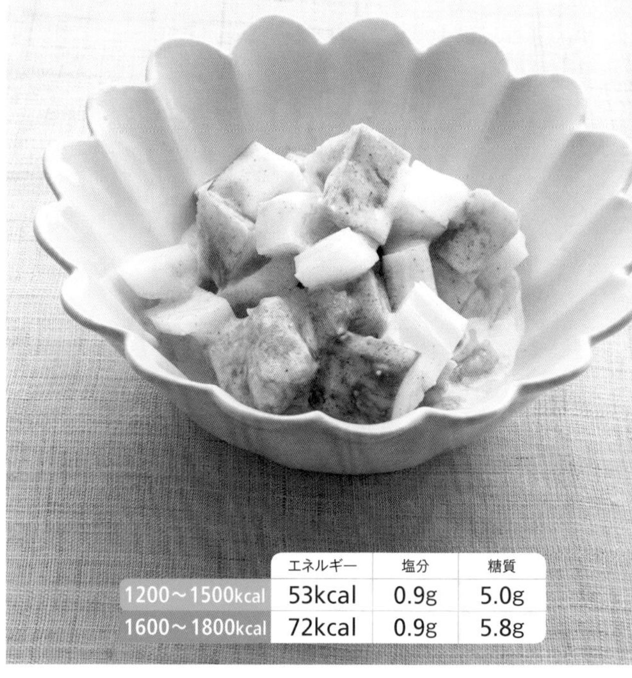

	エネルギー	塩分	糖質
1200～1500kcal	53kcal	0.9g	5.0g
1600～1800kcal	72kcal	0.9g	5.8g

長ねぎのハム巻き焼き

かんたん 10分

［材料（2人分）］

	1200～1500kcal	1600～1800kcal
長ねぎ	1と½本(90g)	2本(120g)
ボンレスハム	3枚(45g)	4枚(60g)
酒	大さじ½	小さじ2
サラダ油	小さじ½	小さじ1

［作り方］

準備
1 ねぎは8等分のぶつ切りにし、ハムは半分に切る。

2 ハムでねぎを巻き、巻き終わりを楊枝でとめる。

焼く
3 フライパンにサラダ油を入れて熱し、2を中火で転がしながら焼く。ハムに焼き色がついたら、酒をふり入れてふたをして、蒸し焼きにする。

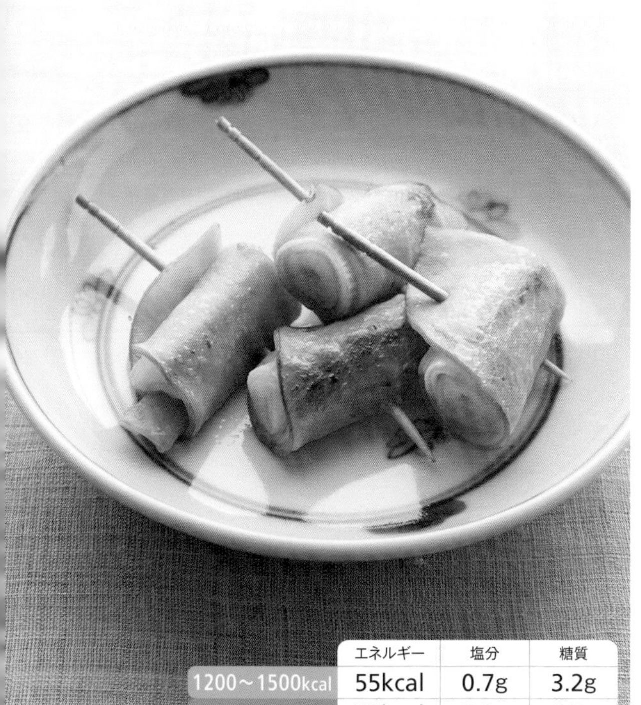

	エネルギー	塩分	糖質
1200～1500kcal	55kcal	0.7g	3.2g
1600～1800kcal	79kcal	0.9g	4.3g

column 2

調味料の使い方

調味料はカロリーを抑えること、塩分を控えることが大切です。

塩味に頼らない調理法として、だしをたっぷり使う、旬の野菜や魚介類の素材の味を楽しむ、酢や柑橘類の酸味、香辛料や香味野菜をプラスして風味を楽しむといった方法があります。煮物などは砂糖を多く使うと、塩味も濃くなりがちです。また無水鍋や圧力鍋を使うと、素材の味を引き出せるため、薄味の料理にしやすいでしょう。

調理用の油は、スプレーや油引きを活用し、少量を心がけましょう。オリーブ油、菜種油、ごま油など植物性の油は、動物性脂肪で増えてしまうＬＤＬコレステロールを減らす働きがあります。ただし、油も一度開封したら酸化が進み、活性酸素など健康によくない物質が発生するので、冷暗所に保管して早めに使い切りましょう。

<カロリーの高い調味料>

オリーブ油	小さじ1（4g）	36kcal
ラード	小さじ1（4g）	35kcal
サラダ油	小さじ1（4g）	35kcal
マーガリン	小さじ1（4g）	29kcal
バター	小さじ1（4g）	28kcal
マヨネーズ	小さじ1（4g）	27kcal
グラニュー糖	小さじ1（4g）	16kcal
みりん	小さじ1（6g）	14kcal
上白糖	小さじ1（3g）	12kcal
みそ	小さじ1（6g）	11kcal
小麦粉	小さじ1（3g）	10kcal
ウスターソース	小さじ1（6g）	7kcal
トマトケチャップ	小さじ1（5g）	5kcal
しょうゆ	小さじ1（6g）	5kcal

<塩分の多い調味料>

カレールウ	20g	2.1g
固形コンソメ	4g（1個）	1.7g
薄口しょうゆ	10g	1.6g
濃口しょうゆ	10g	1.5g
赤みそ	10g	1.3g
白みそ	10g	0.6g
中濃ソース	10g	0.6g
ケチャップ	10g	0.3g
マヨネーズ	10g	0.2g

ドレッシングや加工品のここに注意！

市販のドレッシングやだし入りみそなどの合わせ調味料は便利ですが、化学調味料や酸化防止剤などの添加物、味を和らげるための糖分などが含まれています。成分表示をよく見て、なるべく添加物の少ないものを選びましょう。

みそ汁、スープなど
味がいろいろ楽しめる!

汁物・スープレシピ

野菜、しじみ、きのこなど
糖質の低い食材を使い
低カロリー、低糖質に仕上げています。
主菜によく合う12品を紹介します。

白菜とハムのコンソメスープ

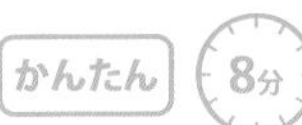

かんたん 8分

[材料（2人分）]

白菜	1枚（100g）
ボンレスハム	1枚（15g）
オリーブ油	小さじ1
コンソメスープの素	小さじ½
水	2カップ
塩・こしょう	各少々

[作り方]

準備　1 白菜は縦半分に切って、細切りにする。ハムも半分に切ってから細切りにする。

炒める　2 鍋にオリーブ油を入れて熱し、白菜の芯の部分とハムをさっと炒める。

煮る　3 コンソメスープの素と水を加えて強火にかけ、煮立ったら白菜の葉も加えて中火で3～4分煮る。塩、こしょうで味を調え器に盛る。

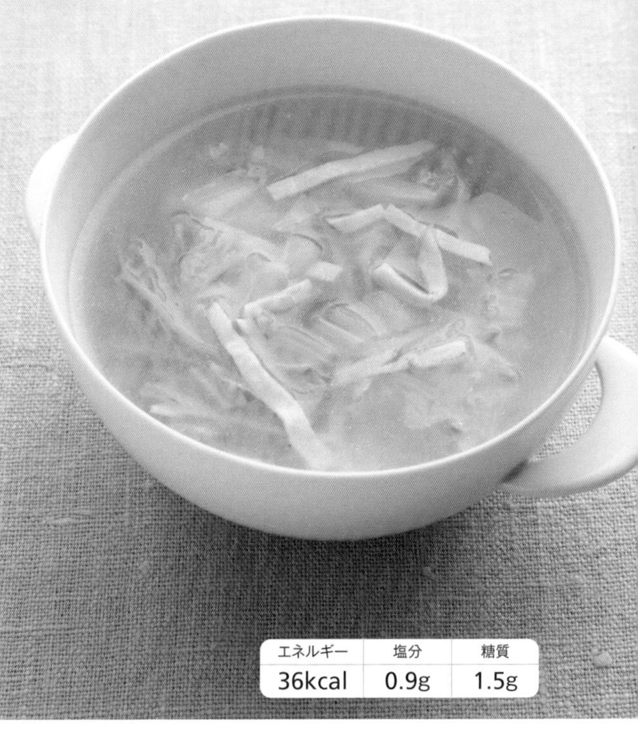

エネルギー	塩分	糖質
36kcal	0.9g	1.5g

かぶのポタージュ

かんたん 10分

[材料（2人分）]

かぶ	2個（160g）
水	¼カップ
低脂肪牛乳	⅓カップ（60g）
塩	小さじ¼
こしょう	少々
かぶの葉	適宜

[作り方]

準備　1 かぶは薄切りにして鍋に入れ、水を入れてふたをし、中火で煮崩れるくらいまで煮る。

仕上げる　2 火からおろして鍋の中でかぶをつぶし（ミキサーにかけてペーストにしてもよい）、牛乳を加えて再び火にかけて、塩、こしょうで味を調える。かぶの葉を刻んでちらしてさっと火を通し、器に盛る。

エネルギー	塩分	糖質
29kcal	0.8g	4.4g

しじみの中華スープ

かんたん 8分

[材料（2人分）]

しじみ（砂抜きしたもの）	150g
長ねぎ	½本
しょうが	½片
鶏がらスープの素	小さじ½
水	2カップ
塩	少々
ラー油	適宜

[作り方]

準備
1 ねぎは縦半分に切ってから斜め薄切りに、しょうがはせん切りにする。

煮る
2 鍋に鶏がらスープの素と水、1を入れて煮立ったら、弱火にしてしじみを加え、口が開いたら塩で味を調える。

3 器に盛り、ラー油をかける。

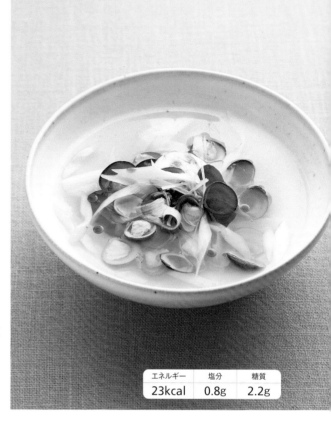

エネルギー	塩分	糖質
23kcal	0.8g	2.2g

スンドゥブみそ汁

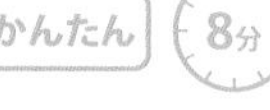

かんたん 8分

[材料（2人分）]

絹ごし豆腐	¼丁（70g）
キムチ	40g
ニラ	4本（15g）
みそ	小さじ1
ごま油	小さじ½
鶏がらスープの素	小さじ⅓
水	2カップ

[作り方]

炒める
1 鍋にごま油を入れて熱し、あらく刻んだキムチを入れて炒める。

煮る
2 鶏がらスープの素と水を加えて煮立ったら、みそを溶き入れ、あらくちぎった豆腐を加えて2～3分煮る。

3 2～3㎝長さに切ったニラを加えてひと煮し、火を止める。

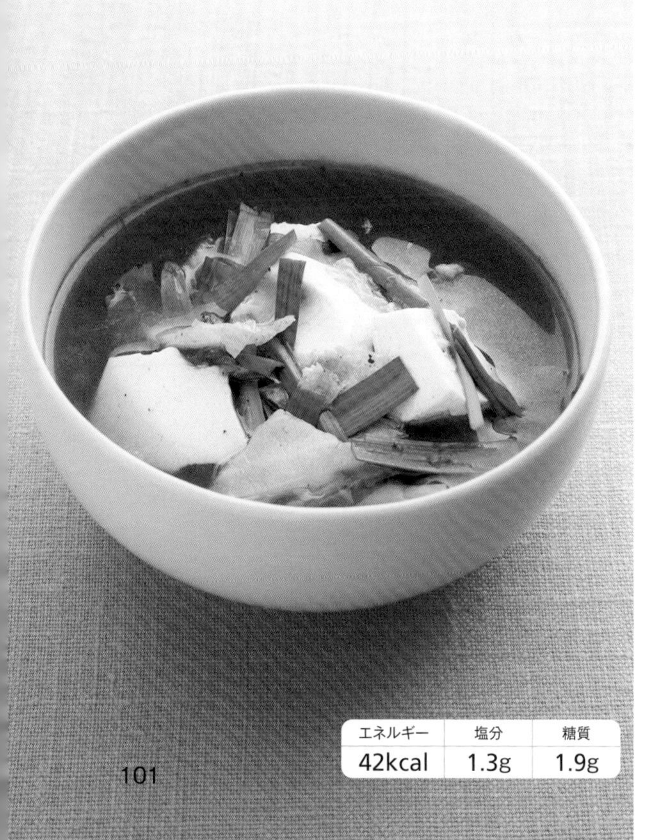

エネルギー	塩分	糖質
42kcal	1.3g	1.9g

きのこのクリームスープ

かんたん 8分

[材料（2人分）]

しいたけ	2枚
しめじ	⅓パック（30g）
えのきだけ	40g
玉ねぎ（みじん切り）	⅛個分
バター	5g
A コンソメスープの素	½個
水	1と¼カップ
低脂肪牛乳	½カップ
塩･こしょう	各少々
パセリ（みじん切り）	適宜

[作り方]

準備 **1** **しいたけ**は薄切りに、**しめじ**は石づきをとって小房に分け、**えのきだけ**は石づきをとって長さを半分にしてほぐす。

炒める **2** 鍋に**バター**と**玉ねぎ**を入れて炒め、**1**を加えて炒める。**A**を加えて強火にかける。

仕上げる **3** 煮立ったら牛乳を入れ弱めの中火にして4～5分煮て、塩、こしょうで味を調える。器に盛り、パセリを散らす。

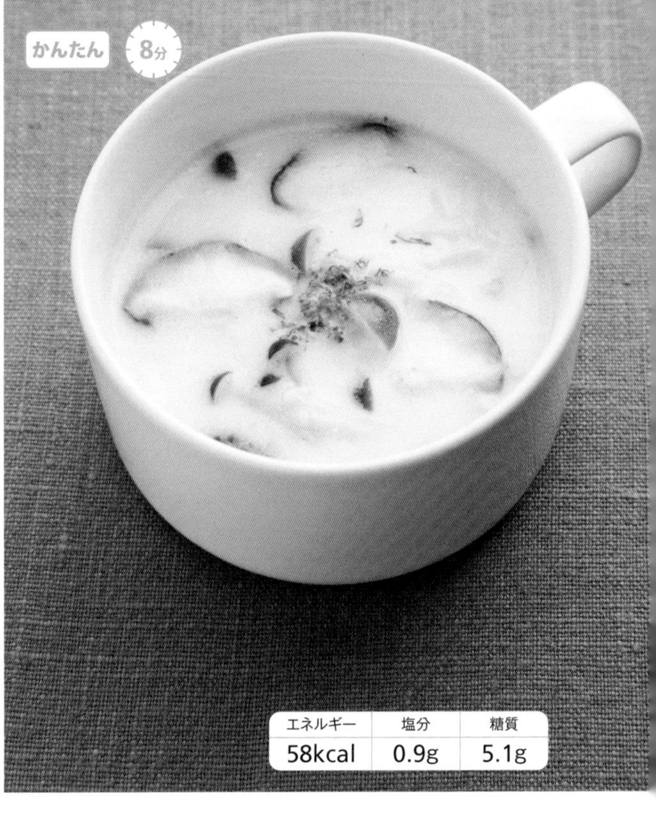

エネルギー	塩分	糖質
58kcal	0.9g	5.1g

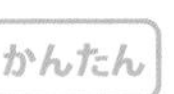

ガスパチョ

かんたん 5分

[材料（2人分）]

トマト	1個（150g）
セロリ	20g
きゅうり	⅓本（30g）
A おろしにんにく	小さじ½
パン粉	大さじ1
水	½カップ
レモン汁	小さじ1
タバスコ	適宜
塩	小さじ¼
オリーブ油	小さじ¼
セルフィーユ	適宜

[作り方]

準備 **1** **トマト**は湯むきをしてから、すりおろす。**セロリ**と**きゅうり**もすりおろしてボウルに入れる。**A**を加えて混ぜ、食べる直前まで冷やしておく。

仕上げる **2** 器に盛り、オリーブ油をたらし、**セルフィーユ**を飾る。

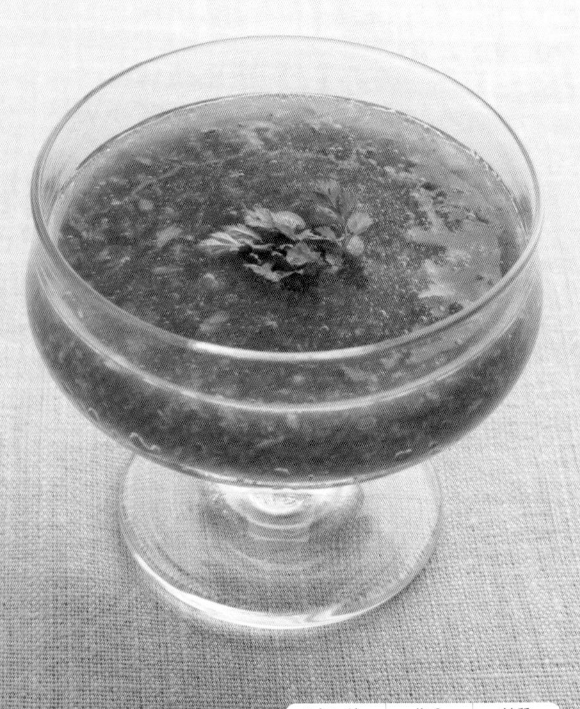

エネルギー	塩分	糖質
30kcal	0.8g	4.6g

レタスのかきたまスープ

かんたん 5分

［材料（2人分）］

レタス	2枚(30g)
卵	1個
A 鶏がらスープの素	小さじ⅓
水	2カップ
塩	少々
しょうゆ	小さじ⅓
あらびきこしょう	適宜

［作り方］

準備
1 レタスはひと口大にちぎる。卵は溶きほぐす。

煮る
2 鍋にAを入れて強めの中火にかける。煮立ったら卵を回し入れ、レタスを加えてひと煮する。

3 器に盛り、あらびきこしょうをかける。

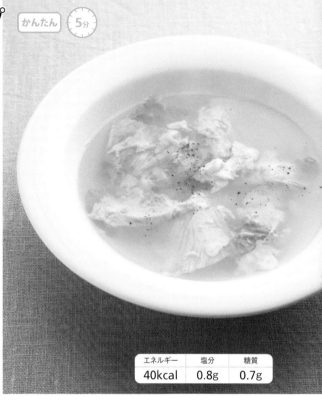

エネルギー	塩分	糖質
40kcal	0.8g	0.7g

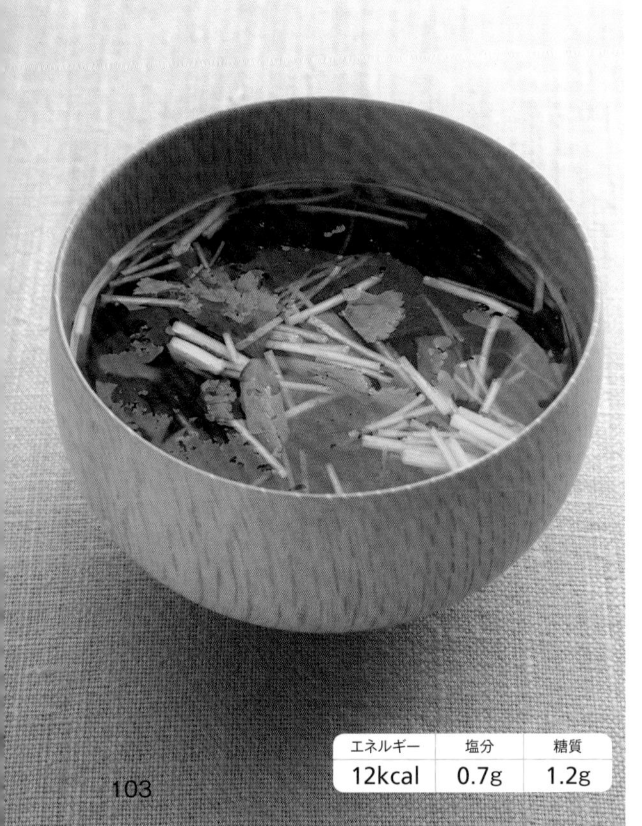

エネルギー	塩分	糖質
12kcal	0.7g	1.2g

みつばとしょうがののりすまし汁

かんたん 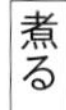 5分

［材料（2人分）］

みつば	1束
のり	全形1枚(3g)
しょうが	薄切り2～3枚分
A だし汁	1と½カップ
みりん	小さじ⅓
塩	少々
しょうゆ	小さじ½

［作り方］

準備
1 みつばは2～3cm長さに切る。しょうがはせん切りにする。

煮る
2 鍋にAとしょうがを入れて火にかけ、煮立ったら中火にしてみつばと、小さくちぎったのりを加えて火を止め、器に盛る。

きゅうり、もずく酢の冷たいスープ

かんたん 

[材料（2人分）]

きゅうり	小1本(80g)
みょうが	1個(15g)
A 長ねぎ(みじん切り)	大さじ1
もずく酢(市販品)	小1パック(100g)
しょうゆ	小さじ1
ごま油	小さじ⅓
白すりごま	大さじ1
水	1カップ

[作り方]

準備

1 **きゅうり**は薄い輪切りにし、**みょうが**は縦半分に切ってから小口切りにする。

仕上げる

2 ボウルに1とAを入れて食べる直前まで冷蔵庫で冷やす。

3 2のボウルに水とすりごまを入れて混ぜ、器に注ぎ入れる。

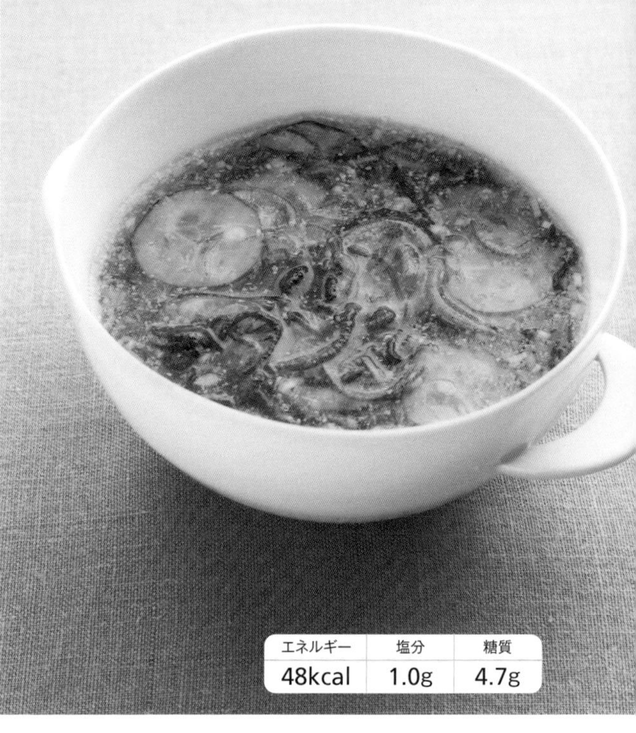

エネルギー	塩分	糖質
48kcal	1.0g	4.7g

長いもと小松菜のみそ汁

かんたん 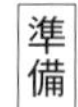

[材料（2人分）]

長いも	50g
小松菜	1株(30g)
だし汁	1と⅔カップ
みそ	小さじ2

[作り方]

準備

1 **長いも**は細切りにし、**小松菜**は2～3㎝長さに切り、茎と葉に分ける。

煮る・仕上げる

2 鍋にだし汁を入れて火にかけ、煮立ったら**長いも**と**小松菜**の茎を入れて1～2分煮る。

3 葉を加えて火が通ったら、みそを溶き入れて火を止める。

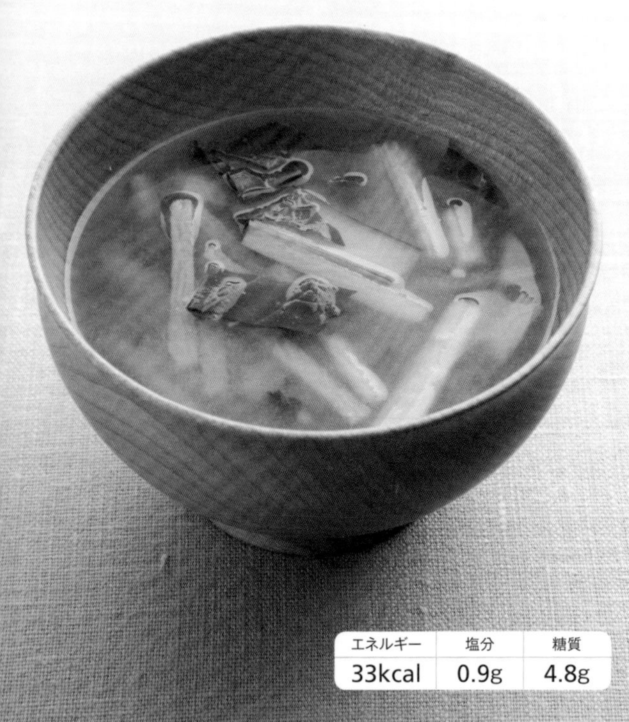

エネルギー	塩分	糖質
33kcal	0.9g	4.8g

大豆もやしとわかめの中華風スープ

かんたん　8分

[材料(2人分)]

大豆もやし	⅓袋(80g)
塩蔵わかめ	20g
ごま油	小さじ1
鶏がらスープの素	小さじ½
水	2カップ
しょうゆ	小さじ⅓
塩･こしょう	各少々
白炒りごま	小さじ1

[作り方]

準備　1 **わかめ**はよく水洗いして、食べやすい大きさに切る。

炒める　2 鍋にごま油を入れて中火で熱し、**もやし**を炒め、全体がなじんだら鶏がらスープの素と水を加えて強火にする。

仕上げる　3 煮立ったら火を弱め、**わかめ**を加えて1～2分煮る。しょうゆ、塩、こしょうで調味し、白ごまをふる。

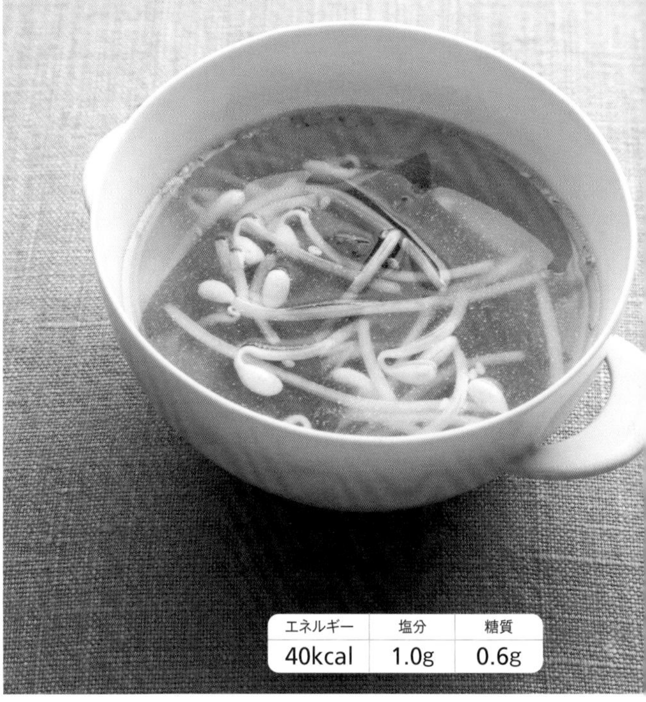

エネルギー	塩分	糖質
40kcal	1.0g	0.6g

きのこのかす汁

かんたん  10分

[材料(2人分)]

しいたけ	2枚
しめじ	40g
絹さや	6枚(30g)
だし汁	2カップ
酒かす	15g
みそ	小さじ2

[作り方]

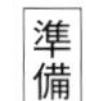

準備　1 **しいたけ**は薄切りにし、**しめじ**は石づきをとり小房にほぐす。**絹さや**は斜め半分に切る。

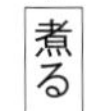

煮る　2 鍋にだし汁を入れて煮立て、だし汁を少量取って、そこに酒かすを溶かして加え混ぜ、1を入れてひと煮立ちさせる。

3 みそを溶き入れて温め、火を止める。

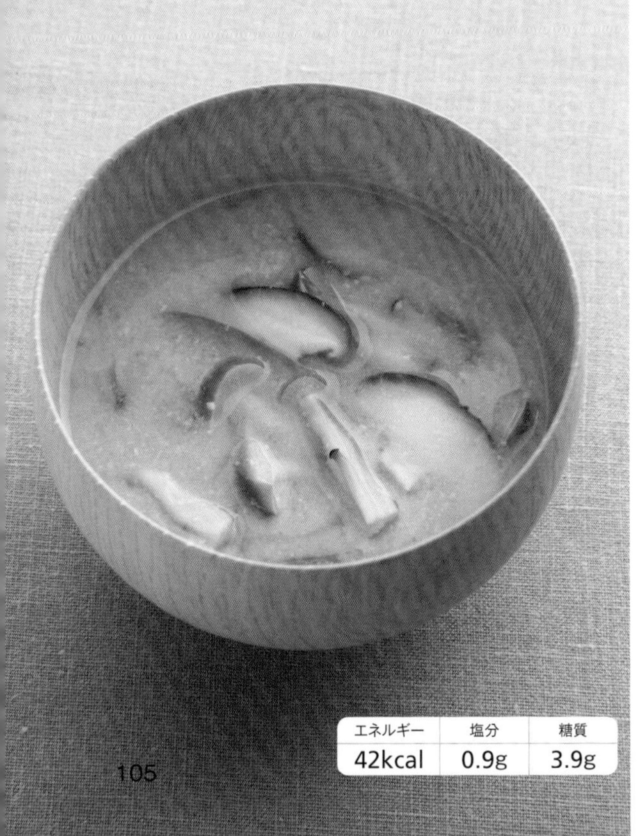

エネルギー	塩分	糖質
42kcal	0.9g	3.9g

column
3

主食のカロリーは?

主食となる、ごはん、パンのカロリーを知っていますか？　これらは血糖値に最も影響します。適正摂取エネルギー量におさめるための目安になるように、それぞれの主食のカロリーを覚えておきましょう。白米1杯150gで234kcal、食パン6枚切り1枚60gで149kcalです。、炭水化物の多いいもやかぼちゃなどの野菜や、とうもろこし、オートミールなどの穀物、大豆以外の豆類をとるときは、主食を減らし、両方で1食分のカロリーにおさまるようにする必要があります。

炭水化物は食後血糖値を上げるので、とらないという人もいますが、食物繊維を含んでいるので、栄養バランスのためにも正しい量を食べるようにしましょう。また、パンよりごはんのほうが食物繊維が豊富です。さらに白米より、雑穀米、玄米にすると、より食物繊維を多くとることができます。

厳密に栄養管理を行う場合は、担当医やその病院の管理栄養士に相談しましょう。

<他の主食のカロリー>

もち・焼き(50g)	112kcal
玄米ごはん(150g)	228kcal
フランスパン(60g)	173kcal
クロワッサン(40g)	175kcal
ゆでうどん(200g)	190kcal
蒸し中華麺(150g)	243kcal
スパゲッティ(乾80g)	278kcal

茶碗1杯
➡234kcal(150g)

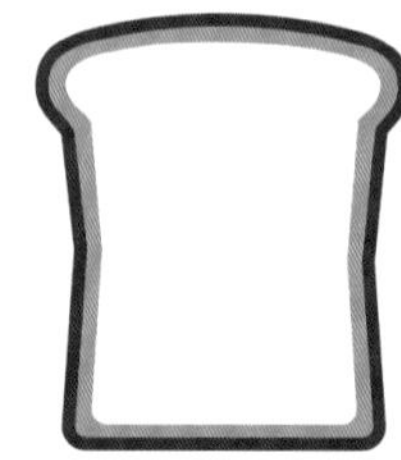

6枚切り1枚
➡149kcal(60g)

さくっと食べたい
忙しいときに作りたい！

麺・丼・ワンプレートレシピ

ごはん、麺などとおかずを
いっしょに食べられるワンプレート。
炭水化物をとるので
糖質は多めになりますが、
食材、作り方を工夫した
低カロリーな16品を紹介します。

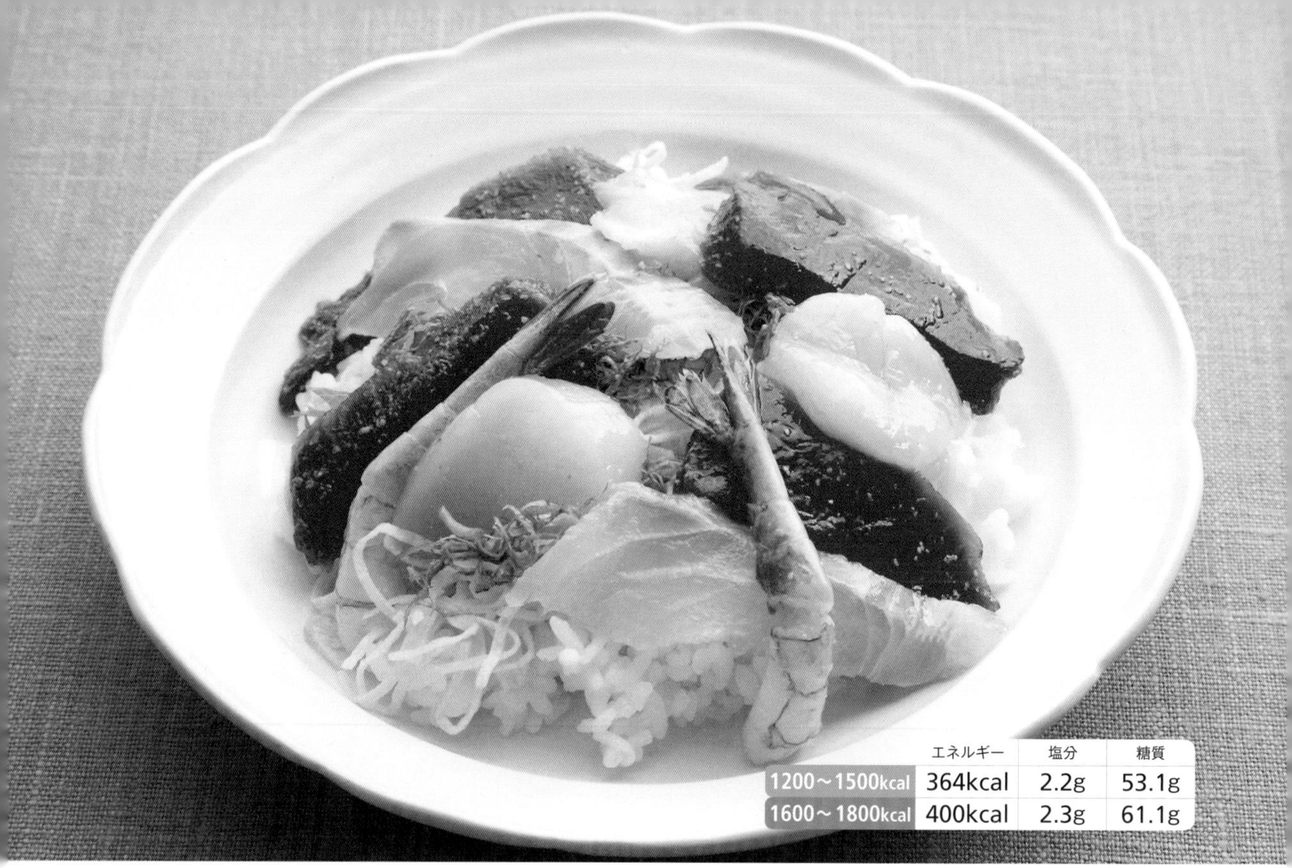

	エネルギー	塩分	糖質
1200～1500kcal	364kcal	2.2g	53.1g
1600～1800kcal	400kcal	2.3g	61.1g

赤身、貝類がメインのごちそうメニュー

海鮮ちらしずし

かんたん 10分

［材料（2人分）］

	1200～1500kcal	1600～1800kcal
まぐろ赤身（刺身用）	100g	100g
帆立貝柱	2個（60g）	2個（60g）
甘えび	6本（30g）	6本（30g）
A しょうゆ	大さじ1	大さじ1
みりん・酒	各小さじ1	各小さじ1
すり白ごま	小さじ1	小さじ1
卵	1個	1個
砂糖	小さじ½	小さじ½
ごはん	260g	300g
すし酢	15g	20g
しその葉	4枚	4枚

［作り方］

準備

1 **まぐろ**はひと口大の薄切りにし、**帆立**は貝柱を2～3等分に切る。Aを混ぜて**まぐろ**と**帆立**を漬け込み、よく混ぜて味をなじませる。

2 錦糸卵を作る。**卵**に砂糖を混ぜて溶きほぐし、フッ素樹脂加工のフライパンで薄く焼く。あら熱が取れたら細切りにする。

仕上げる

3 温かい**ごはん**にすし酢を混ぜてすし飯を作って器に盛り、せん切りにした**しその葉**を散らして、**甘えび**と1、2をのせる。

［おすすめ献立例］

＋春菊とりんごの簡単白和え

→p.85

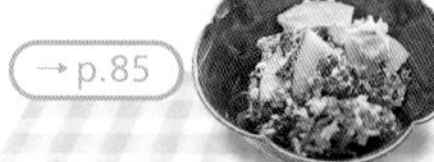

＋みつばとしょうがののりすまし汁

→p.103

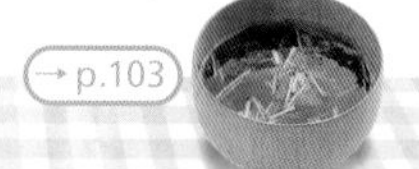

低カロリーのコツ！

まぐろは赤身、そのほか貝類などを選ぶと低脂肪、低カロリーに。いくらやまぐろのトロなどは脂が多いので避けましょう。

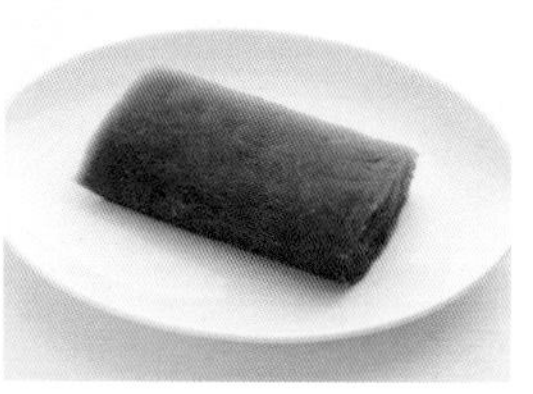

食べ応えのある根菜を多く使います

ひじきと根菜の和風チャーハン

（ひじきを戻す時間は含まず）

[材料（2人分）]

	1200～1500kcal	1600～1800kcal
ごはん	260g	300g
ひじき(乾燥)	10g	10g
ごぼう	60g	½本(80g)
にんじん	40g	¼本(50g)
れんこん	60g	80g
厚揚げ	80g	⅔枚(100g)
ちりめんじゃこ	15g	20g
A 塩	小さじ⅓	小さじ¼
しょうゆ	小さじ1	大さじ½
酒	小さじ2	大さじ1
こしょう	少々	少々
ごま油	大さじ½	大さじ½
万能ねぎ	4本(20g)	4本(20g)

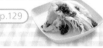

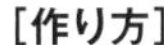

[作り方]

準備

1 ひじきはたっぷりの水に20～30分つけて戻し、水気をきる。**ごぼう**と**にんじん**は2cm長さのせん切りに、**れんこん**は薄いいちょう切りに、**ねぎ**は2cm長さに切る。**厚揚げ**は、湯をまわしかけて油抜きし、縦半分に切ってから細切りにする。

炒める

2 フライパンにごま油を入れて熱し、**ひじき**、**ちりめんじゃこ**、1の根菜類を入れて炒め、全体に油がまわったら**厚揚げ**、**ねぎ**を加えて炒め、さらに**ごはん**を加えて炒め合わせる。

仕上げる

3 全体にパラリとしてきたら、Aを加えて味を調え混ぜ合わせて器に盛る。

[おすすめ献立例]

＋蒸しレタスの塩昆布しょうがだれ和え →p.129

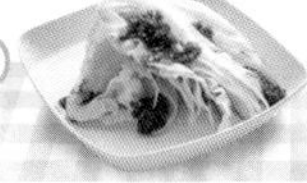

＋かぶのポタージュ →p.100

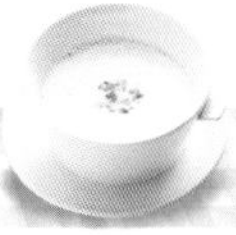

低カロリー のコツ!

ひじきや根菜でかさ増ししたチャーハンです。卵は油を吸いやすいので使わずに仕上げます。ごはんは雑穀米や胚芽米などを選ぶと、食物繊維の量がアップします。

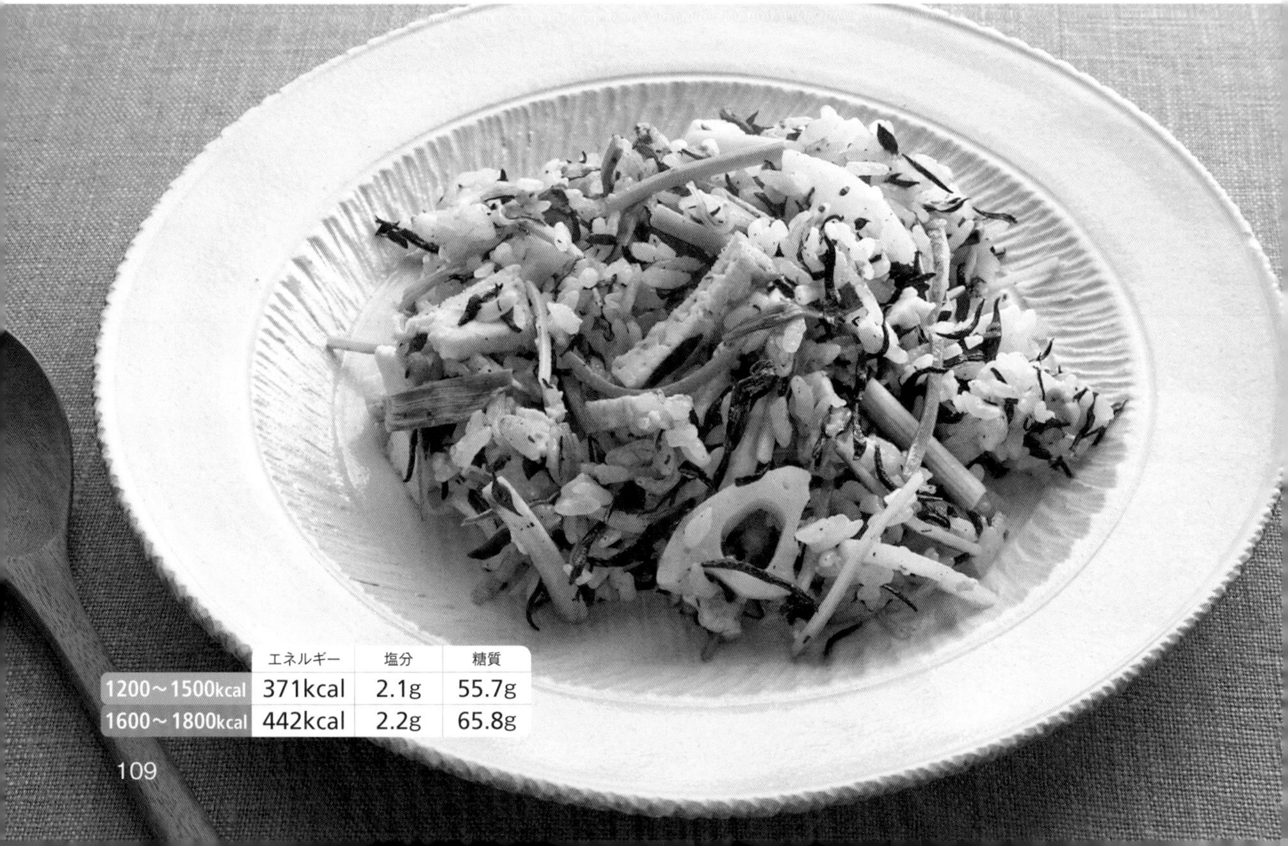

	エネルギー	塩分	糖質
1200～1500kcal	371kcal	2.1g	55.7g
1600～1800kcal	442kcal	2.2g	65.8g

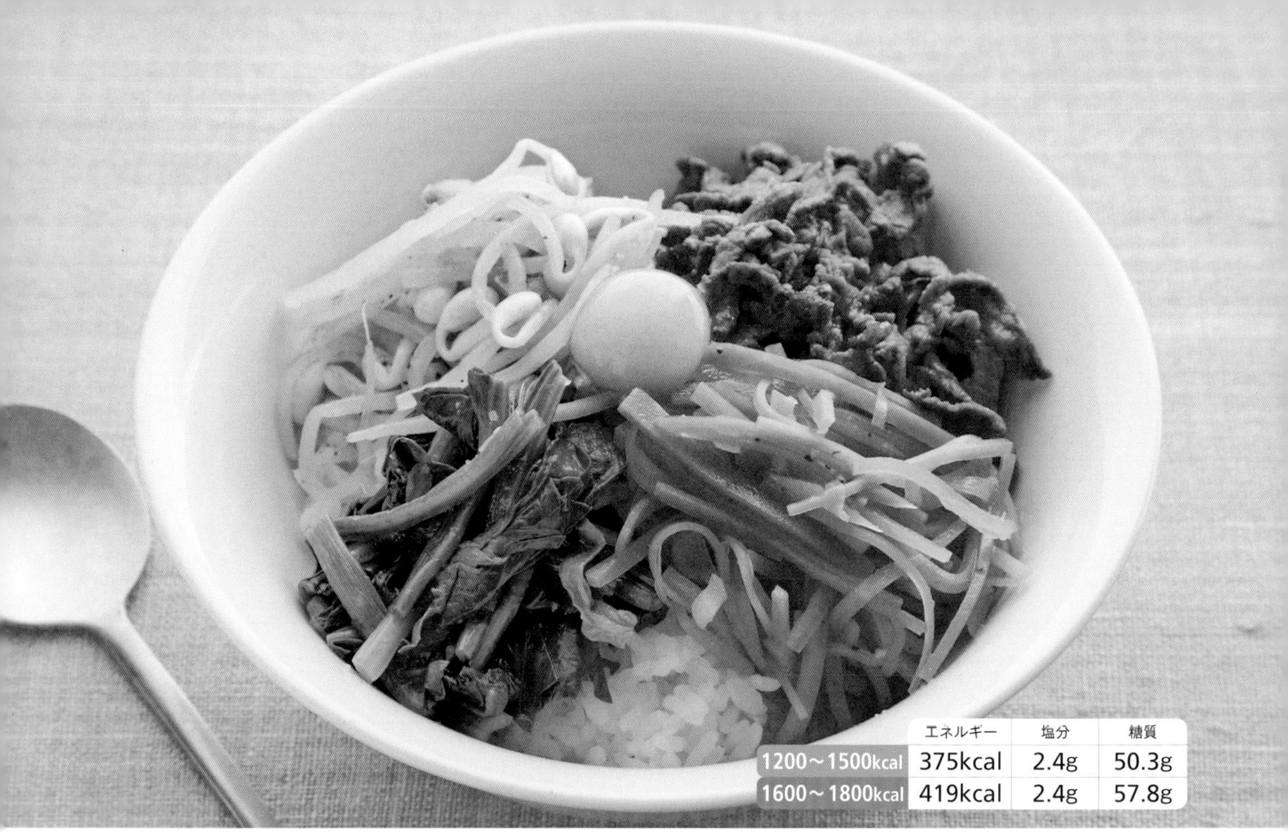

	エネルギー	塩分	糖質
1200～1500kcal	375kcal	2.4g	50.3g
1600～1800kcal	419kcal	2.4g	57.8g

野菜のシャキシャキ食感とピリ辛が合う

ビビンバ丼

20分

[材料（2人分）]

	1200～1500kcal	1600～1800kcal
牛もも切り落とし肉	110g	120g
A コチュジャン	小さじ½	小さじ½
砂糖	小さじ⅓	小さじ½
しょうゆ	小さじ⅓	小さじ½
ごま油	小さじ⅓	小さじ1
ほうれん草	½束（100g）	½束（100g）
にんじん	⅓本（60g）	⅓本（60g）
大豆もやし	½袋（100g）	½袋（100g）
B おろしにんにく	少々	少々
白菜キムチ（細かく刻む）	40g	40g
ごま油	小さじ⅓	小さじ½
塩	小さじ½	小さじ½
ごはん	260g	300g
うずらの卵	2個	2個
ごま油	小さじ½	小さじ½

[おすすめ献立例]

＋焼きまいたけのおろし和え →p.126

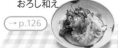

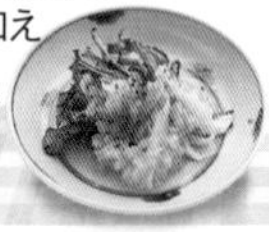

＋きゅうり、もずく酢の冷たいスープ →p.104

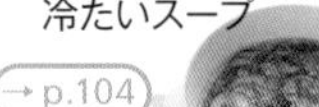

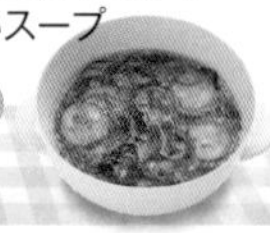

[作り方]

炒める

1 **牛肉**は細切りにしてAをもみ込み、下味をつける。フライパンにごま油を入れて強めの中火で牛肉の色が変わるまで炒める。

準備

2 **ほうれん草**はゆでて3～4㎝長さに切る。**にんじん**は3～4㎝長さの細切りにし**大豆もやし**とともにゆで、水気をきる。Bを混ぜて3等分にし、野菜それぞれにもみこむようにして味をなじませる（写真）。

仕上げる

3 器に**ごはん**を盛り、1と2を盛り合わせる。真ん中に**うずらの卵**を割ってのせる。

低カロリー のコツ!

野菜たっぷりにすることで、満足感が高くなります。牛肉をまぐろなどに代えてアレンジも楽しめます。

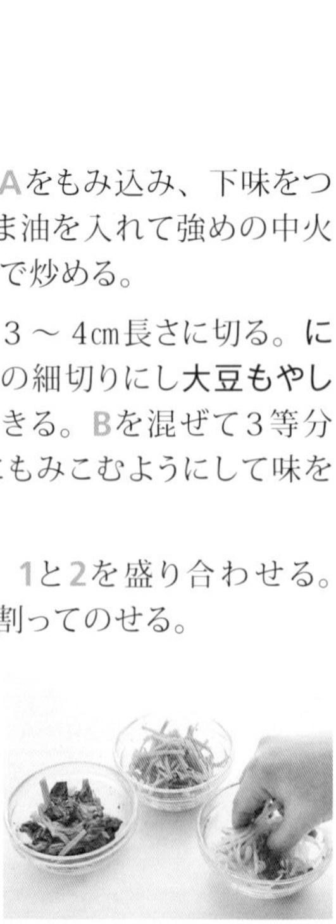

電子レンジで、油分をカット

とろとろオムライス

18分

[材料（2人分）]

	1200〜1500kcal	1600〜1800kcal
玉ねぎ(みじん切り)	30g分	⅓個(60g)分
ピーマン(みじん切り)	1個(40g)分	1個(40g)分
にんじん(みじん切り)	30g分	¼本(40g)分
鶏むね肉	80g	120g
マッシュルーム	4個(30g)	4個(30g)
A トマトケチャップ	大さじ1と½	大さじ2
A ウスターソース	小さじ⅔	小さじ1
ごはん	260g	300g
塩	小さじ¼	小さじ¼
こしょう	少々	少々
オリーブ油	小さじ1	大さじ½
卵	2個	2個
B 牛乳	大さじ1	大さじ2
B 塩・こしょう	各少々	各少々
トマトケチャップ	小さじ2	小さじ4

[おすすめ献立例]

＋セロリのコンソメ煮

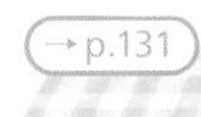
→p.131

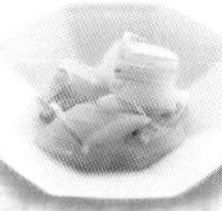

＋かぶのポタージュ

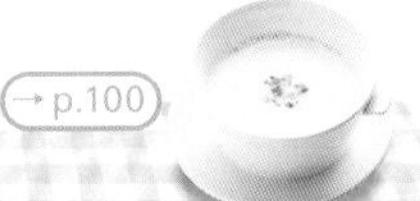
→p.100

[作り方]

準備

1 鶏肉は1㎝角に切る。マッシュルームは薄切りにする。

炒める

2 フライパンにオリーブ油を入れて熱し、玉ねぎ、ピーマン、にんじんと1を入れて炒め、鶏肉の色が変わったら、Aを加えて炒め合わせる。

3 フライパンに温かいごはんを加えて、へらでほぐしながら炒め、塩、こしょうで味を調える。

仕上げる

4 耐熱ボウルに卵を割りほぐし、Bを加えてよく混ぜ、ラップをせずに電子レンジ（600w）で約50秒加熱する。一度取り出してかきまぜ、再びレンジで20〜30秒加熱する。

5 器に3のごはんを盛り、4の卵をのせてトマトケチャップをかける。

低カロリー のコツ!

オムライスの卵は、電子レンジで作ることで、油を極力カットしています。一人分ずつ作るとムラなく熱が伝わりうまくできます。

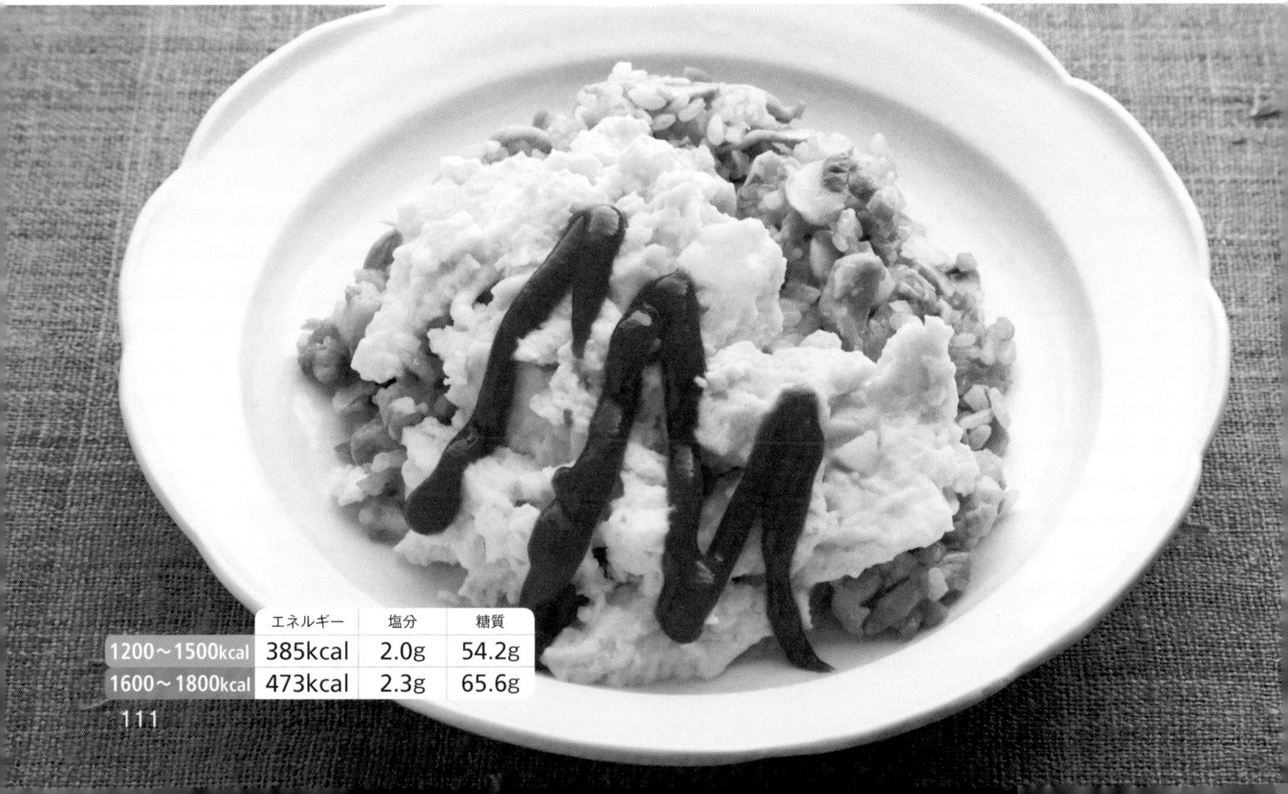

	エネルギー	塩分	糖質
1200〜1500kcal	385kcal	2.0g	54.2g
1600〜1800kcal	473kcal	2.3g	65.6g

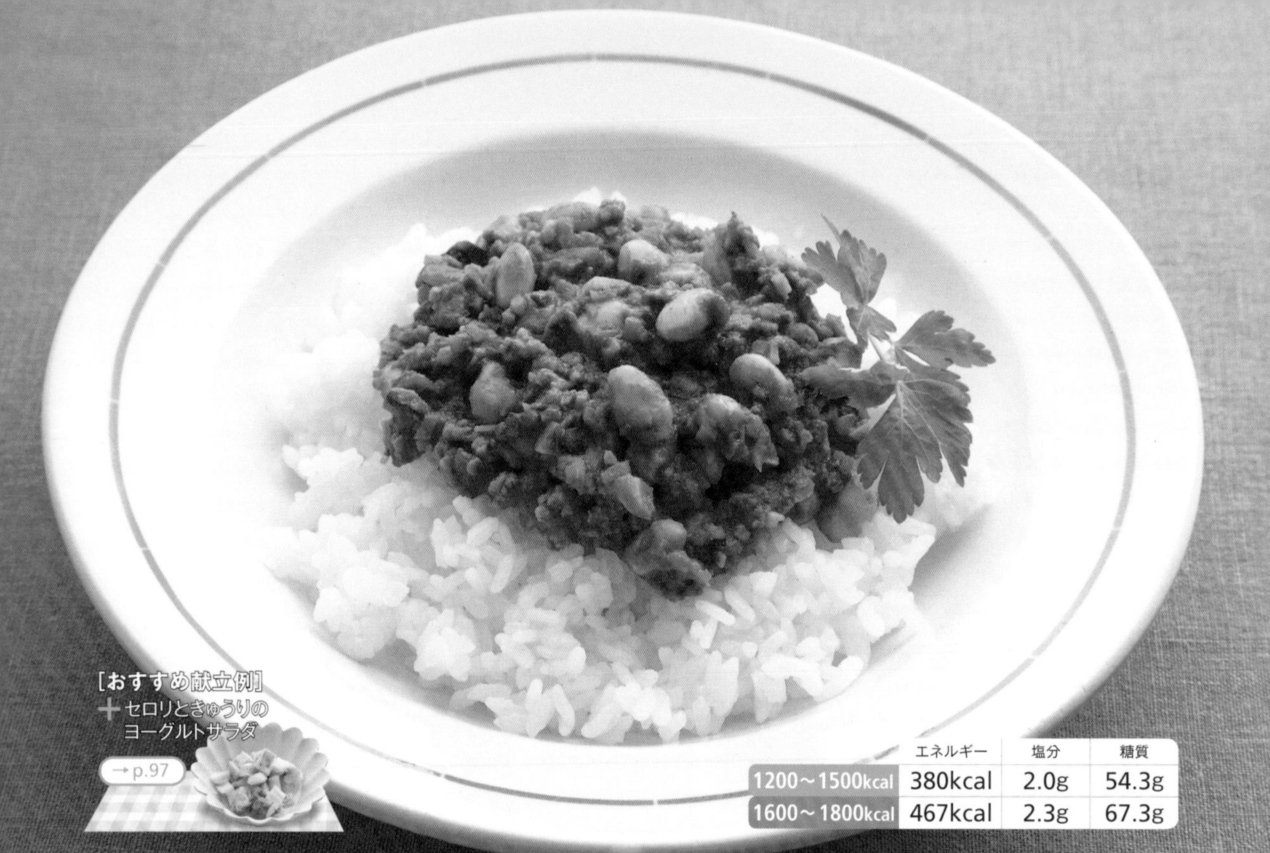
[おすすめ献立例]
＋セロリときゅうりのヨーグルトサラダ
→p.97

	エネルギー	塩分	糖質
1200～1500kcal	380kcal	2.0g	54.3g
1600～1800kcal	467kcal	2.3g	67.3g

カレー粉とトマトの水煮でヘルシーカレー

大豆と野菜のドライカレー

20分

[材料（2人分）]

	1200～1500kcal	1600～1800kcal
牛赤身ひき肉	50g	80g
大豆（水煮）	80g	100g
玉ねぎ	20g	⅙個（30g）
にんじん	30g	¼本（50g）
しいたけ	2枚	2枚
オリーブ油	小さじ1	大さじ½
カレー粉	小さじ2	大さじ1
A トマトの水煮缶（ダイスカット）	150g	½缶（200g）
砂糖	小さじ⅓	小さじ½
コンソメスープの素	小さじ1と½	小さじ1と½
水	⅓カップ	½カップ
トマトケチャップ	小さじ2	大さじ1
しょうゆ	小さじ½	小さじ1
塩・こしょう	各少々	各少々
ごはん	260g	300g
イタリアンパセリ	適宜	適宜

[作り方]

準備

1 玉ねぎ、にんじん、しいたけはみじん切りにする。

炒める・煮る

2 フライパンにオリーブ油と玉ねぎを入れて透き通るまで炒め、ひき肉、カレー粉を入れて香りがたつまで炒める。にんじん、しいたけを加え、サッと炒め合わせたら、大豆、Aを加えてかき混ぜながら煮る。

3 煮立ってきたらトマトケチャップとしょうゆを加えて、ときどきかき混ぜながら約10～15分煮詰める。塩、こしょうを加えて味を調える。

4 器にごはんを盛り、3をかけて、イタリアンパセリを添える。

低カロリー のコツ!

肉と大豆を混ぜることで、アミノ酸を再合成しやすい動物性、ヘルシーな植物性、それぞれのたんぱく質の両方をバランスよくとることができます。

きのこと豆で、食物繊維たっぷり

きのこと豆のリゾット

20分

[材料（2人分）]

	1200〜1500kcal	1600〜1800kcal
エリンギ	1本(60g)	1本(60g)
しいたけ	2枚(30g)	2枚(30g)
しめじ	½パック(50g)	½パック(50g)
ブロッコリー	50g	⅓個(60g)
ミックスビーンズ(水煮)	120g	150g
A 玉ねぎ(みじん切り)	20g	¼個分(40g)
にんにく(みじん切り)	½片分	1片分
オリーブ油	小さじ1	大さじ½
米	120g	120g
白ワイン	大さじ2	¼カップ
コンソメスープの素	小さじ1	小さじ1
水	2と⅓カップ	2と⅓カップ
粉チーズ	大さじ2	大さじ4
塩	小さじ¼	小さじ¼
こしょう	少々	少々

[おすすめ献立例]

＋カポナータ

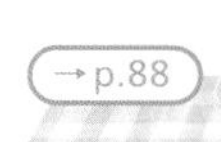
→p.88

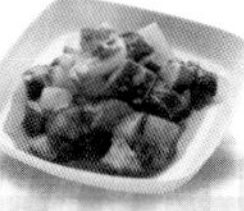

[作り方]

準備 **1** **エリンギ**は縦半分に切ってから斜め薄切りに、**しいたけ**は半分に切ってから薄切りに、**しめじ**は石づきをとって小房に分ける。**ブロッコリー**は1.5㎝角に切る。

炒める **2** 厚手の鍋に**オリーブ油**と**A**を入れて弱火で透き通るまで炒めたら中火にして、**米**を加えて手早く炒める。**白ワイン**をふり入れて炒め、**1**のきのこ類と**ミックスビーンズ**を加えて炒める。

煮る **3** 汁気がほとんどなくなったら、**コンソメスープの素**と分量の**水**の1/2量を入れ、汁気がほとんどなくなるまで煮る。残りの水と**ブロッコリー**を加えて、煮立ったら弱火にして11 〜 12分煮る。

仕上げる **4** 汁気がほとんどなくなったら、**粉チーズ**を加えて手早く混ぜ、**塩**、**こしょう**で味を調える。

低カロリー のコツ!

きのこと豆類で食物繊維をたくさんとることができます。食物繊維が多いとよく噛むので満腹感が得られます。雑穀米を選ぶとさらに食物繊維の量がアップします。

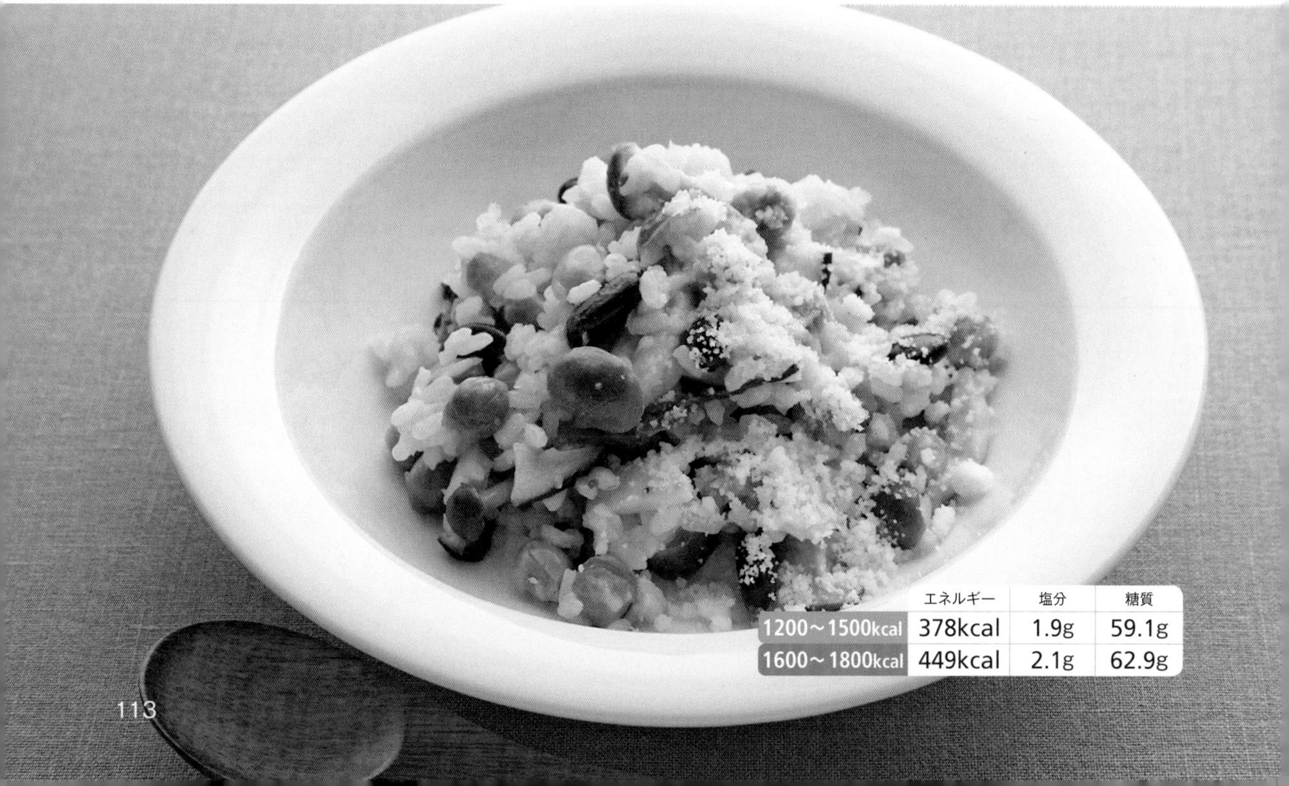

	エネルギー	塩分	糖質
1200〜1500kcal	378kcal	1.9g	59.1g
1600〜1800kcal	449kcal	2.1g	62.9g

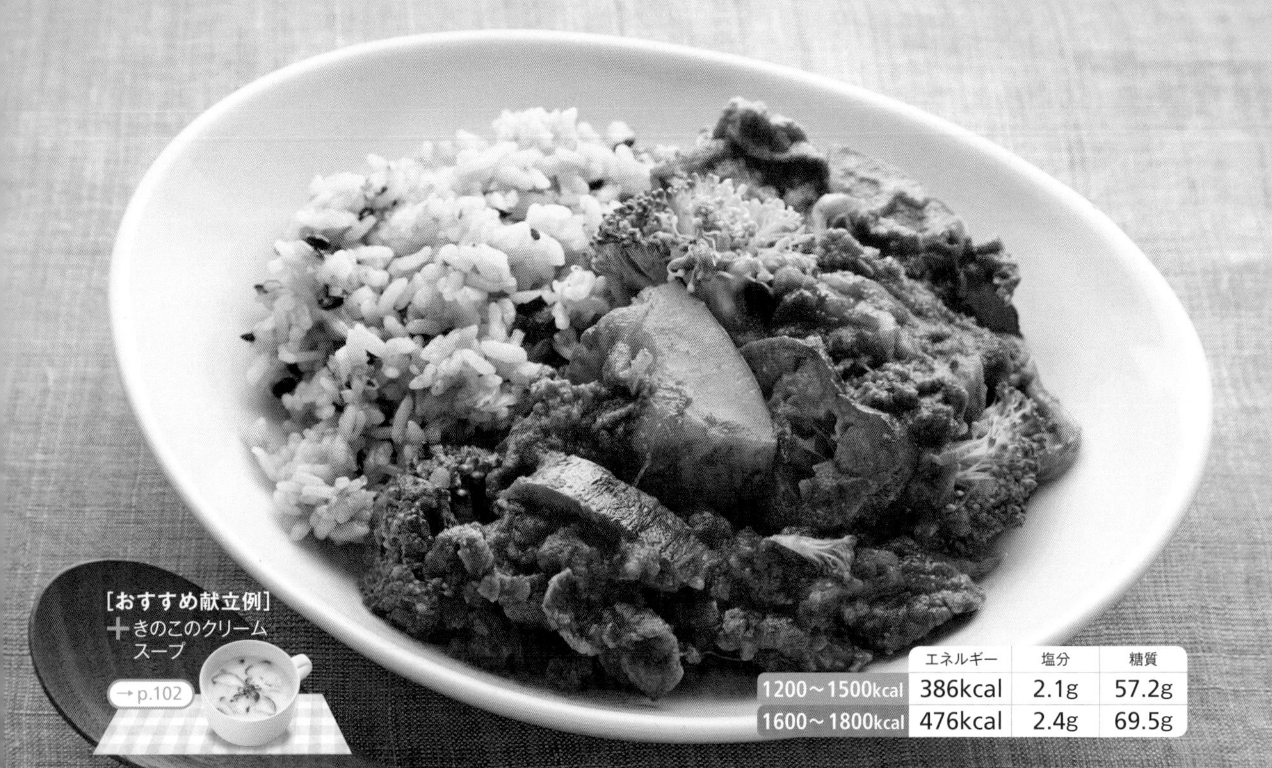
[おすすめ献立例]
＋きのこのクリームスープ
→p.102

	エネルギー	塩分	糖質
1200～1500kcal	386kcal	2.1g	57.2g
1600～1800kcal	476kcal	2.4g	69.5g

ルウを使わず、野菜のうま味で作ります

たっぷり野菜のカレーライス

30分

[材料（2人分）]

	1200～1500kcal	1600～1800kcal
牛ももこま切れ肉	120g	160g
A 塩・こしょう	各少々	各少々
カレー粉	小さじ⅓	小さじ⅓
玉ねぎ	20g	¼個（50g）
なす	1本（60g）	大1本（80g）
かぼちゃ	50g	80g
ブロッコリー	⅓個（60g）	⅓個（60g）
B にんにく（みじん切り）	⅓片分	½片分
セロリ（みじん切り）	10g	¼本分（20g）
しょうが（みじん切り）	½片分	½片分
オリーブ油	小さじ1	小さじ1
カレー粉	小さじ2	大さじ1
トマトの水煮缶	150g	½缶（200g）
C コンソメスープの素	小さじ1	小さじ1
水	¾カップ	1カップ
ローリエ	1枚	1枚
ウスターソース	小さじ2	小さじ2
しょうゆ	小さじ⅓	小さじ1
塩・こしょう	各少々	各少々
雑穀ごはん	260g	300g

[作り方]

準備

1 牛肉にAをもみ込んでおく。**玉ねぎ**は薄切りに、**なす**は1cm厚さの輪切り、**かぼちゃ**はひと口大に切り、**ブロッコリー**は小房に分ける。

炒める

2 厚手の鍋に、オリーブ油とBを入れて火にかけ、香りがたったら、**牛肉**を入れて炒める。牛肉の色が変わったら、**玉ねぎ**も加えて炒める。カレー粉を加え、なじませるように炒め合わせ、**トマトの水煮**を加えてつぶし混ぜる。

煮る

3 1のなすとかぼちゃを加えて全体を混ぜ、Cを加えて中火で約10分、野菜がやわらかくなるまで煮る。

4 **ブロッコリー**を加えて2～3分煮たら、塩、こしょうで味を調えてひと混ぜし、あたたかい**雑穀ごはん**を器に盛り、ルウをかける。

低カロリー のコツ!

カレールウを使わず、カレー粉と野菜のうま味で作るのでカロリーを抑えることができます。

栄養満点の冷たいおそば

冷汁そば

20分

[材料（2人分）]

	1200～1500kcal	1600～1800kcal
あじの干物	大1枚(80g)	大1枚(80g)
きゅうり	1本(100g)	1本(100g)
みょうが	2個(30g)	2個(30g)
オクラ	4本(40g)	4本(40g)
しその葉	4枚	4枚
白いりごま	大さじ3	大さじ4
A しょうゆ・みりん	各小さじ1	各小さじ1
A みそ	大さじ1	大さじ1と⅓
だし汁	1と½～2カップ	1と½～2カップ
そば(乾麺)	130g	150g

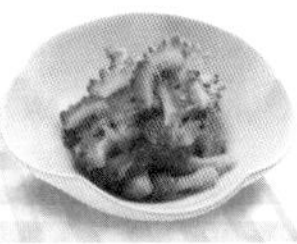

[作り方]

準備

1 **あじの干物**は、焼いて小骨を取り除いて身をほぐす。**きゅうり**は薄い輪切りにして塩少量(分量外)をまぶして5～7分ほどおいてからよくもみ、水気を絞る。

2 **みょうが**は縦半分に切ってから横薄切りに、**オクラ**はサッとゆでてから小口切りに、**しそ**はせん切りにする。

3 すり鉢にごまを入れて油がにじみ出てくるまですり、Aを加えてすり混ぜる。さらに冷たいだし汁を注いでのばし、1と2を加えて混ぜ、冷蔵庫で冷やしておく。

仕上げる

4 **そば**をゆでて、水洗いし、水気をしっかりときって器に盛り、3をかけ、しそをのせる。

[おすすめ献立例]

＋たけのことわかめの卵とじ

→p.86

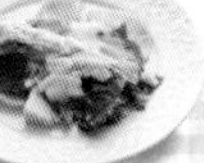

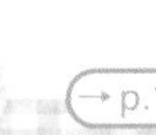

＋ゴーヤのおかか和え

→p.128

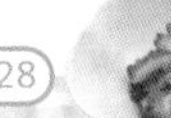

低カロリーのコツ!

そばは炭水化物の中でもGI値（炭水化物が糖に変わるまでのスピードを表した値）の低い食品。麺類は単品になりがちですが、たんぱく質と野菜を組み合わせ、栄養価が偏らないような工夫をしましょう。

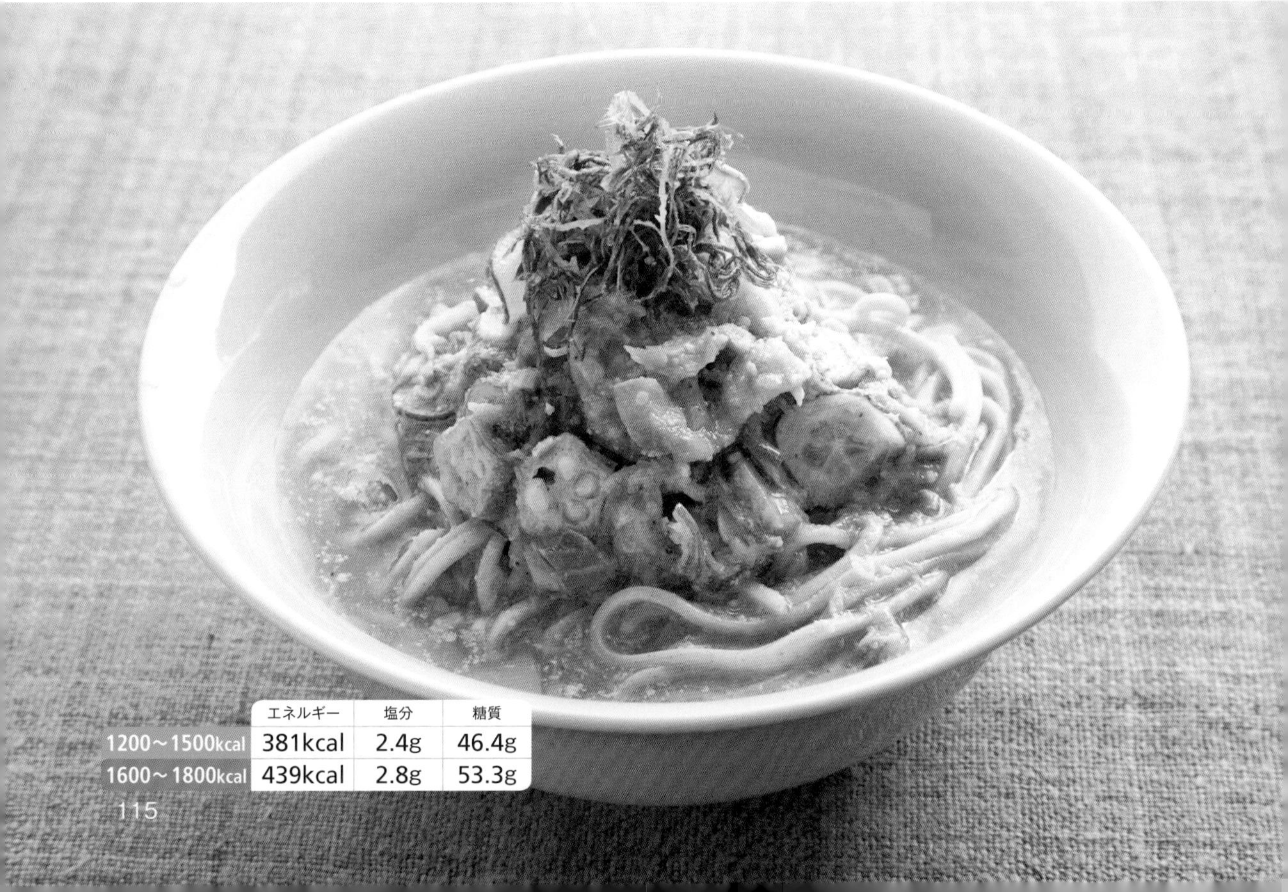

	エネルギー	塩分	糖質
1200～1500kcal	381kcal	2.4g	46.4g
1600～1800kcal	439kcal	2.8g	53.3g

	エネルギー	塩分	糖質
1200～1500kcal	379kcal	2.7g	54.8g
1600～1800kcal	413kcal	2.9g	59.3g

根菜の歯ごたえがおいしい、ボリュームある一品

けんちんうどん

18分

[材料（2人分）]

	1200～1500kcal	1600～1800kcal
大根	2cm（80g）	2cm（80g）
にんじん	⅓本(60g)	⅓本(60g)
ごぼう	50g	50g
長ねぎ	1本(60g)	1本(60g)
しいたけ	2枚	2枚
こんにゃく	60g	60g
鶏もも肉(皮なし)	140g	140g
ゆでうどん	2玉(440g)	2玉(480g)
だし汁	2と½カップ	3カップ
A みりん	小さじ1弱	小さじ1
塩	ひとつまみ	ひとつまみ
しょうゆ	大さじ1と⅓	大さじ1と½
ごま油	大さじ½	大さじ½
七味とうがらし	適宜	適宜

[作り方]

準備

1 **大根**と**にんじん**は5㎜厚さのいちょう切りに、**ごぼう**は3～4㎜厚さの斜め切りに、**ねぎ**は斜め薄切りに、**しいたけ**は4～6等分に切る。**こんにゃく**は1㎝角の色紙切りにする。**鶏肉**は1㎝角に切る。

2 **ゆでうどん**はサッと湯に通してひと煮したら、ざるにあげて水気をきっておく。

煮る

3 鍋にごま油を入れて熱し、**大根、にんじん、ごぼう、こんにゃく、だし汁**を入れて強火で煮る。

4 煮立ったら**しいたけ、鶏肉、ねぎ**も加えて弱めの中火で約7～8分煮る。Aを加えてさらに7～8分煮たら、2を加えて約1～2分うどんが温まるまで煮る。器に盛り、好みで七味とうがらしをふる。

[おすすめ献立例]

＋トマトとブロッコリーのごま和え

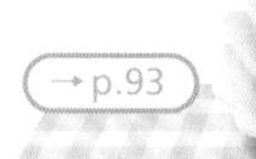

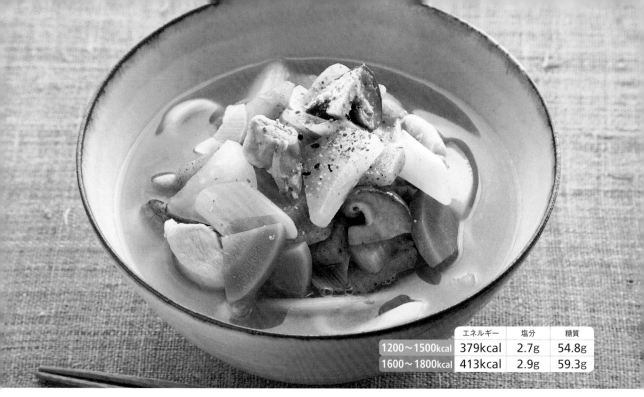

＋かぶの甘ゆず漬け

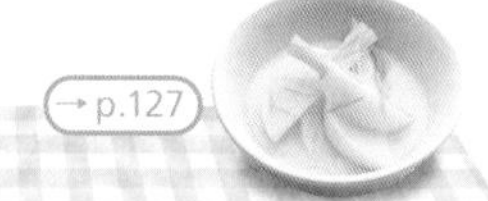

低カロリー のコツ！

根菜で具だくさんにすることで、噛みごたえがあり満腹感を高めます。具だくさんなため、うま味が重なって味わい深くなります。

野菜の食感がおいしい塩味焼きそば

切り干し大根のかさ増し焼きそば

[材料（2人分）]

	1200～1500kcal	1600～1800kcal
切り干し大根	40g	40g
シーフードミックス	180g	200g
ピーマン	2個(70g)	2個(70g)
赤パプリカ	⅓個(40g)	⅓個(40g)
玉ねぎ	30g	¼個(50g)
しょうが(せん切り)	½片	½片
ごま油	大さじ½	小さじ2
焼きそば麺	1と½袋(230g)	1と½袋(270g)
A 鶏がらスープの素	小さじ½	小さじ½
水	¼カップ	¼カップ
酒	大さじ½	大さじ1
塩	小さじ¼	小さじ⅓
こしょう	少々	少々
レモン汁	小さじ1	小さじ1

[作り方]

準備

1 鍋に湯を沸かし、**切り干し大根**をさっとゆでて水気をきる。**シーフードミックス**は海水程度の塩水（2.5%）につけて解凍し、水気をしっかりと切っておく。**ピーマン**と**パプリカ**は縦細切りにし、**玉ねぎ**は薄切りにする。

炒める

2 フライパンにごま油を入れて熱し、**しょうが**と**シーフードミックス**を入れてさっと炒める。次に**切り干し大根**、**焼きそば麺**、**ピーマン**と**パプリカ**、**玉ねぎ**を加えて麺をほぐしながら炒める。ほぐれたら**A**を入れてふたをし、2分ほど蒸し焼きにする。

仕上げる

3 ふたを取り、汁気をとばしながら炒め、最後に**レモン汁**をふって全体を混ぜて器に盛る。

[おすすめ献立例]

＋大根としその梅サラダ

→p.127

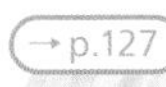

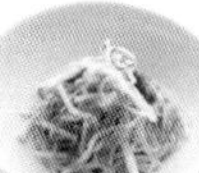

＋レタスのかきたまスープ

→p.103

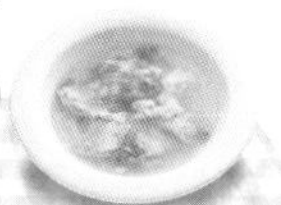

低カロリー のコツ!

切り干し大根で焼きそば麺のかさ増しをしてボリュームアップしています。低カロリーな切り干し大根は、かさ増しにとても便利な食材です。

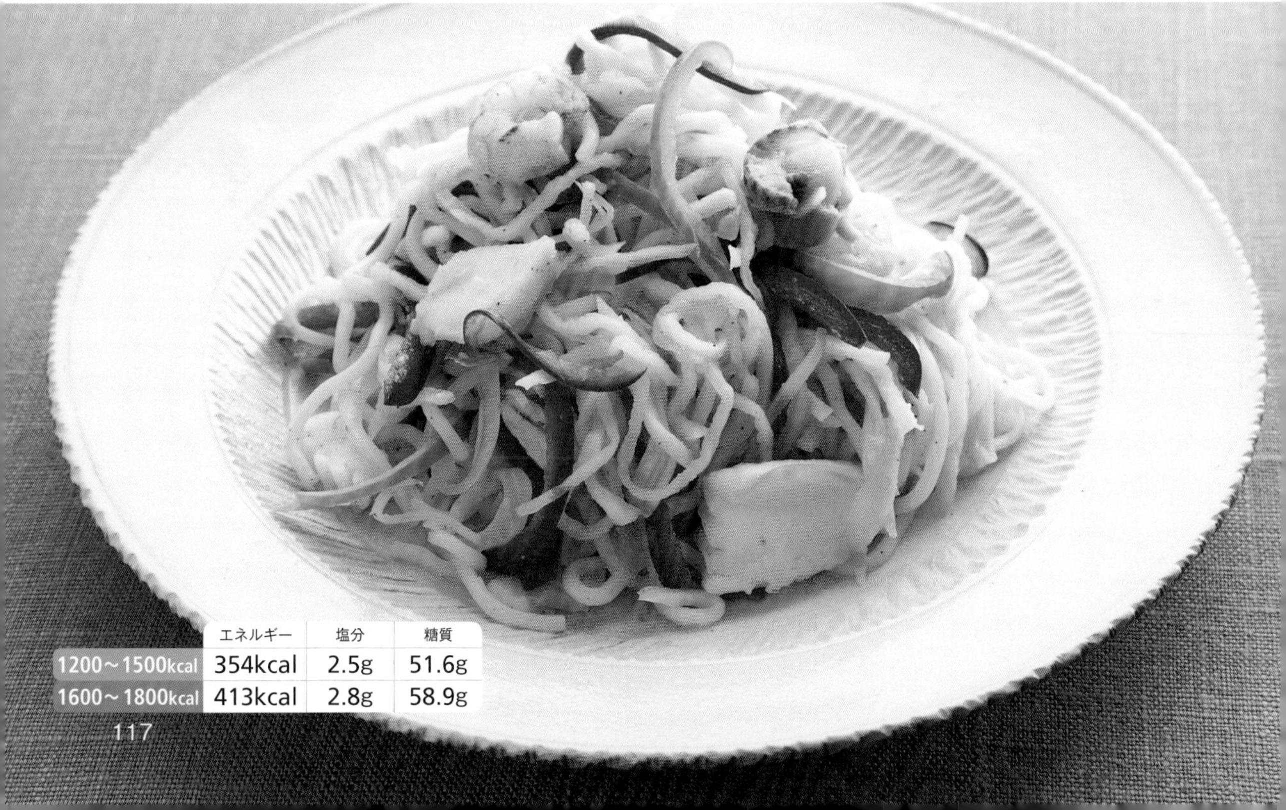

	エネルギー	塩分	糖質
1200～1500kcal	354kcal	2.5g	51.6g
1600～1800kcal	413kcal	2.8g	58.9g

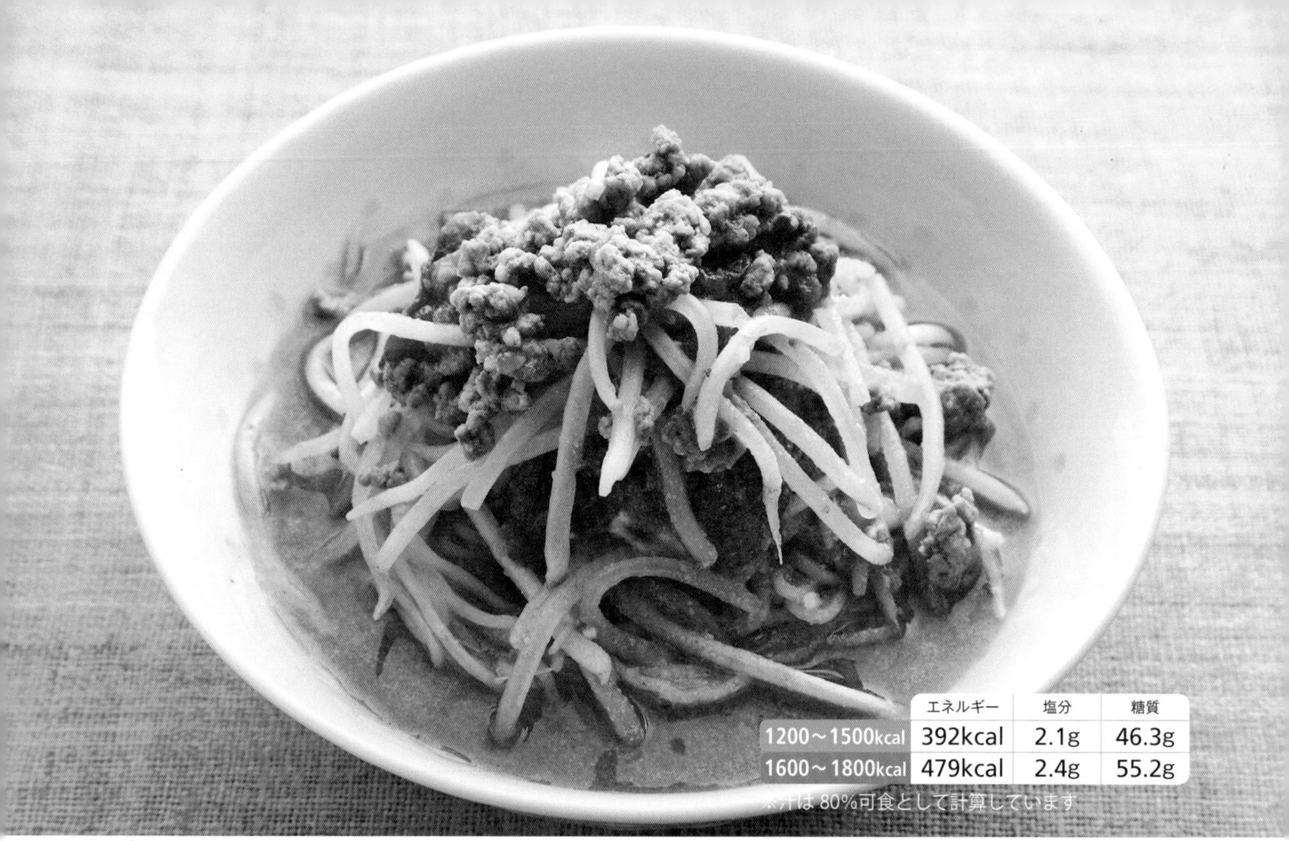

	エネルギー	塩分	糖質
1200～1500kcal	392kcal	2.1g	46.3g
1600～1800kcal	479kcal	2.4g	55.2g

※汁は80%可食として計算しています

トマトのうま味で、調味料ひかえめでも十分おいしい

トマト坦々麺

[材料（2人分）]

	1200～1500kcal	1600～1800kcal
豚赤身ひき肉	100g	140g
トマト	100g	1個(120g)
もやし	1袋(200g)	1袋(200g)
長ねぎ(みじん切り)	¼本(20g)	¼本(20g)
しょうが(みじん切り)	小さじ½	小さじ1
おろしにんにく	小さじ½	小さじ1
豆板醤	小さじ⅓	小さじ½
ごま油	小さじ½	小さじ1
A 練り白ごま	大さじ1と½	大さじ2
酢	小さじ2	大さじ1
しょうゆ	小さじ2	大さじ1
みそ(あればコチュジャン)	大さじ1	大さじ1
水	1と¾カップ	2カップ
中華生麺	⅓玉(150g)	1と½玉(180g)

[おすすめ献立例]

＋蒸しレタスの塩昆布しょうがだれ和え →p.129

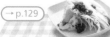

＋大根としその梅サラダ →p.127

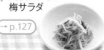

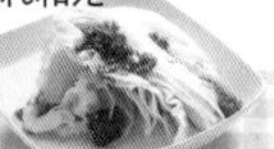

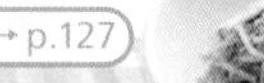

[作り方]

炒める・煮る

1 フライパンにごま油、**ねぎ**、**しょうが**、**にんにく**、**豆板醤**を入れて炒め、香りがたったら、さらに**ひき肉**を加え、色が変わるまでしっかり炒める。**トマト**を加えて炒め、Aを加えて煮立てる。水を加えて再度煮立ったら、**もやし**を加えて中火で2～3分煮る。

準備

2 鍋にたっぷりの湯を沸かして、**中華麺**をゆでてしっかりと水気を切る。

仕上げる

3 器に2を盛り、熱々の1をかける。

低カロリー のコツ！

麺はもやしでかさ増しして、少量でも食べ応えがあるようにします。豚ひき肉は脂身が多いので、赤身を選んで使いましょう。トマトのうま味で、調味料は少なめでもおいしいです。

いっしょに野菜もたくさんとれる

そうめんチャンプルー

15分

[材料（2人分）]

	1200〜1500kcal	1600〜1800kcal
豚赤身こま切れ肉	100g	120g
玉ねぎ	40g	⅓個（60g）
にんじん	40g	⅓本（60g）
ゴーヤ	½本（100g）	½本（100g）
まいたけ	½パック（50g）	½パック（50g）
卵	1個	1個
そうめん	130g	3束（150g）
ごま油	小さじ1	大さじ½
酒	大さじ1	大さじ2
塩	小さじ⅓	小さじ⅓
こしょう	少々	少々
しょうゆ	小さじ⅔	小さじ1

低カロリー のコツ！

豚こま切れは、通常は肩やももの赤身の部分が多い肉をさしますが、ばら肉をこま切れとしていることもあるので、赤身の部分が多いものを選んで買いましょう。

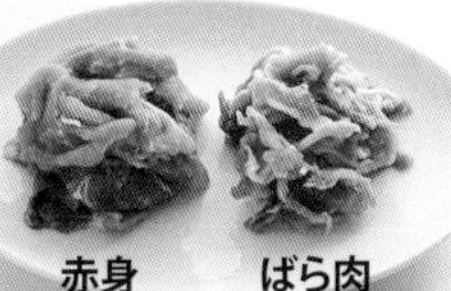

[作り方]

準備

1 **玉ねぎ**は薄切り、**にんじん**は4〜5㎝長さの細切りにする。**ゴーヤ**はワタをとり4〜5㎜幅の薄切りにする。**まいたけ**は小房にほぐす。**卵**は溶きほぐしておく。

2 鍋で、**そうめん**を固めにゆで、ざるにあげて流水でもみ洗いして水気をきる。

炒める

3 フライパンにごま油を入れて熱し、**豚肉**を入れて炒め、色が変わったら1の野菜を加えて炒める。次に**まいたけ**と**そうめん**を加えて、酒、塩、こしょうをふり、フライパンをあおりながら手早く炒める。仕上げにしょうゆを鍋肌から加えて香りをたて、溶き**卵**をまわし入れて、全体を大きく1〜2回混ぜて火を止める。

[おすすめ献立例]

＋焼きまいたけのおろし和え →p.126

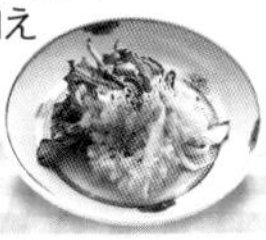

＋きゅうり、もずく酢の冷たいスープ →p.104

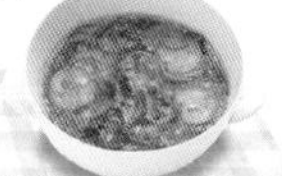

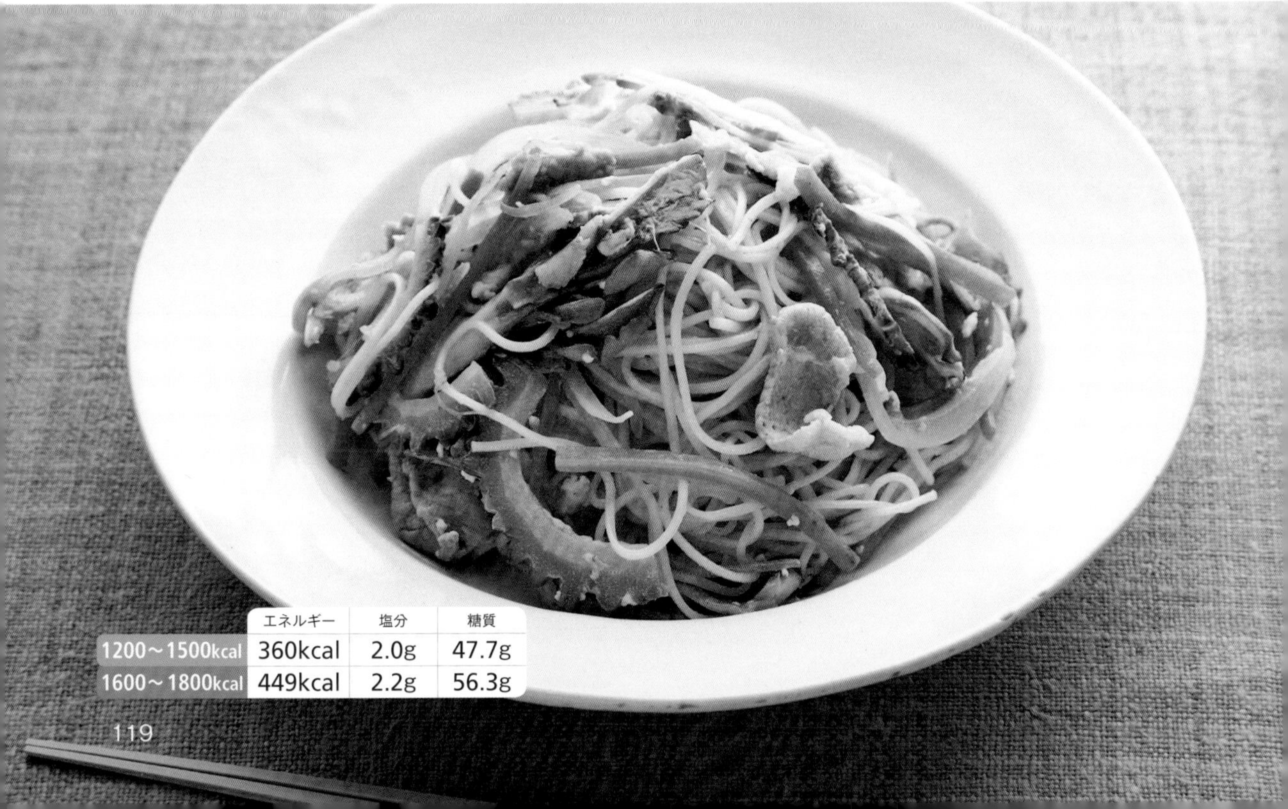

	エネルギー	塩分	糖質
1200〜1500kcal	360kcal	2.0g	47.7g
1600〜1800kcal	449kcal	2.2g	56.3g

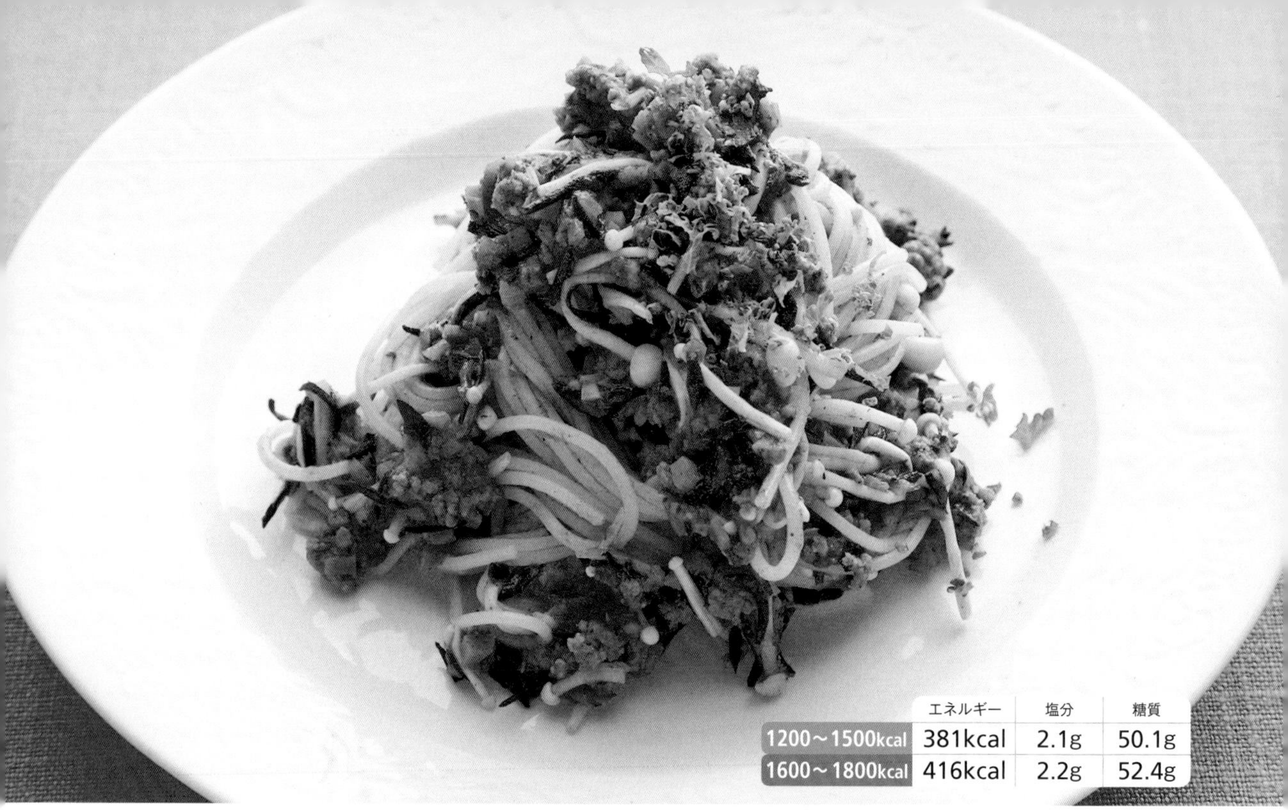

	エネルギー	塩分	糖質
1200〜1500kcal	381kcal	2.1g	50.1g
1600〜1800kcal	416kcal	2.2g	52.4g

ひじきとえのきで食べ応えのあるミートソース

ミートソーススパゲッティ

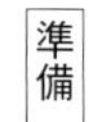

［材料（2人分）］

	1200〜1500kcal	1600〜1800kcal
スパゲッティ（乾麺）	120g	120g
牛赤身ひき肉	120g	160g
にんじん	40g	⅓本（60g）
玉ねぎ	20g	⅙個（30g）
にんにく	½片	1片
芽ひじき	6g	6g
えのきだけ	80g	1袋（100g）
オリーブ油	小さじ1	大さじ½
A トマトの水煮缶	180g	200g
砂糖	小さじ⅔	小さじ1
コンソメスープの素	小さじ1	小さじ1と½
水	⅓カップ	½カップ
塩	少々	小さじ¼
パセリ（みじん切り）	適宜	適宜

［おすすめ献立例］

＋温野菜のグラッセ　＋かぶのポタージュ

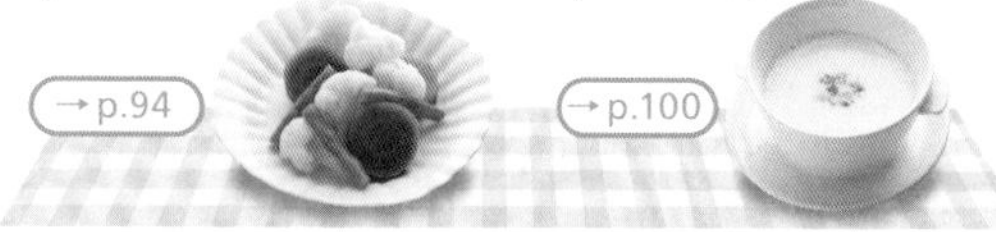

［作り方］

準備
1 にんじん、玉ねぎ、にんにくはみじん切りにする。ひじきはさっと洗う。

炒める
2 鍋にオリーブ油と1を入れて、ふたをして蒸らしながらときどきふたを開けて弱火で炒める（写真）。

煮る
3 野菜がしんなりしてきたら、ひき肉も加えて炒め、Aを加えて弱火にして軽く煮込む。

仕上げる
4 鍋でスパゲッティを表示通りにゆで、ゆであがる1分前に、石づきを落としほぐしたえのきだけを加えてゆで、ざるにあげる。

5 3に4のえのきだけ、スパゲッティを加えて味をなじませる。器に盛り、パセリを散らす。

低カロリー のコツ！

弱火で蒸らしながら炒めると、少ない油ですみます。また、ふたについた水分が鍋の中に落ちて焦がさずに炒められます。

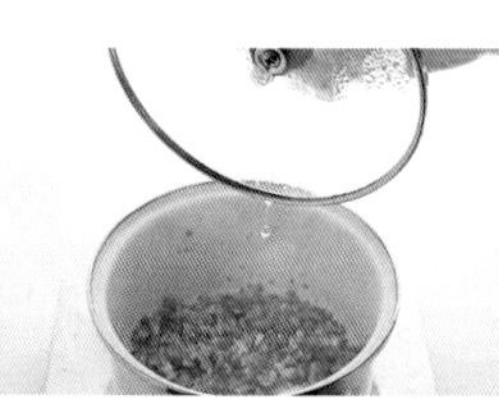

牛乳とヨーグルトでヘルシーな仕上がりに

牛乳ヨーグルトカルボナーラ

18分

[材料(2人分)]

	1200〜1500kcal	1600〜1800kcal
キャベツ	大2枚(120g)	3枚(150g)
玉ねぎ	20g	¼個(40g)
エリンギ	1本(60g)	大1本(80g)
スパゲッティ(乾麺)	120g	160g
にんにく(みじん切り)	½片分	½片分
卵	1個	1個
ボンレスハム	2枚(30g)	3枚(45g)
A プレーンヨーグルト	¼カップ(50g)	⅓カップ(60g)
低脂肪牛乳	½カップ	½カップ
コンソメスープの素	小さじ1	小さじ1
パルメザンチーズ	大さじ1	大さじ2
オリーブ油	小さじ1	小さじ1
あら挽きこしょう	少々	少々

[作り方]

準備

1 キャベツ、ハムは1㎝幅の細切りに、玉ねぎも薄切りにする。エリンギは縦3等分に切ってから薄切りにする。

2 スパゲッティを袋の表示の時間通りにゆで、ゆであがりの1分前にキャベツとエリンギを加えていっしょにゆでてざるにあげ、水気を軽くきる。

炒める・仕上げる

3 フライパンにオリーブ油を熱し、玉ねぎ、にんにくを入れて炒め、玉ねぎがしんなりしたら、Aを入れて混ぜながら弱火で温め(高温では分離するので注意)、2を加えて全体を混ぜる。

4 火を止めて溶き卵とハムを加えよく混ぜ合わせる。器に盛り、あら挽きこしょうをふる。

[おすすめ献立例]

＋ガスパチョ (→p.102)

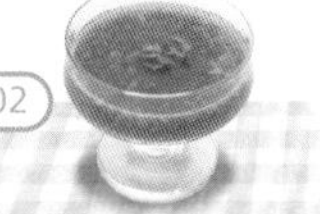

低カロリー のコツ!

カロリーが高めのカルボナーラは、牛乳にヨーグルトとチーズを加えることでコクととろみをプラス。ベーコンはボンレスハムで代用します。

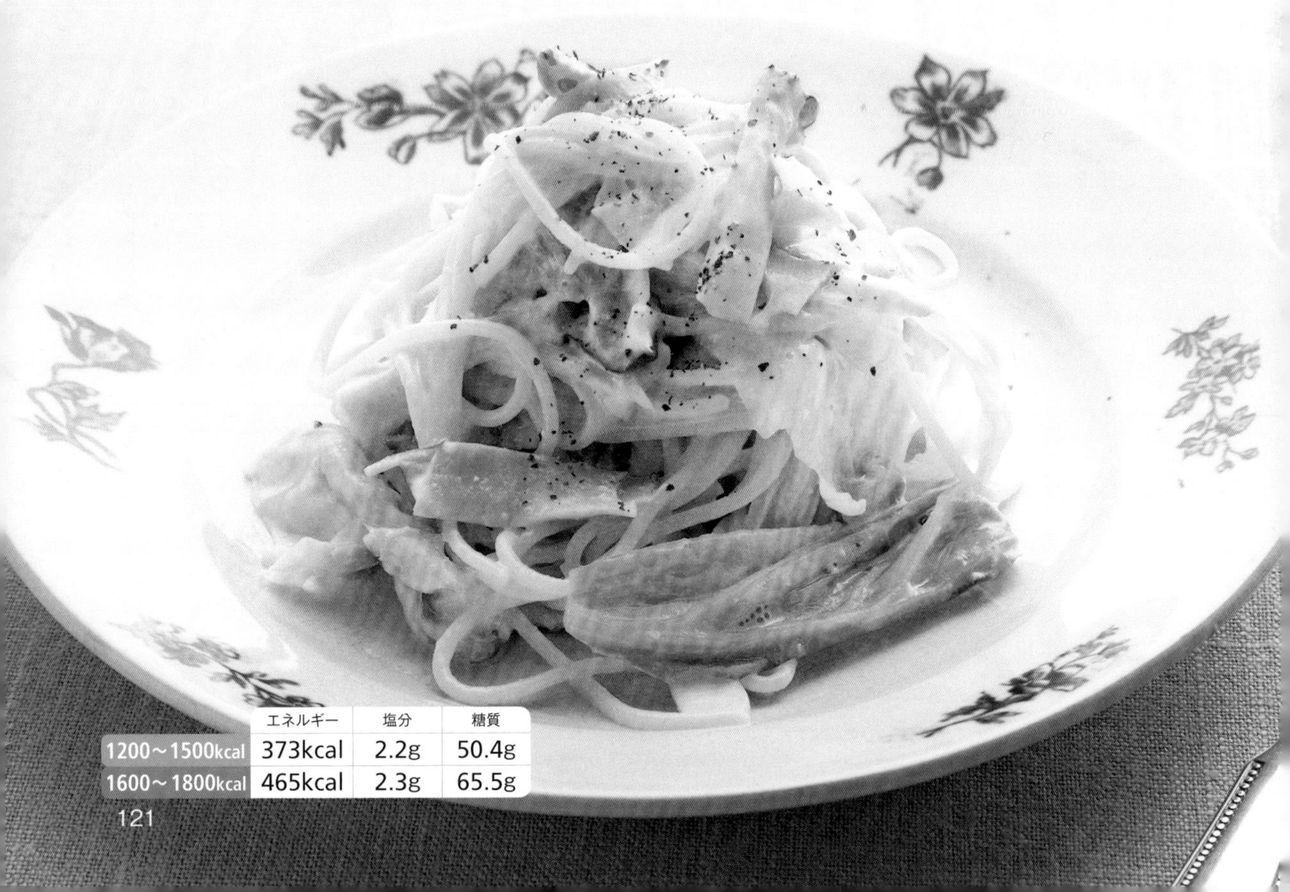

	エネルギー	塩分	糖質
1200〜1500kcal	373kcal	2.2g	50.4g
1600〜1800kcal	465kcal	2.3g	65.5g

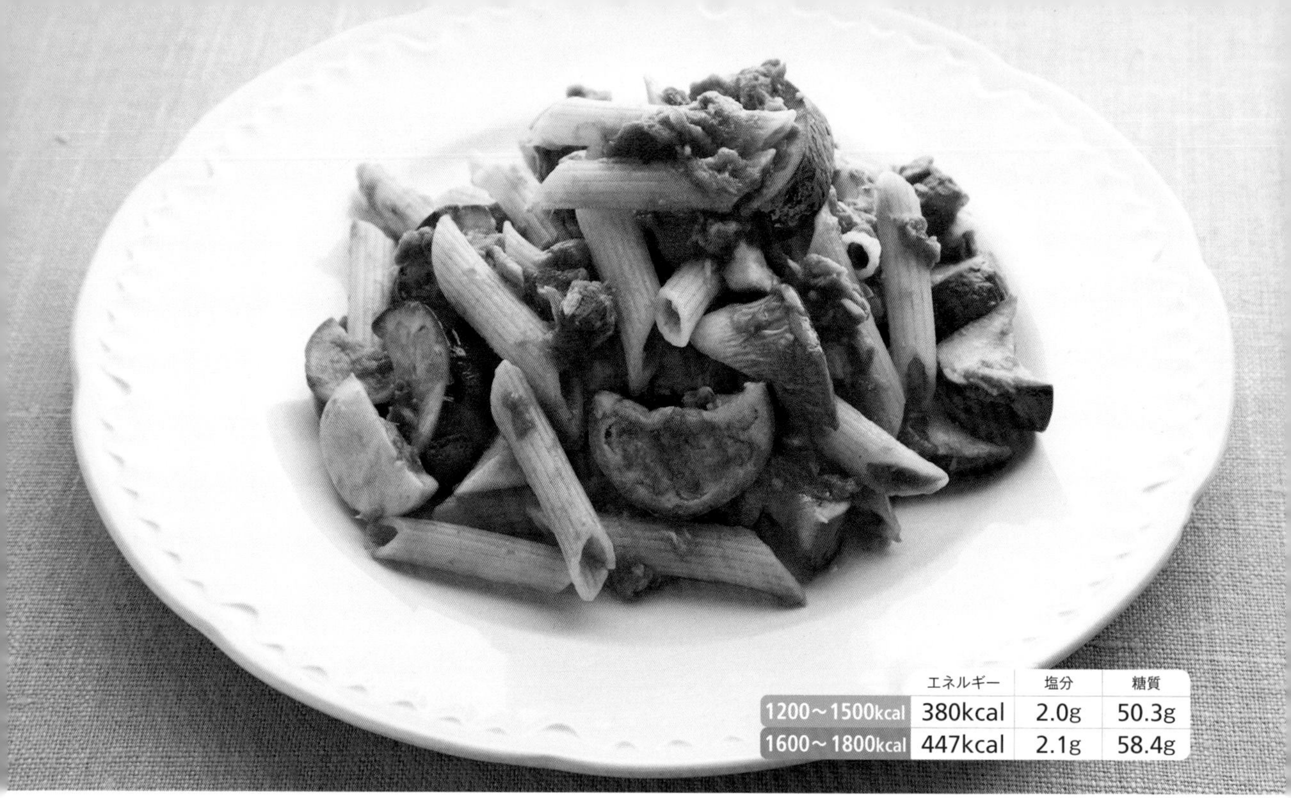

	エネルギー	塩分	糖質
1200～1500kcal	380kcal	2.0g	50.3g
1600～1800kcal	447kcal	2.1g	58.4g

食べ応えのある具だくさんペンネ

ツナとなす、エリンギのペンネアラビアータ

15分

[材料(2人分)]

	1200～1500kcal	1600～1800kcal
なす	2本(120g)	大2本(160g)
エリンギ	大1本(100g)	2本(120g)
A 赤とうがらし(輪切り)	½本分	1本分
にんにく(みじん切り)	½片分	1片分
オリーブ油	大さじ½	小さじ2
ツナ水煮缶	小2缶(160g)	小2缶(160g)
トマトの水煮缶	½缶(200g)	½缶(200g)
砂糖	大さじ½	大さじ½
コンソメスープの素	小さじ½	小さじ1
ペンネ	120g	140g
パルメザンチーズ	大さじ2	大さじ3
塩・こしょう	各少々	各少々

[おすすめ献立例]

＋セロリのコンソメ煮 →p.131

＋きのこのクリームスープ →p.102

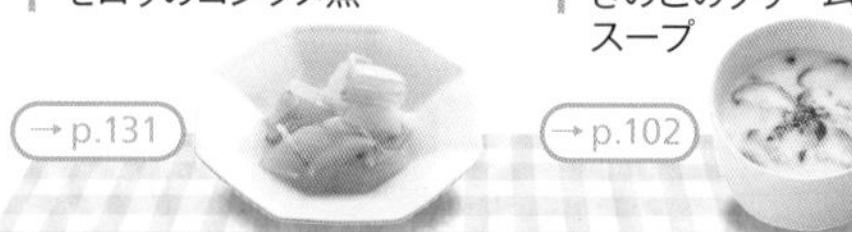

[作り方]

準備

1 なすは1㎝厚さの輪切りに、**エリンギ**はペンネと同じくらいの大きさに、縦4等分に切ってから斜めに切る。

炒める・煮る

2 フライパンに**A**を入れて熱し、香りがたってきたら、**トマトの水煮**と**ツナ**を入れて中火で炒める。砂糖とコンソメスープの素を加えて煮立てたら、**なす**と**エリンギ**を加えて混ぜ、弱火にして5～6分煮る。

仕上げる

3 鍋で**ペンネ**を表示通りにゆで、ゆで汁を大さじ2ほど**2**に加えて煮立てる。**ペンネ**と**チーズ**を**2**に加えてよくからめ、塩、こしょうで味を調え器に盛る。

低カロリーのコツ!

なすは油をよく吸う食材。カロリーを抑えるには最初から炒めるのではなく、手順の最後のほうで炒めます。ペンネの食感とよく似ているエリンギを加えてかさ増ししています。

たっぷりキャベツと長いもでふわふわ食感

たっぷりキャベツのお好み焼き

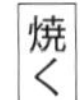

15分

[材料（2人分）]

	1200～1500kcal	1600～1800kcal
キャベツ	¼個(250g)	¼個(250g)
長いも	50g	50g
卵	2個	2個
桜えび	10g	10g
小麦粉	½カップ(55g)	½カップ(55g)
豚もも薄切り肉	100g	120g
サラダ油	小さじ2	大さじ1
お好み焼きソース	大さじ3	大さじ3
かつお節	1パック(4g)	1パック(4g)
青のり	小さじ2	小さじ2
紅しょうが	適宜	適宜

[おすすめ献立例]

＋大豆もやしとわかめの中華風サラダ →p.96

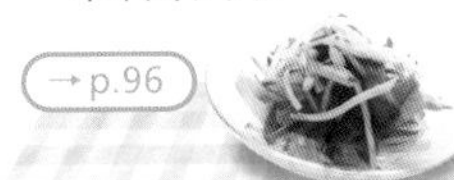

＋スンドゥブみそ汁 →p.101

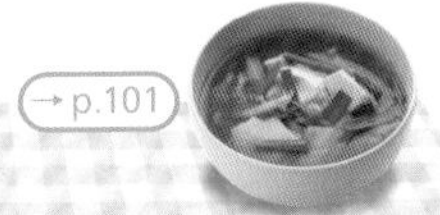

[作り方]

準備

1 キャベツはあらく刻み、長いもはすりおろしてボウルに入れる。そのボウルに卵を割り入れ、桜えび、小麦粉も加えて混ぜ合わせる。

焼く

2 フライパンにサラダ油をしき、豚肉を並べ入れたら火をつけて中火にし、1を流し入れて全体に広げる。

3 弱めの中火にし、ふたをして約7～8分焼いたら、ふたをとって裏返し、こんがりと焼き色がつくまで約5分焼く。器に盛り、お好み焼きソースをぬり、かつお節と青のりをちらし、紅しょうがを飾る。

低カロリーのコツ!

キャベツをたっぷり入れることでかさ増しを。さらに卵と長いもを使い、小麦粉は極力少なめにすることでカロリーをカット、糖質も少なめの主食メニューに仕上がります。

	エネルギー	塩分	糖質
1200～1500kcal	389kcal	1.7g	35.4g
1600～1800kcal	423kcal	1.7g	35.4g

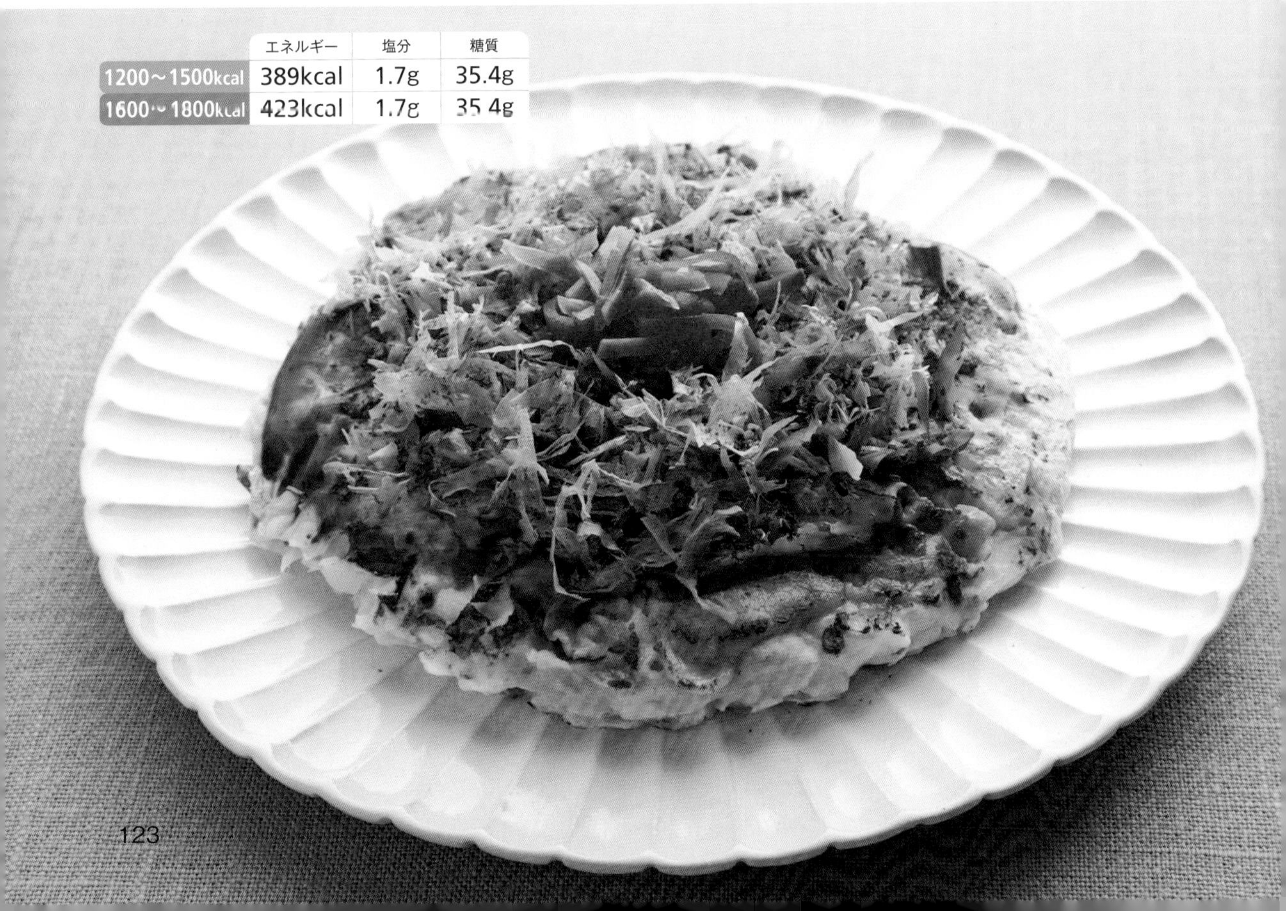

column
4

甘いものは食べてもいいの?

甘いものは適正摂取エネルギーの範囲内でなら、つまり、その分のカロリーを食事の分から減らすか、運動してカロリーを消費するなら食べてもOKです。

ただし、低カロリーなだけでなく低糖質のお菓子を選びましょう。しかしノンカロリー、無糖と明記されていても糖類やカロリーが「ゼロ」ということではないので注意しましょう。

食べる時間も血糖値の上がりやすい夕食後ではなく、エネルギー消費がしやすい午前中や昼間にして、血糖値を上げないようにしましょう。バターやクリームなど油脂類を多く使う洋菓子よりも和菓子のほうが油分が少なくおすすめ。また、自分で作るときに、砂糖の代わりにダイエット甘味料を使うと、カロリーの調節もできるのでよいでしょう。

スナック菓子などは、テーブルの上に置かずに目につかないところにしまっておき、食べる分だけ出して食べるようにしましょう。小さめにカットして、一口食べたらお茶を飲み、一呼吸置いて次の一口……とゆっくり食べると、少量でも満足感が得られます。

間食は習慣になるのが一番よくないので、「週何回まで」、「がんばったときの自分へのごほうび」、「ケーキは家族の誕生日だけ」といったルールを決めておくのもいいですね。

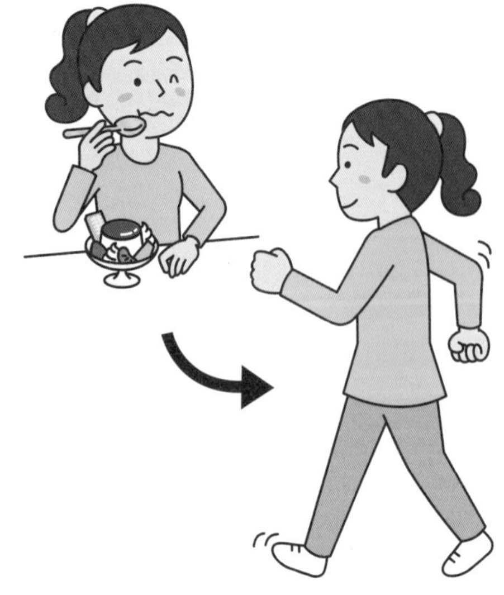

摂取エネルギーに
余裕のあるときのもう１品!

もう一品（低カロリー／デザート）レシピ

摂取エネルギーに余裕があるとき、
もう１品追加したいときに便利な
さらに低カロリーなレシピを12品。
甘いデザートのレシピも6品紹介します。

糸こんにゃくとさやいんげんのきんぴら

かんたん 10分

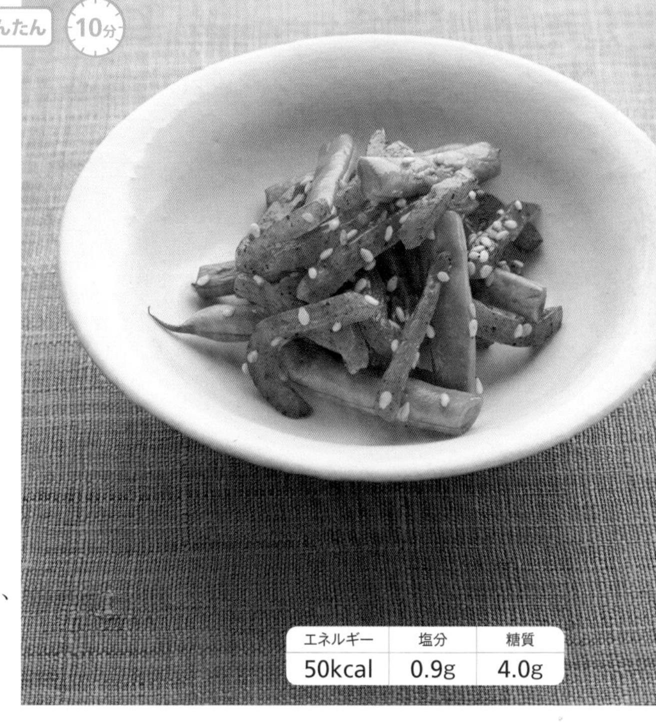

[材料（2人分）]

糸こんにゃく	100g
さやいんげん	6本(50g)
ごま油	小さじ1
A みりん	小さじ1
水	¼カップ
砂糖	小さじ1
しょうゆ	小さじ2
いり白ごま	小さじ1

[作り方]

準備
1 **糸こんにゃく**は塩（分量外）でもみ、水で洗ってからゆでこぼしてアク抜きをし、食べやすい長さに切る。**さやいんげん**は筋を取り、2～3等分に切る。

炒める
2 鍋に**糸こんにゃく**を入れて中火にかけ、水気をとばす。ごま油を加えてさっと炒めたら、**A**を加えて混ぜ、汁気が半分くらいになったら**さやいんげん**を加える。汁気がなくなるまで炒り煮にし、最後にごまを振る。

エネルギー	塩分	糖質
50kcal	0.9g	4.0g

焼きまいたけのおろし和え

かんたん 8分

[材料（2人分）]

まいたけ	1パック(100g)
大根	120g
A 酢	大さじ½
だし汁	小さじ2
砂糖	ひとつまみ
塩	少々
しょうゆ	大さじ½
七味とうがらし	適宜

[作り方]

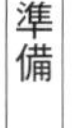

準備
1 **まいたけ**は魚グリルでこんがりと焼き色がつくまで焼き、食べやすい大きさに裂く。**大根**はすりおろして軽く水気を切る。

混ぜる
2 ボウルに**大根**と**A**を入れて混ぜ、**1**のまいたけを加えて和えて器に盛る。七味とうがらしをふる。

エネルギー	塩分	糖質
27kcal	0.7g	3.0g

かぶの甘ゆず漬け

かんたん　作りおき　5分

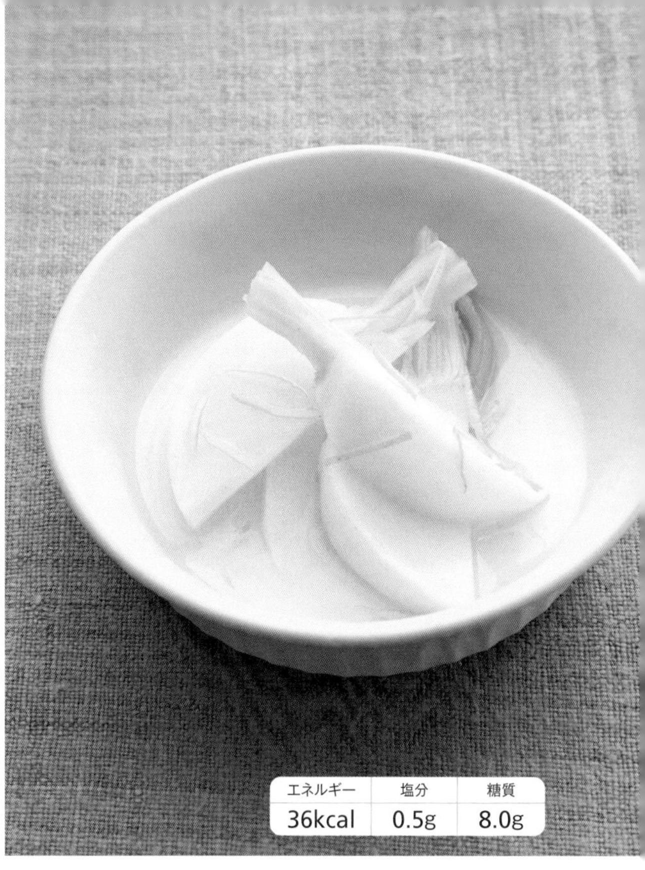

[材料（2人分）]

かぶ	大1個（100g）
ゆずの皮	¼個分
A はちみつ	大さじ1
水	¼カップ
塩	小さじ¼
酢	小さじ2

[作り方]

準備

1 ボウルに**A**を入れてよく混ぜ、6～8等分のくし形に切った**かぶ**を入れ、ラップを落としぶたのようにかけて、電子レンジ（600w）で1分30秒加熱する。

漬ける

2 あら熱が取れたら、せん切りにした**ゆずの皮**を加え、冷蔵庫で冷やす。

エネルギー	塩分	糖質
36kcal	0.5g	8.0g

大根としその梅サラダ

かんたん　作りおき　

[材料（2人分）]

大根	5㎝（100g）
しその葉	4枚
梅干し	1個（8g）
A かつお節	½パック（2g）
砂糖	小さじ⅓
しょうゆ	小さじ⅓

[作り方]

準備

1 **大根**と**しその葉**は、せん切りにする。

2 **梅干し**は種を除いて包丁で細かくたたき、ボウルに入れ、**A**を加えてよく混ぜる。

混ぜる

3 **2**に**1**を加えて、全体を混ぜる。なじんだら器に盛る。

エネルギー	塩分	糖質
16kcal	1.0g	2.2g

きのこのマリネ

かんたん　作りおき　10分

［材料（2人分）］

しめじ	½パック
マッシュルーム	2個
エリンギ	1本
A にんにく（薄切り）	1片分
しょうゆ	小さじ1
レモン汁	小さじ1
はちみつ	小さじ1
オリーブ油	小さじ½
水	大さじ2
塩･こしょう	各少々
パセリ（みじん切り）	大さじ1

［作り方］

準備 **1** しめじは小房にほぐす。マッシュルームは薄切りに、エリンギは縦半分に切って斜め薄切りにする。

煮る **2** 小鍋にAを入れて煮立て、1を入れて2～3分煮る。あら熱が取れたら、そのまま冷蔵庫で冷やし、食べる直前にパセリと混ぜて器に盛る。

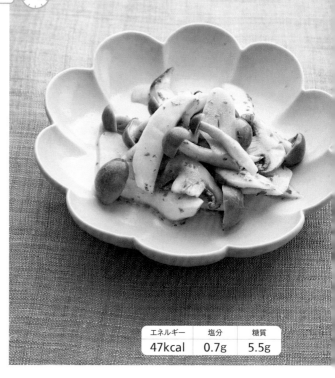

エネルギー	塩分	糖質
47kcal	0.7g	5.5g

ゴーヤのおかか和え

かんたん　作りおき　

［材料（2人分）］

ゴーヤ	½本（100g）
ごま油	小さじ½
A かつお節	½袋（2g）
砂糖	小さじ1
しょうゆ	大さじ½

［作り方］

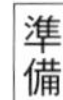 **1** ゴーヤは縦半分に切ってワタを取り、薄切りにする。耐熱ボウルに入れてごま油を全体にまぶし、ラップをふんわりとかけて電子レンジ（600w）で1分加熱したら、さっと洗って水気をしぼる。

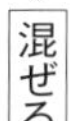 **2** Aをボウルに入れて混ぜ、1を加えて和える。

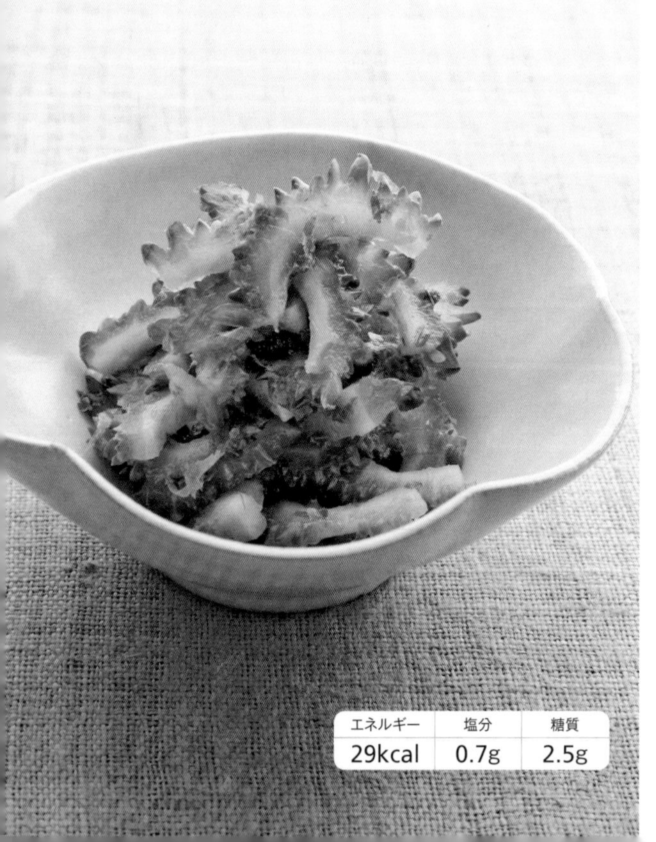

エネルギー	塩分	糖質
29kcal	0.7g	2.5g

◉もう一品(低カロリー)

オクラキムチ

かんたん 作りおき 5分

[材料(2人分)]

オクラ	8本(80g)
白菜キムチ(市販)	60g
しょうゆ	小さじ1/3
のり	1/2枚

[作り方]

準備・混ぜる

1 オクラはさっとゆでて小口切りにする。

2 キムチは大きければ刻み、しょうゆ、ちぎったのり、1とともに和え、器に盛る。

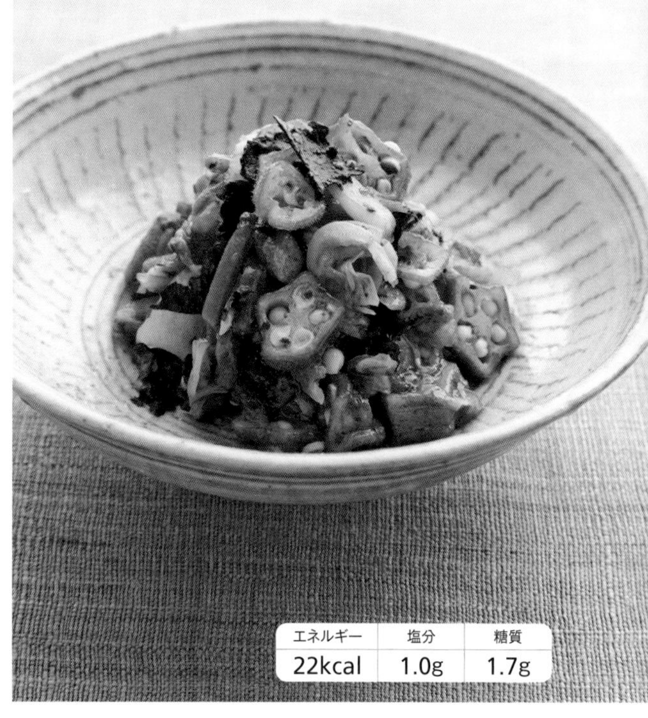

エネルギー	塩分	糖質
22kcal	1.0g	1.7g

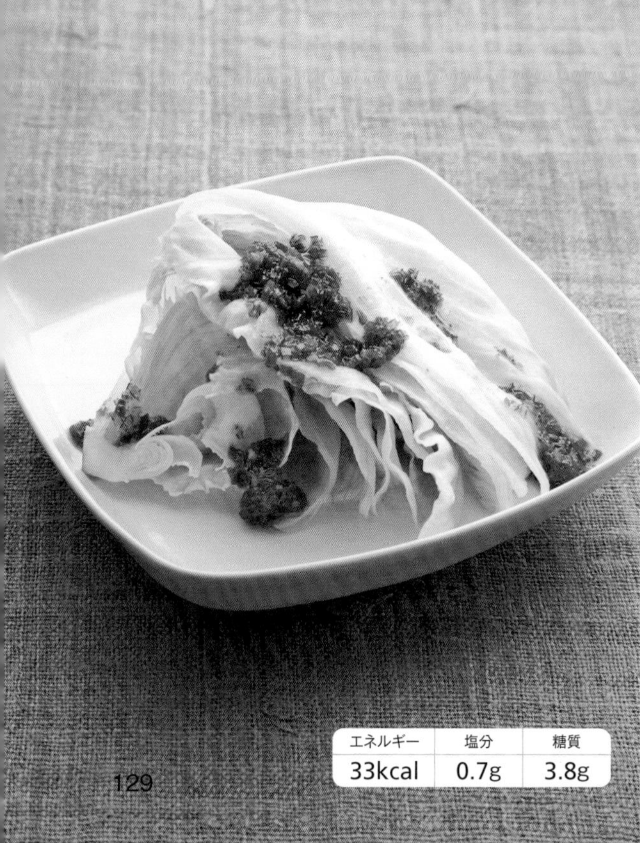

エネルギー	塩分	糖質
33kcal	0.7g	3.8g

蒸しレタスの塩昆布しょうがだれ和え

かんたん 8分

[材料(2人分)]

レタス	1/4個(200g)
塩昆布	8g
A しょうが(すりおろし)	小さじ1
ごま油	小さじ1/2
酢	大さじ1/2
砂糖	小さじ1/2
水	大さじ1と1/2

[作り方]

準備

1 レタスは半分にくし切りし、耐熱皿に並べ入れてふんわりとラップをかけ、電子レンジ(600w)で2分加熱し、そのまま30秒～1分蒸らす。その後、器に盛る。

混ぜる

2 塩昆布は細かく刻み、Aと混ぜて1にかける。

トマトもずく酢

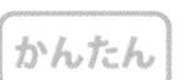

[材料（2人分）]

トマト	1個（150g）
しその葉	3枚
もずく酢（味付け市販）	1パック（100g）

[作り方]

準備 **1** **トマト**はひと口大の乱切りに、**しそ**はせん切りにする。

混ぜる **2** 器に**トマト**を盛り、**もずく酢**をかけてしそをのせる。

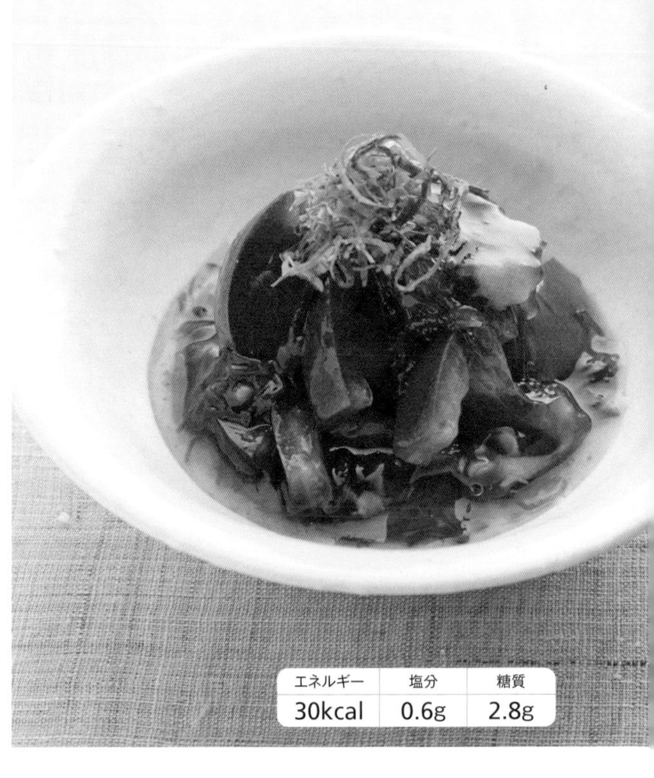

エネルギー	塩分	糖質
30kcal	0.6g	2.8g

ほうれん草とかまぼこの辛子和え

かんたん　作りおき

[材料（2人分）]

ほうれん草	½束（120g）
かまぼこ	30g
A 練り辛子	小さじ½
しょうゆ	小さじ1
だし汁	大さじ1

[作り方]

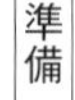
準備 **1** **ほうれん草**はさっとゆでて3cm長さに切り、水気をしっかりとしぼる。**かまぼこ**は細切りにする。

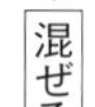
混ぜる **2** ボウルに**A**を入れてよく混ぜ、**1**を加えて和え、器に盛る。

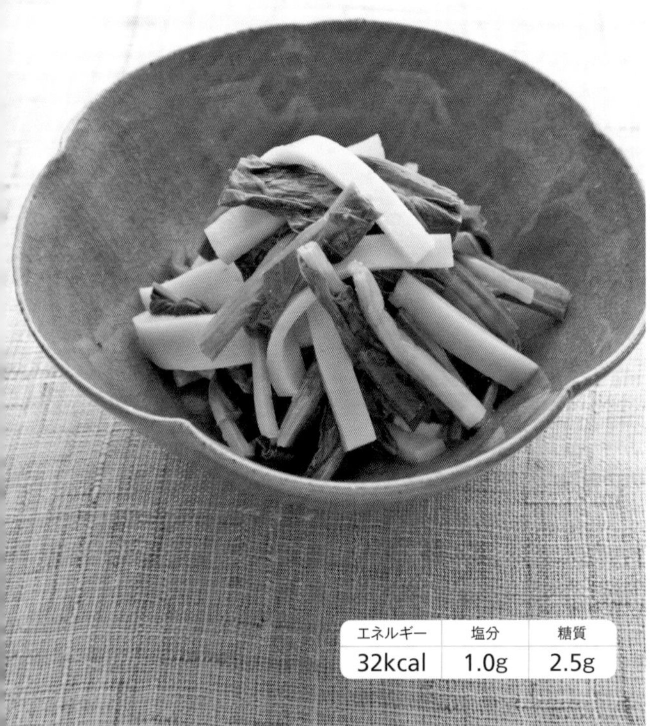

エネルギー	塩分	糖質
32kcal	1.0g	2.5g

ゆで絹さやのしょうがじょうゆかけ

かんたん  5分

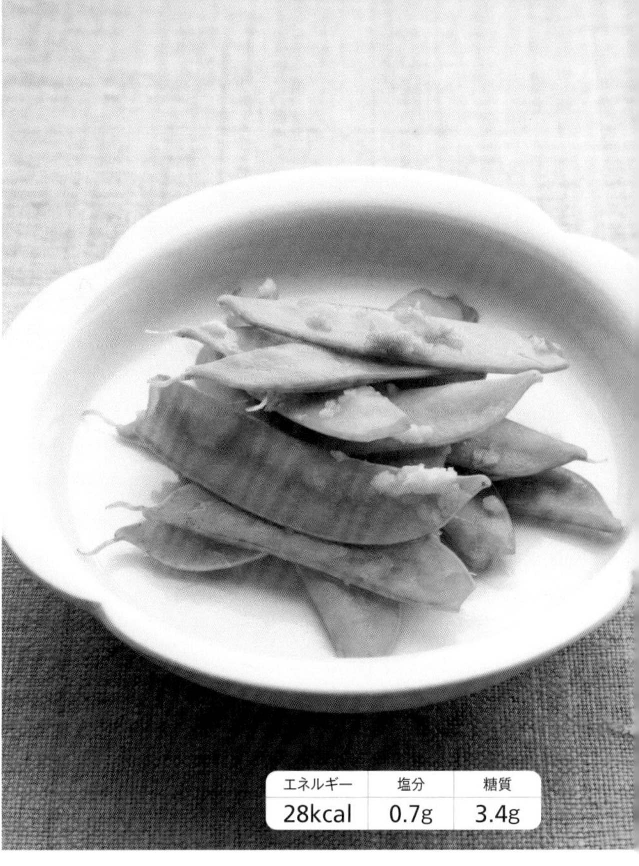

[材料（2人分）]

絹さや	120g
おろししょうが	小さじ1
砂糖	ひとつまみ
しょうゆ	大さじ½

[作り方]

準備 **1** 絹さやは筋を取り、好みの固さにゆでて水気をきる。

混ぜる **2** **1**が熱いうちに砂糖をふりかけ、しょうゆとおろししょうがを加えて和える。

エネルギー	塩分	糖質
28kcal	0.7g	3.4g

セロリのコンソメ煮

13分

[材料（2人分）]

セロリ	大1本（100g）
ベーコン	½枚（10g）
コンソメスープの素	小さじ½

[作り方]

準備 **1** セロリは筋を取ってひと口大の乱切りにする。ベーコンは極細切りにする。

煮る **2** 鍋に**1**を入れて、ひたひたになる程度の水（分量外）とコンソメスープの素を加えて中火にかけ、沸騰したら弱火にして約10分煮る。

エネルギー	塩分	糖質
29kcal	0.6g	1.5g

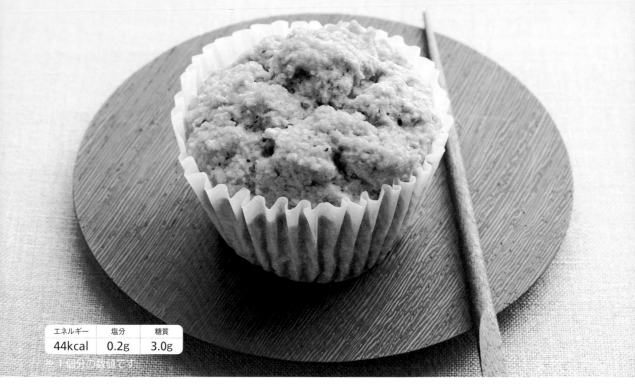

エネルギー	塩分	糖質
44kcal	0.2g	3.0g

※1個分の数値です。

おからを使ったヘルシーケーキ

おから抹茶蒸しケーキ

作りおき　13分

［材料（直径5㎝×高さ3㎝の紙カップ3個分）］

おから	50g
抹茶	3g
牛乳	大さじ1
卵	1個
ダイエット甘味料	砂糖20g分
ベーキングパウダー	小さじ½

［作り方］

準備

1 **おから**は耐熱皿に広げ、電子レンジ（600w）でラップをせずに5分加熱する。加熱後すぐに取り出し上下に混ぜて、あら熱をとる。

混ぜる

2 **抹茶**に**牛乳**を少しずつ加え、なめらかに溶きのばす。

3 ボウルに**卵**をよく溶きほぐし、ダイエット甘味料と**1**、**2**を加えて混ぜる。さらにベーキングパウダーを加え、さっくりと混ぜる。

焼く

4 耐熱皿もしくは紙製のカップなどに**2**を流し入れ、電子レンジ（600w）で2分40秒～2分50秒加熱する。

ふんわり仕上がる低カロリースイーツ

スフレチーズケーキ

作りおき　60分

［材料（15㎝丸型　約6人分）］

卵白	2個分
砂糖	30g
卵黄	2個分
ダイエット甘味料	砂糖60g分
A レモン汁	小さじ1
カッテージチーズ（裏ごしタイプ）	100g
プレーンヨーグルト	100g
薄力粉	20g

［作り方］

準備

1 **卵白**を泡立て、砂糖を2回くらいに分けて加え、そのつどハンドミキサーなどでよく混ぜて、しっかりとしたメレンゲを作る。

混ぜる

2 別のボウルに**卵黄**とダイエット甘味料を入れて白っぽくなるまでよく混ぜ、**A**を入れてハンドミキサーなどでなめらかになるまでよく混ぜる。

3 こし器でふるっておいた薄力粉を入れてさっくりと混ぜたら、**1**のメレンゲの半分を加え、ツヤが出るまで泡立て器でよく混ぜる。

焼く

4 残りのメレンゲを加えてさっくりと混ぜたら、クッキングシートをしいた型に流し入れて表面を平らにならし、170℃に予熱したオーブンで約30～40分焼く。

エネルギー	塩分	糖質
81kcal	0.3g	12.1g

※1切れ分の数値です。

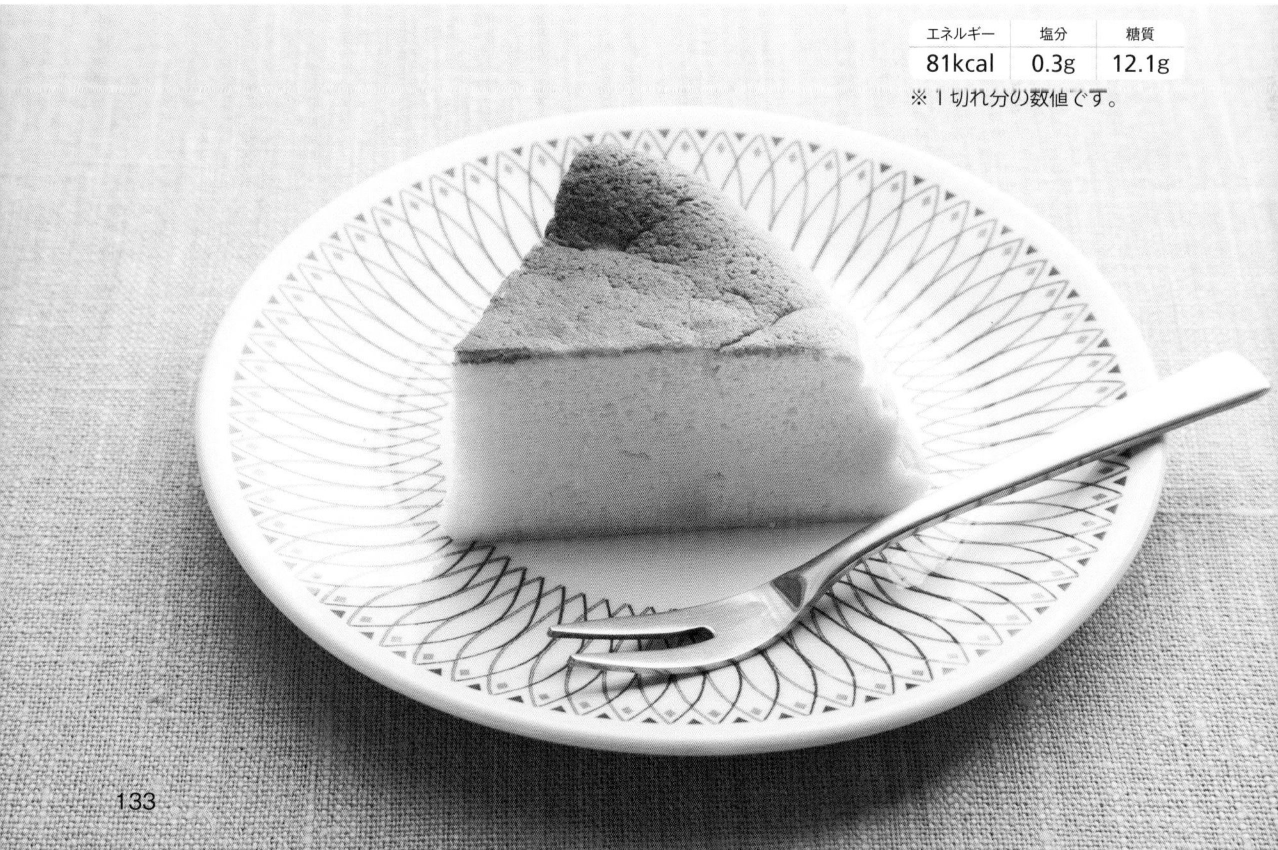

ヨーグルトゼリー

作りおき 15分 （冷蔵庫で冷やす時間は含まず）

［材料（ガラスなどの容器4個分）］

A 低脂肪牛乳	¾カップ
プレーンヨーグルト	200g
ダイエット甘味料	砂糖30g分
レモン汁	小さじ1
粉ゼラチン	5g
水	大さじ3
白桃（缶詰）	½個（60g）
パイナップル（缶詰）	1と½切れ（60g）
ミント	適宜

［作り方］

準備

1 水に粉ゼラチンをふり入れてふやかして、電子レンジ（600w）で30秒加熱して溶かす。

混ぜる・冷やす

2 ボウルに**A**を入れてよく混ぜ、**1**と**レモン汁**を加えて混ぜる。器に入れ冷蔵庫で1～2時間冷やし固める。

3 **白桃**はフォークの背などでつぶしてピューレ状にし、**パイナップル**は細かく刻む。両方を混ぜ合わせ、固まった**2**にかけて、**ミント**を添える。

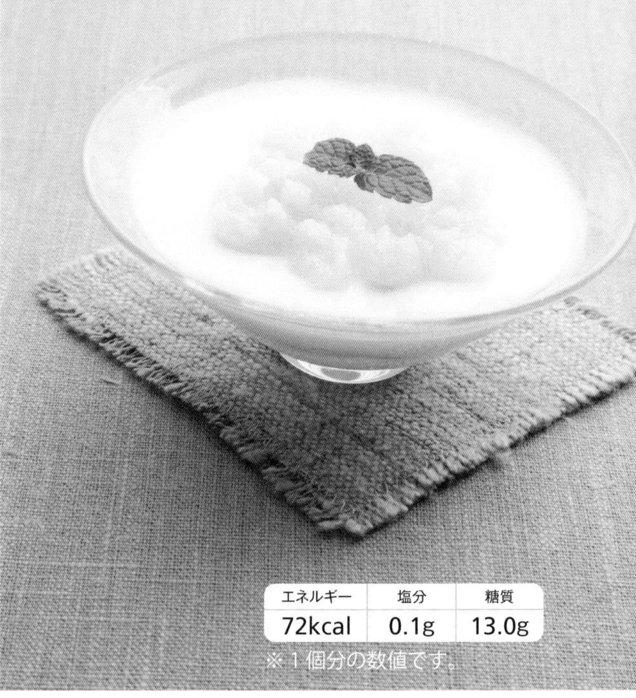

エネルギー	塩分	糖質
72kcal	0.1g	13.0g

※1個分の数値です。

大豆のドラジェ風

作りおき 13分

［材料（4人分）］

炒り大豆	50g
A ダイエット甘味料	砂糖20g分
水	大さじ2
ピーナツバター	20g
砂糖	大さじ1
きな粉	大さじ2

［作り方］

準備・煮る

1 フッ素樹脂加工のフライパンに**A**を入れて弱火で煮詰める。

2 煮詰まってとろみが出てきたら、一度火を止めて**大豆**を入れてからめ、再度弱火で全体にツヤが出るまで味をからめる。

混ぜる

3 大きめのボウルに**きな粉**を入れ、そこにあら熱がとれた**2**を入れて全体に**きな粉**をまぶすよう混ぜ合わせる。

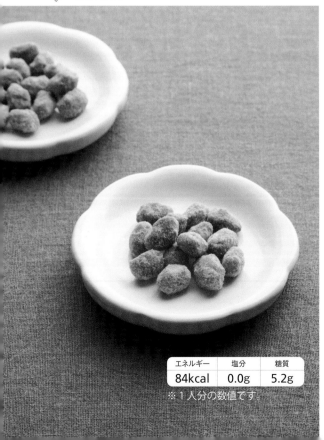

エネルギー	塩分	糖質
84kcal	0.0g	5.2g

※1人分の数値です。

簡単水ようかん

かんたん　作りおき　10分（冷蔵庫で冷やす時間は含まず）

[材料（7×10㎝の流し缶　約5人分）]

こしあん（市販品）	200g
粉寒天	小さじ1（2g）
水	¾カップ

[作り方]

準備・混ぜる

1 鍋に水を入れ、粉寒天をふり入れて火にかけ、木べらでかき混ぜながら煮溶かし、1～2分沸騰させる。

2 **こしあん**を加え、なめらかになるまで混ぜ沸騰したら火を止め、あら熱を取る。

冷やす

3 流し缶（保存容器やバットなどでもよい）に2を流し入れ、冷蔵庫で冷やし固め、切り分けて器に盛る。

エネルギー	塩分	糖質
59kcal	0.0g	8.1g

※1人分の数値です。

里いものアイスクリーム

かんたん　作りおき　10分（冷凍庫で冷やす時間は含まず）

[材料（3人分）]

冷凍里いも	100g
ダイエット甘味料	砂糖30g分
低脂肪牛乳	½カップ
バニラエッセンス	少量

[作り方]

準備

1 全ての材料をミキサーに入れて滑らかになるまで攪拌（かくはん）する。

冷やす

2 バットに流し入れ冷凍庫に入れて2時間たったらかき混ぜ、もう一度1～2時間冷やして器に盛る。

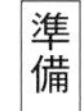

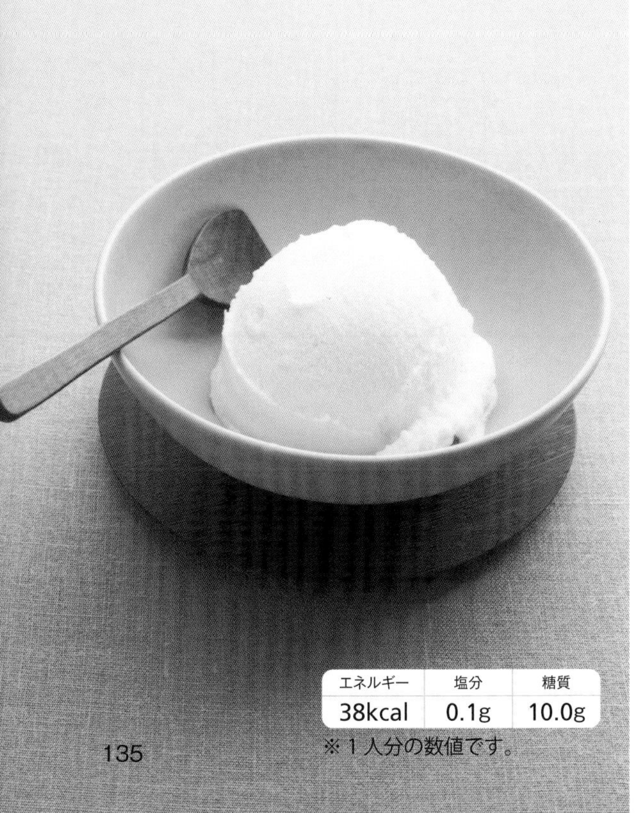

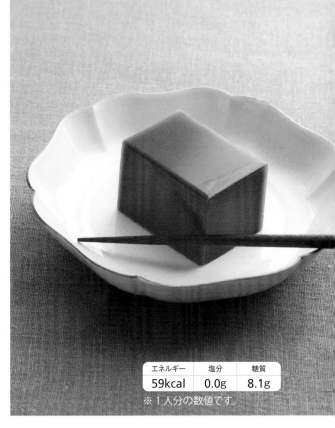

エネルギー	塩分	糖質
38kcal	0.1g	10.0g

※1人分の数値です。

column 5

食べる楽しみを持とう

◎家庭では盛りつけを重視しよう

見た目に美しい料理は、同じ味つけでも、満足感がワンランクアップします。家庭では、食卓がにぎやかになるよう、一品ずつ小さな皿や鉢に盛りつけましょう。

献立は一汁一菜を基本にします。海のもの、山のものを取り入れると、栄養バランスがアップします。彩りも大切。白いもの、緑・黄・赤の濃い色のもの、茶色や黒のものと、いろいろな色の食材を使うと、見た目だけでなく栄養バランスもよくなるのです。

冷凍野菜や乾物をストックしておけば、あと一品ほしいときや、彩りが寂しいなというときに活用できます。また、カロリーが増えない程度に、のりやごま、かつお節、粉チーズなどをトッピングする小ワザも使いましょう。料理に高級感が出て、気持ちまで豊かにしてくれます。

◎飲み会をがまんしない。前日から調整しよう

仕事や付き合いの宴会、親しい友人との飲み会を断る必要はありません。糖尿病があっても血糖コントロールがうまくいっており、合併症や他の病気がないときは、ごく少量なら飲酒できます。

ただし、お酒を飲むとおつまみを食べすぎる傾向があるので、予定が決まっているなら、前日からカロリーを抑えめにしておくこと。外食は味つけも濃いので、自分で味つけも量も調節できる料理（鍋物など）を選びましょう。

アルコールは、水で割れる焼酎やウイスキーのほうが自分で調節できるのでおすすめです。基本的には禁酒がいいですが、仕事上の付き合いなどの場合どうしてもというときは、主治医に相談しましょう。

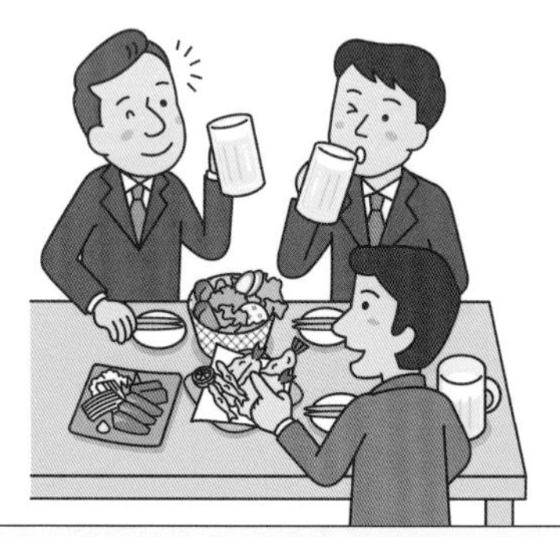

市販のお弁当、外食をうまく利用しよう

◎コンビニ弁当にひと手間かけよう

忙しいなかで食事をすべて手作りするのは、ストレスになる場合も。市販の弁当などはカロリー表示もあるので、うまく利用していきましょう。

市販のお弁当や惣菜は、味つけが濃く、油分も多めに使われています。なるべく、食材が多く使われている幕の内弁当などで栄養バランスをとる、ごはんを残してカロリーオーバーを防ぐ、塩分の少ないものだけ食べる、野菜料理をプラスするなど工夫しましょう。

インスタント麺やスープは、お湯を多めにして味を薄めます。野菜を加えたり、副菜をプラスするなど、ひと手間かけると野菜不足も補えます。

ファストフードは、一般に油と炭水化物が多くなります。フライドポテトをサラダに、飲み物を野菜ジュースにしたりするなど、栄養の偏りを減らしましょう。

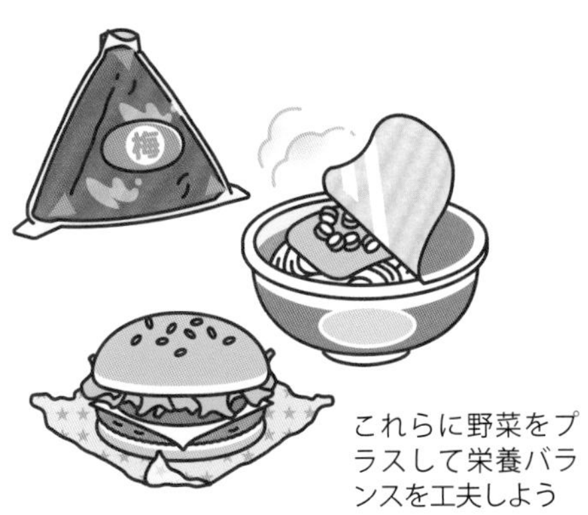

これらに野菜をプラスして栄養バランスを工夫しよう

糖尿病食のレストラン、お弁当を見つけよう

まだ少ないとはいえ、東京、大阪には糖尿病食を専門に扱うレストランができはじめました。糖尿病の専門病院のレストランや、食事療法を指導する栄養士と提携して、患者さん向けのフランス料理や懐石料理を出すホテルのレストランもあります。たまにはこうした料理を食べて、メニューや味つけの参考にするのもおすすめです。

また、自然食レストランの玄米定食や高齢者向けの塩分控えめの定食も、糖尿病の患者さんに向いたメニューが多いので活用しましょう。一方、インターネットの通信販売では、糖尿病患者のための食材や低糖質のパン、麺、お菓子、調味料なども販売されています。

外食メニューカロリー早見表

味が濃いめで、高カロリーになりがちな外食。それぞれのカロリーの目安を覚えておきましょう。外食メニューのカロリーは以下のとおりです。

きつねそば	507kcal
てんぷらそば	552kcal
カレーうどん	456kcal
ミートスパゲッティ	657kcal
カルボナーラ	753kcal
しょうゆらーめん	436kcal
五目チャーハン	503kcal
餃子・焼き（5個）	206kcal
親子丼	621kcal
うな丼	734kcal

牛丼	744kcal
かつ丼	965kcal
いなりずし（3個）	283kcal
チキンドリア	562kcal
オムライス	569kcla
チキンカレー	703kcal
ハンバーグ（和風おろしソース）	275kcal
とんかつ・ロース	473kcal
豚肉のしょうが焼き	281kcal
ハンバーガー	502kcal

※カロリーはお店や地域によって変わります。
目安としてください。

上村泰子・片山隆司監修『目で見る食品カロリー辞典　ヘルシー＆肥満解消』2013～14年版（学研プラス）参照

外食をするときの工夫

和食は揚げ物が入っていなければカロリーは低いですが塩分が高め、中華は油・炭水化物・野菜とも多め、洋食は肉に偏りがちという傾向があります。それぞれの長所と短所を知って、外食をするときの参考にしてみましょう。

外食メニューでは定食がおすすめですが、定食がないときはごはんや麺を少し残し、野菜の副菜や汁物を加えて、足りない栄養素を補います。

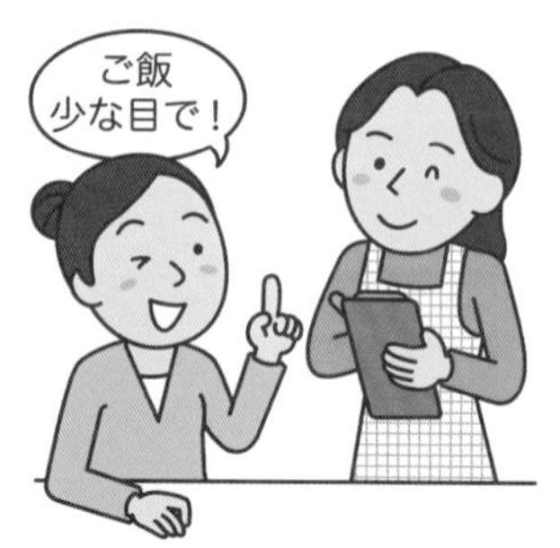

糖尿病と向き合うための
知識満載！

糖尿病の
基礎知識

「糖尿病の自覚症状は？」

「食事療法とは？」

「どんな運動がいいの？」など

病気に関する情報を紹介しています。

糖尿病の診断とは？

どんな病気？

糖尿病は、**血液中のブドウ糖の濃度（血糖値）が慢性的に高くなる病気**です。初期にはあまり自覚症状がありません。

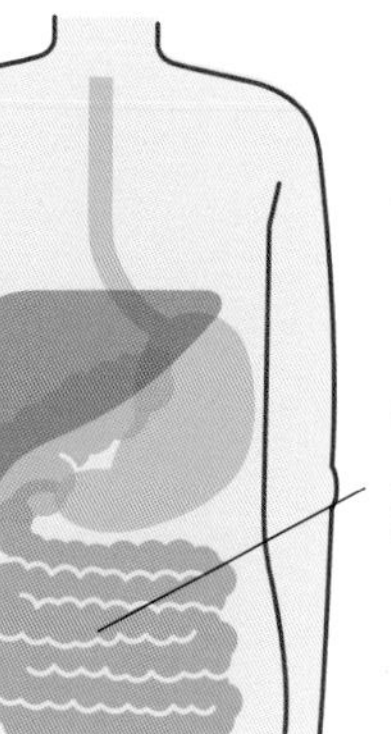

食事をとると、食道→胃→腸を通り消化される。

膵臓からインスリンが分泌

ブドウ糖が血液中に入り、肝臓へ運ばれ、血糖値が上がる。

食べ物で血糖値が上がる

食べ物を食べると、血糖値が上がり、膵臓のランゲルハンス島というところにある、膵臓β細胞からインスリンというホルモンが分泌されます。インスリンは、血糖値を低下させ、細胞内にブドウ糖を運んでエネルギーに変えるなどの働きをしています。

その流れは次のようなものです。

①食事からとった糖質がブドウ糖に消化される
②ブドウ糖は小腸から吸収される
③血液中に入り、肝臓に運ばれる
④膵臓からインスリンが分泌される
⑤ブドウ糖は肝臓を通って全身に運ばれ、細胞内に取り込まれエネルギー源として使われる

ほか、余ったものは脂肪組織に蓄積されます。

このとき、何らかの原因でインスリンの分泌量が少なかったり、インスリンの働きが悪くなる（インスリン抵抗性）と、血液中にブドウ糖が余り、血糖値が高い状態が続くのです。

1型、2型糖尿病の違い

糖尿病にはいくつかのタイプがあります。

1型糖尿病とは膵臓β細胞が破壊されてインスリンが作れない病気で、多くは若い人に発症します。

2型糖尿病とはインスリンの分泌量が不足したり、インスリンの働きが悪くなるもので、食生活や運動不足などの生活習慣がその発症に大きく関与しています。日本の糖尿病患者の95％は、この2型糖尿病です。

その他の糖尿病のタイプ

他には、遺伝子の異常や他の病気、薬剤によって起こるものや、妊娠中に発症する糖尿病があります。

糖尿病と境界型

『明解！あなたの処方箋　最新版 本気で治したい人の糖尿病』（学研プラス）

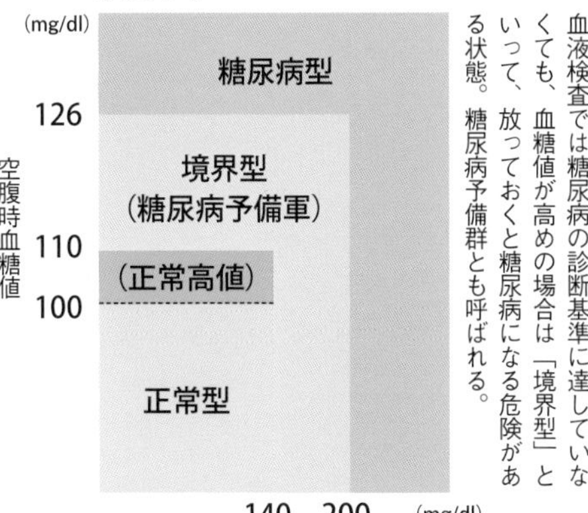

血液検査では糖尿病の診断基準に達していなくても、血糖値が高めの場合は「境界型」といって、放っておくと糖尿病になる危険がある状態。糖尿病予備群とも呼ばれる。

糖尿病の診断基準

（日本糖尿病学会、2010 年７月１日より施行）

	検査項目	基準値
1	空腹時血糖値	126mg/dl 以上
2	随時血糖値	200mg/dl 以上
3	75g 経口ブドウ糖負荷試験（2時間血糖値）	200mg/dl 以上
4	HbA1c 値	6.5% 以上

１～３のいずれかに該当し、かつ４に該当すれば糖尿病と診断。
１～３のいずれかに該当し、かつ糖尿病の典型的な症状（口渇、多飲、多尿、体重減少）もしくは確実な糖尿病網膜症が存在すれば糖尿病と診断。
４のみ該当した場合は、１カ月以内の血糖検査で確認。

患者数と予備軍の推計

▶「糖尿病が強く疑われる人」、「糖尿病の可能性を否定できない人」の推計人数の年次推移（20歳以上、男女計）

	H14	H19	H24	H28
糖尿病が強く疑われる人	740万人	890万人	950万人	1,000万人
糖尿病の可能性を否定できない人	880万人	1,320万人	1,100万人	1,000万人
糖尿病が強く疑われる人と糖尿病の可能性を否定できない人	1,620万人	2,210万人	2,050万人	2,000万人

この調査では、平成 28 年の時点で「糖尿病が強く疑われる人」と「可能性を否定できない人」（予備群）を合わせると 2,000 万人で、国民の５人にひとりが糖尿病または糖尿病予備群ということになる。平成 24 年以降、総数が減少している。

熊本宣言から

▶血糖コントロール目標

	コントロール目標値(注4)		
目標	血糖正常化を目指す際の目標（注1）	合併症予防のための目標（注2）	治療強化が困難な際の目標（注3）
HbA1c（%）	6.0 未満	7.0 未満	8.0 未満

注1：適切な食事療法だけで達成可能な場合、または薬物療法中でも低血糖などの副作用なく達成可能な場合の目標とする。
注2：合併症予防の観点から HbA1c の目標値を７％未満とする。対応する血糖値としては、空腹時血糖値 130mg/dl 未満、食後２時間血糖値 180mg/dl 未満をおおよその目安とする。
注3：低血糖などの副作用、その他の理由で治療の強化が難しい場合の目標とする。
注4：いずれも成人に対しての目標値であり、また妊婦例は除くものとする。
（日本糖尿病学会　第 56 回日本糖尿病学会年次学術集会にて「熊本宣言 2013」より）

HbA1cとは？

血糖値は直前の食事などにより変化するため、検査の日にたまたま血糖値が低いと、糖尿病は見逃されてしまいます。

これに対し、ＨｂＡ１ｃ（ヘモグロビン エーワンシー）とは赤血球の中にあるヘモグロビンとブドウ糖が結びついたもので、その値は、過去１～２カ月の血糖値の状態を反映するものです。したがって、新しい診断基準では血糖値に加えてＨｂＡ１ｃ値も診断基準に取り入れられました。

「熊本宣言２０１３」にあるように、糖尿病と診断された人は、その合併症の発症を防ぐためにはＨｂＡ１ｃ７％以下を目標に治療します。また、検査の結果、糖尿病ではないと診断されても血糖値が高めの場合は、糖尿病予備軍と呼ばれます。このページ左上の「糖尿病と境界型」の表の中の「境界型」に当てはまる場合は、発症の危険性が高くなります。

糖尿病の自覚症状をチェック

チェック項目 当てはまるものに、チェックしてみましょう。

血糖値が高めで、いずれかに当てはまると糖尿病の進行の可能性があります。

- □ このごろ太ってきた、逆にやせてきた
- □ 手足がしびれたり、ピリピリする
- □ とてものどがかわく
- □ 視力が落ちた気がする
- □ 甘いものが急にほしくなる
- □ 尿の量が多く、何度もトイレに行く
- □ ちょっとしたやけどや傷の痛みを感じない
- □ 全身がだるい、疲れやすい
- □ 食べているのに、体重が減る

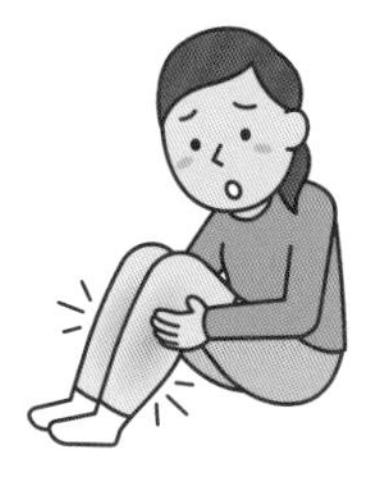

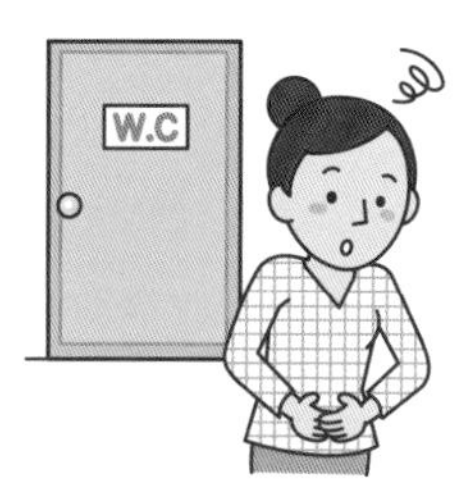

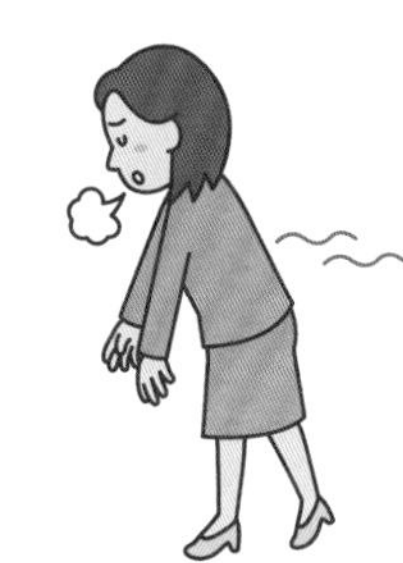

初期にはほとんど無症状

糖尿病が進行して血糖値がかなり高くなると

①尿に糖が出て、水分もいっしょに出るため、尿の量が多くなる（多尿）

②多尿のため、からだが脱水症状になりのどが渇く（口渇・多飲）

③糖の不足を補うために、たんぱく質や脂肪がエネルギー源として使われ、体重減少や倦怠感が出る

といった症状があります。ただし軽症では尿に糖が出ない人もいるため、尿検査でなく血液検査が必要です。

1型糖尿病では血糖値が急に高くなり、ケトアシドーシスを起こして意識が低下することもあります。

これに対し、2型糖尿病はゆっくりと進行していくため、初期にはほとんど症状がありません。逆に体調がよいと感じたり、体重が増えることもあります。しかし、5年、10年と高血糖が続くと、いろいろな合併症があらわれることになります。

肥満度チェック

糖尿病患者の多くを占める２型糖尿病の場合、肥満のある人が多くいます。肥満度をチェックしてみましょう。

BMI計算法

$$\mathrm{BMI} = \frac{体重(\mathrm{kg})}{身長(\mathrm{m}) \times 身長(\mathrm{m})}$$

標準体重

$$身長(\mathrm{m}) \times 身長(\mathrm{m}) \times 22 = \boxed{}\ \mathrm{kg}$$

※ P10の身体活動量をかけると適正摂取エネルギー量が算出できます。

肥満度の判定基準（日本肥満学会2016）

BMI	判定
18.5未満	→低体重（やせ）
18.5以上～25未満	→普通体重
25以上～30未満	→肥満（1度）
30以上～35未満	→肥満（2度）
35以上～40未満	→肥満（3度）
40以上	→肥満（4度）

食べすぎで肥満気味の人は糖尿病になりやすいと言えます。肥満かどうかの判定には、身長と体重から計算するBMI（Body Mass Index: 肥満指数）が使われています。

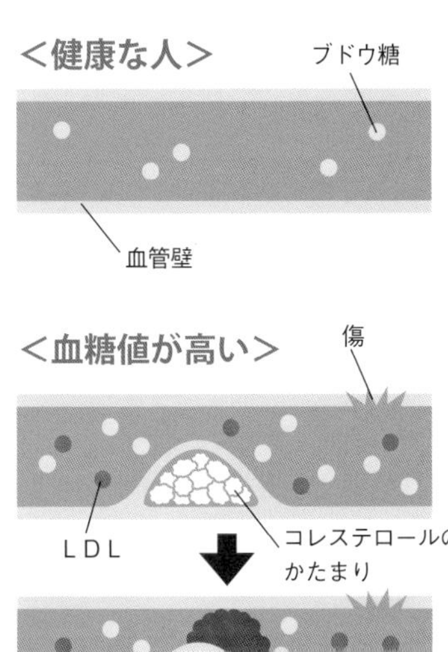

高血糖が続くと

高血糖とは血液の中にブドウ糖がたくさんある状態です。ブドウ糖が常に多いと、血管の内側の壁を傷つけることになります。

すると、ＬＤＬコレステロールが血管壁に入りこんで、血管内にコブができ、血管が硬くなります。これが動脈硬化の状態です。動脈硬化が進むと、血管にできたコブが壊れ、その傷を修復するために血小板が集まってきて血栓（けっせん）ができます。

糖尿病予備群の段階でも高血糖が続くと、動脈硬化は全身の血管で静かに進行していきます。

こんなサインに要注意!!

毛細血管、神経、自律神経などに異常のサインがあらわれます。痛みを感じる神経にも障害が出るため、痛みに気づきにくくなり、気づいたときには合併症が進んでいることもあります。

目

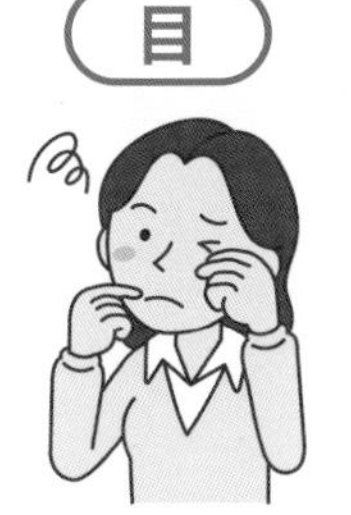

目がかすむ、視力が低下した

足

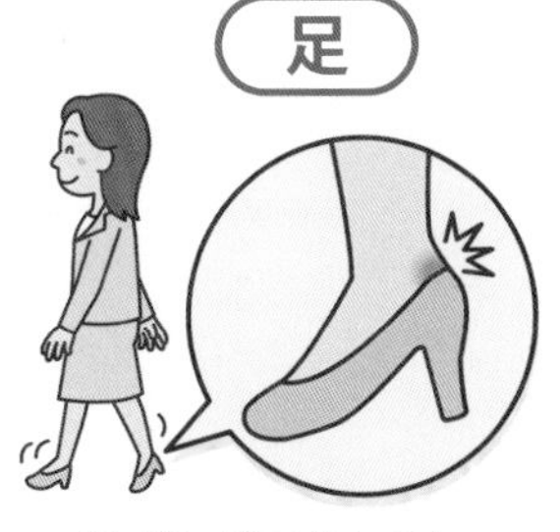

靴ずれができたのに気づかなかった

便秘

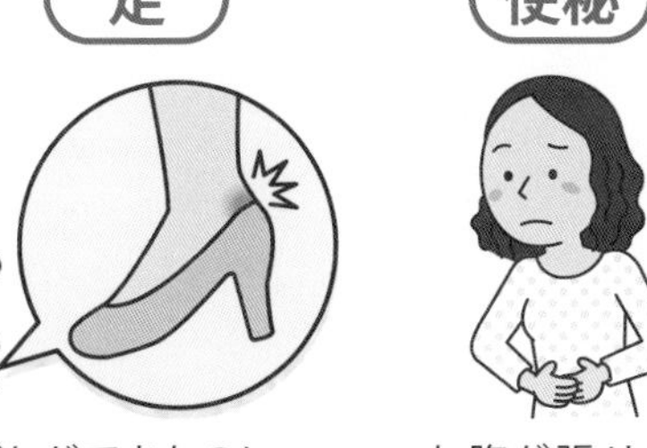

お腹が張り、便秘がちだ

その他にも注意したいこと

- 手足がしびれる
- あちこちがかゆい
- 歯ぐきから血が出る

要因は生活習慣が関わる

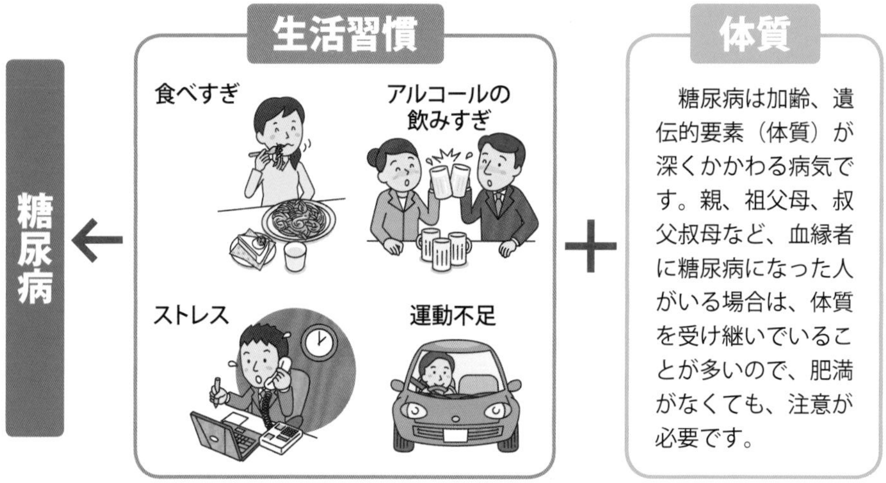

生活習慣

食べすぎ

アルコールの飲みすぎ

ストレス

運動不足

＋

体質

糖尿病は加齢、遺伝的要素（体質）が深くかかわる病気です。親、祖父母、叔父叔母など、血縁者に糖尿病になった人がいる場合は、体質を受け継いでいることが多いので、肥満がなくても、注意が必要です。

→ 糖尿病

2型糖尿病の要因は生活習慣

2型糖尿病はその発症に日常の生活習慣が深く関与しているため「生活習慣病」といわれています。

①食べすぎ

食生活が貧しかった一昔前、糖尿病は「ぜいたく病」といわれ、裕福な人の病気と見なされていました。しかし現代日本ではだれでもお腹いっぱい食べられるようになりました。

外食産業が発達し、いたるところにコンビニエンスストア、自動販売機があり、自分で調理しなくても、いつでもどこでも飲食が可能です。

こうしたことから**常に適正な摂取エネルギーを上回るカロリーオーバー状態が続き、高血糖になります**。その結果、内臓脂肪型の肥満が増えてきたため、メタボリックシンドロームの検査が健康診断に加わりました。

②運動不足

食事をして血糖値が上がっても、運動をすれば血糖値は下がります。

しかし今、日本では子どものときから、外遊びよりも室内でゲームなどで遊ぶことが増え、体力が低下しています。また、都会よりも、電車やバスの交通の便が悪い地方のほうが1人1台の車社会で、運動不足が深刻だともいわれます。

デスクワークや、座っての作業が多い現代人は**意識して体を動かさないと運動不足になり、血糖値が上がりっぱなしになってしまう**のです。

③不規則な生活

食事時間が不規則で、朝食は食べたり食べなかったり、夕食は深夜で、食べたらすぐ寝る。そんな生活では、膵臓（すい）が悲鳴を上げ、**血糖値を下げるインスリンを出す細胞が疲れてしまいます**。

④ストレス

ストレスが強いと、血糖値は上がり、心臓がドキドキしたり、口が渇いたり、手足が震えたりします。これは、太古に動物に襲われるなどの危険に遭遇したときに、逃げるために筋肉を動かす準備をした記憶によるものではないかという説もあります。

ストレスを感じやすい人は、**高血糖になることが多くなり、糖尿病にかかりやすくなります。**

⑤加齢

２型糖尿病は、**長い間の生活習慣の結果起こることが多く、必然的に加齢によりかかる割合が高くなります。**２００８年に発表された厚生労働省「中高年者縦断調査」では、医師から診断されている病気で、「高血圧」（21・０％）、「高脂血症」（11・８％）に次いで第３位が「糖尿病」（８・１％）でした。

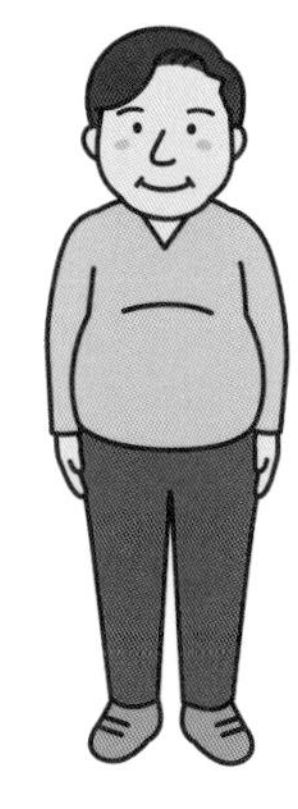

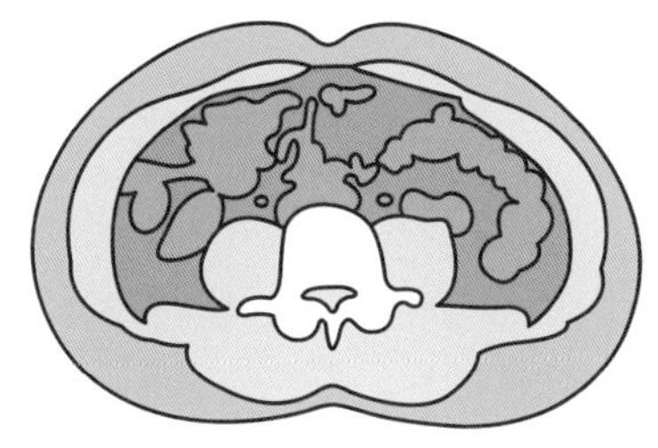

腹部のCTスキャン

内臓脂肪型肥満

内臓脂肪型肥満は、食べすぎにより腹腔内の腸間膜などに脂肪がたまる状態です。これに加えて高血圧、高血糖、脂質異常症のうち、2つ以上を合併する状態をメタボリックシンドロームといい、動脈硬化の危険がさらに高まります。

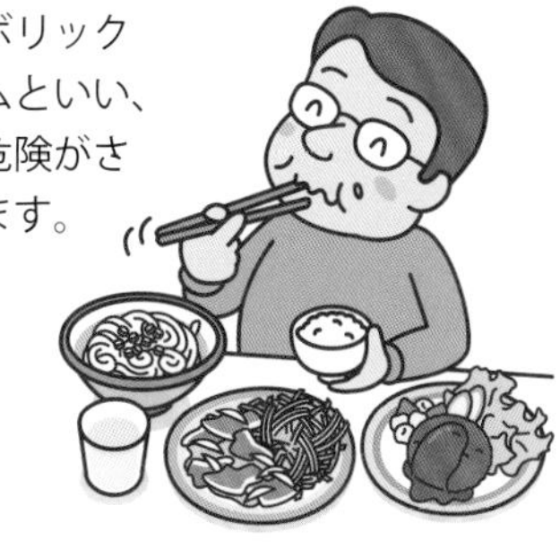

メタボの診断基準

腹囲が、男性　85cm以上、女性　90cm以上であり、さらに①血清脂質の中性脂肪が150mg/dl以上かつ／またはHDLコレステロールが40mg/dl未満。②血圧の収縮期血圧が130mmHg以上かつ／または拡張期血圧が85mmHg以上。空腹時血糖値が110mg/dl以上。これら3項目のうちで2項目以上に当てはまるとメタボリックシンドローム（内臓脂肪症候群）と診断されます。

日本人と欧米人の違い

日本人を含む東アジア人は、欧米人に比べ、軽度の肥満でも糖尿病や他の生活習慣病にかかりやすいことが知られています。農耕民族であった歴史が関係しているのではないかという説もありますが、はっきりした原因は解明されていません。自分はそこまで太っていないから大丈夫と油断してはいけません。

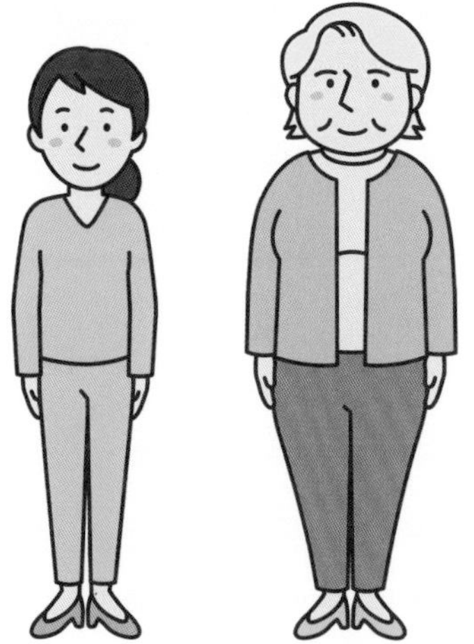

糖尿病の治療法① 生活習慣を見直す

糖尿病治療の全体像

糖尿病治療の第一目標は、合併症の発症・進行を予防するために高血糖を是正すること、つまり**血糖コントロールをすること**です。血糖コントロールの手段は食事・運動を含む生活習慣の改善、すなわち**食事療法**と**運動療法**、それに加えて**薬物療法**の三つが柱となります。入院には、糖尿病が悪化して入院するものと、血糖コントロールの方法を学ぶ教育入院があります。

生活改善

＋

運動

＋

食事

これで改善しなければ……

薬

＋

入院

食事療法

食事療法は糖尿病の根幹です。運動療法や薬物療法も、食事療法ができなければ効果があらわれません。

食事療法の中でも、**摂取エネルギーを適正な量に抑えること、栄養バランスをとること**が重要です。2型糖尿病の場合、食事療法ができれば、7割の人は血糖コントロールが良好になるといわれています。

カロリー計算された食事・食材、栄養計算が簡単にできるパソコンのフリーソフトなども活用しましょう。

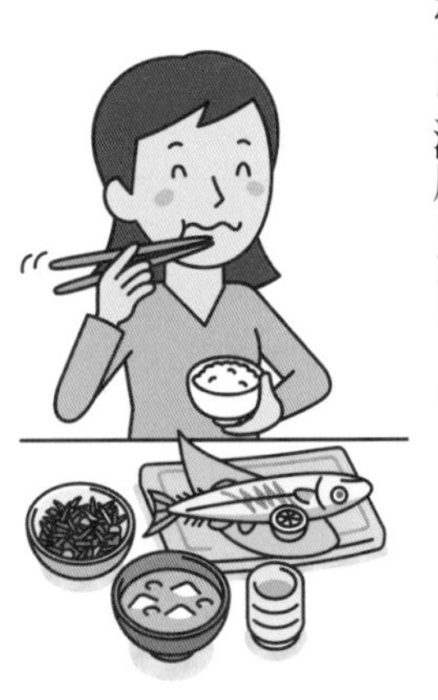

血糖の自己測定

血糖コントロールを行うには、携帯用の血糖測定器を使い、自分の血糖値を測定する「血糖値自己測定法」が近年注目されています。

血糖値を測定し、これをグラフ化すれば、どんな食事をすると血糖値が上がるか、どのくらい身体を動かすと血糖値が下がるかということが一目瞭然です。**「血糖値の見える化」**とも言われるこの方法は、自分で血糖値をコントロールする際のモチベーションを上げます。血糖測定器は薬局などで市販されています。測定法は医師・看護師や薬剤師に指導してもらうようにしましょう。

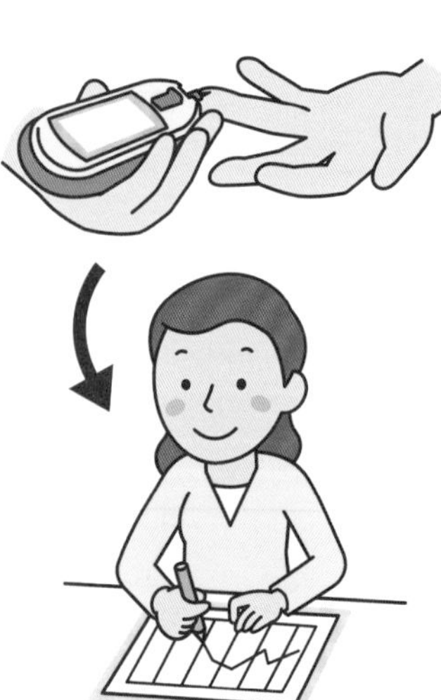

メタボ予防・体重管理をしよう

糖尿病と内臓脂肪型肥満、高血圧、脂質異常症が合わさると、動脈硬化の危険性が高まります。一つでもリスクを減らすことが大切で、それに役立つのが**肥満予防**です。

毎日体重を計り、肥満にならないよう注意しましょう。

<互いに絡み合う動脈硬化の図>

糖尿病 ⟷ 肥満
高血圧 ⟷ 脂質異常症
↓
動脈硬化

互いに関連し合うことで動脈硬化を進展させます。「死の四重奏」「シンドロームX」と呼ばれていましたが、今では「メタボリックシンドローム」という名称に統一されました。

ストレスと不眠は医師に相談を

ストレスが高いと血糖値が上がります（→P144参照）。また、ストレスが強くなると、精神的に不安定な状態になり、ストレス解消の手段として、過食になったり、お酒の量が増えたりすることもあります。

ストレスにより不眠になり、睡眠不足がストレスを高めるという悪循環に陥ることもあります。

放っておくと、精神的な障害が出現することもあるため、糖尿病で眠れない人、ストレスの強い人は、早めに医師に相談するようにしましょう。

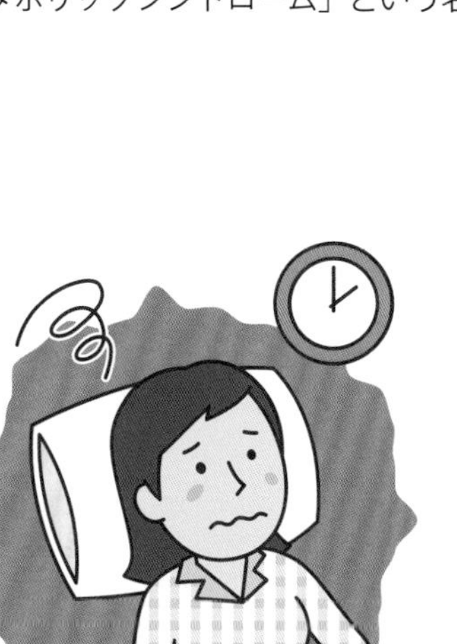

禁煙・卒煙しよう

喫煙は糖尿病や高血圧と並び、動脈硬化のリスクを高めます。

糖尿病の人は、狭心症や心筋梗塞になるリスクが、糖尿病ではない人の2倍以上になります。

禁煙すると体重増加や肥満になるといって禁煙しない人がいますが、禁煙によって得られるメリットは、糖尿病の人にも大きいことがわかっています。やめてからの期間が長いほど、禁煙のもたらす効果は強くあらわれます。たばこをやめればその日から寿命を延ばすこともわかっていますから、何歳になってからでも遅すぎることはありません。

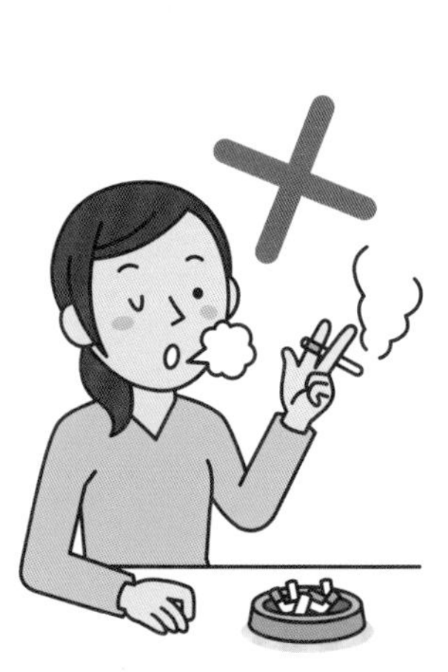

糖尿病の治療法② 1日30分の運動を

運動と血糖

糖尿病治療において**運動療法と食事療法は、両者を一緒に行うと効果が一層高まります。**

運動すると、エネルギー源として血中のブドウ糖を使うことになるため血糖値が一時的に下がります。

定期的に運動をすると、2型糖尿病の人に多い肥満は解消されるとともに、インスリンの働きがよくなります。

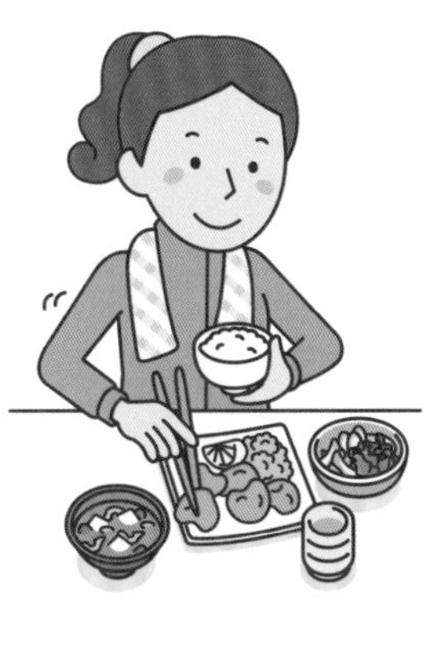

運動は1回30分以上週3回

運動を始めると、まず、筋肉に蓄えられているグリコーゲンがエネルギー源として使われ、15～20分で血液中のブドウ糖が、さらに続けると、内臓脂肪がエネルギーとして使われます。

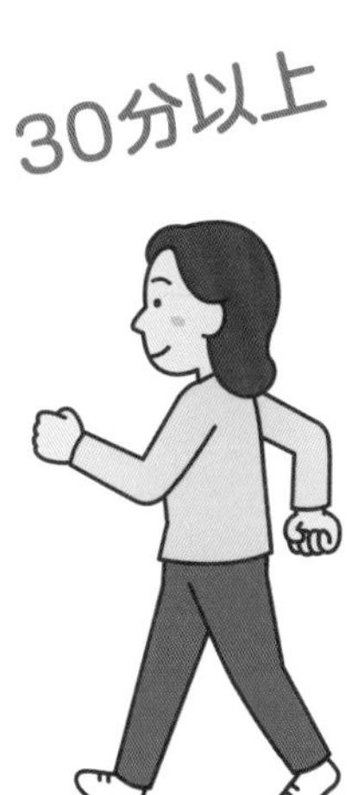

運動によって、骨格筋に取り込まれる血液中のブドウ糖が増加するため、血糖値は下がります。運動の効果を維持するためには、**1回30分以上で週に3回以上の運動を行うことを目標**にしましょう。

また、**運動は食後1～2時間後の、血糖値が最も高くなっているとき**に行うのが効果的です。

どんな運動が効果的？

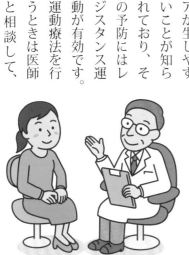

運動には、酸素を十分に取り入れて行う**有酸素運動**と、筋肉に負荷をかける動きを繰り返し行う**レジスタンス運動**があります。

血糖や脂肪を効率よく燃焼させ、リズミカルに全身運動を行う**有酸素運動が肥満の解消には効果的**です。

例えば、ウォーキング、ゆっくりめのジョギング、サイクリング、水泳などがあります。中程度の強さ（ちょっときついと感じるくらい）で、少し汗ばむぐらいが目安です。

スクワットや腕立て伏せ、ダンベル体操などの**レジスタンス運動は、筋肉量増加と筋力を上げる効果**があります。糖尿病の人は、筋肉量が低下するサルコペニアが生じやすいことが知られており、その予防にはレジスタンス運動が有効です。

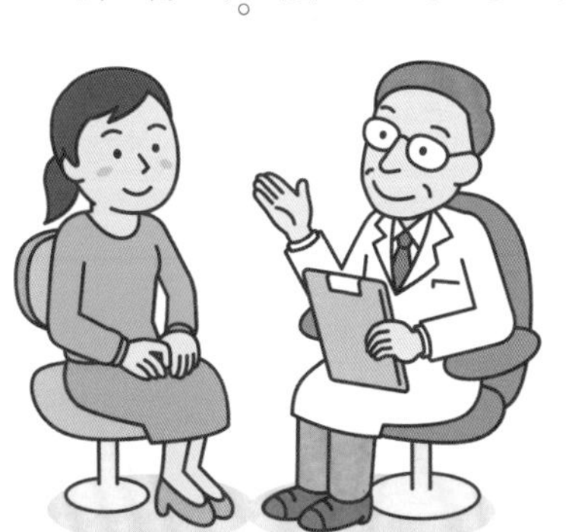

運動療法を行うときは医師と相談して、

こんなにある定期的な運動の効果

定期的な運動は、インスリンの働きをよくするだけでなく、さまざまな効果をもたらします

内臓脂肪の減少

運動すると、筋肉内のグリコーゲン、血液中のブドウ糖、内臓脂肪の順にエネルギー源として使われる。

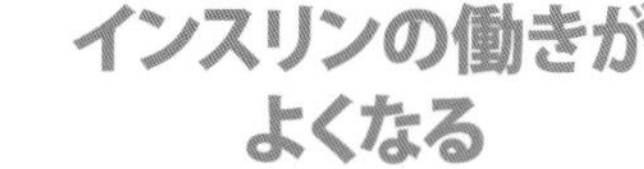

インスリンの働きがよくなる

筋肉での血流がよくなりインスリンが働きやすくなる。

インスリンを作る力がつき、血糖コントロールがよくなる

インスリンが働きやすくなるため、膵臓の負担が軽くなり、インスリンを作る力がつき、血糖コントロールがよくなる。

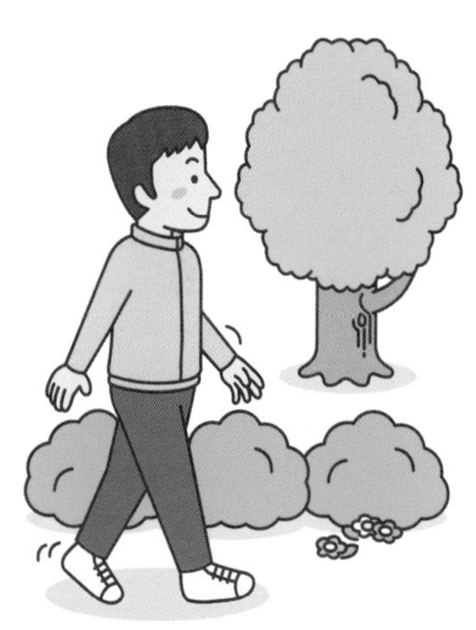

血糖コントロール以外の効果

血圧が下がる
血流がよくなるため、血圧が下がる。

体力がつく
心肺機能が上がる。筋力がつく。骨が丈夫になる。

脂質異常が改善される
血液中の中性脂肪が分解されエネルギーとして使われる。善玉コレステロールといわれるＨＬＤコレステロールが増える。

ストレスの解消
気分転換ができ、ストレスが解消されて血糖値が下がる。

老化の防止
身体を動かすことで、脳が活性化され、老化を防ぐ。

有酸素運動とレジスタンス運動の両者を行うことが重要です。

ウォーキングをはじめてみよう

有酸素運動の中では、ウォーキングがおすすめ。食後1時間後ぐらいに、**30分以上で週3日以上を目標**としてみましょう。まずは普段より1千歩多く歩くように心がけましょう。

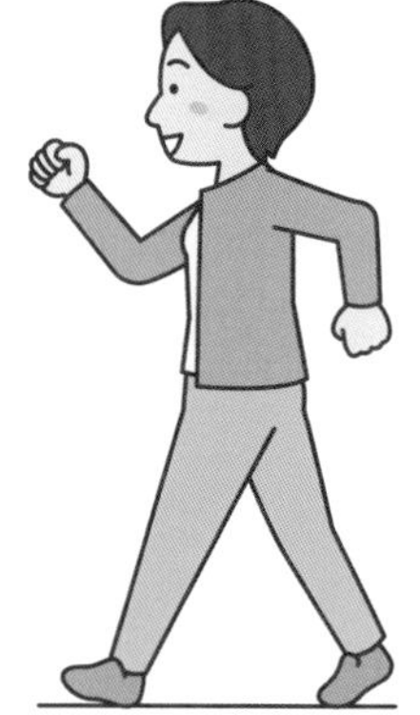

運動療法が向かない人もいます

1型糖尿病の人や血糖コントロールの状態が悪い人、合併症が進行している人、骨や関節の病気がある人など、運動療法が向かない人もいます。これらの人は運動してよいか、医師とよく相談するようにしてください。

糖尿病が引き起こす合併症

三大合併症の時間的推移

糖尿病の人が治療せずに、血糖値が高いまま放っておくと、いろいろな病気が全身で進行します。

糖尿病が原因となっておこる病気を**糖尿病合併症**といい、糖尿病合併症は失明や足の切断、人工透析など著しくＱＯＬ（生活の質）を低下させ、生命にもかかわる危険なものです。

なかでも、**糖尿病網膜症、糖尿病腎症、糖尿病神経障害は三大合併症**と呼ばれます。合併症のあらわれる順番、あらわれ方は人により違いますが、神経障害に最初に気づく人が多いといわれます。

糖尿病神経障害
〈発症２、３年目ごろから〉
手足にしびれ、痛みなど

血管が傷つくと何が起こるの?

◎神経で何が起こるの?

高血糖が続くと、まず細小血管が血流障害をおこし、血管が傷ついて硬く、もろくなったり、神経細胞への血液が十分に供給されなくなります。また、神経細胞の中にブドウ糖が変化した物質が蓄積するなどして、**糖尿病神経障害が起きます**。手足のしびれ、ピリピリした感覚から始まり、やがて、神経細胞が侵されると、けがや火傷をしても痛みを感じなくなります。

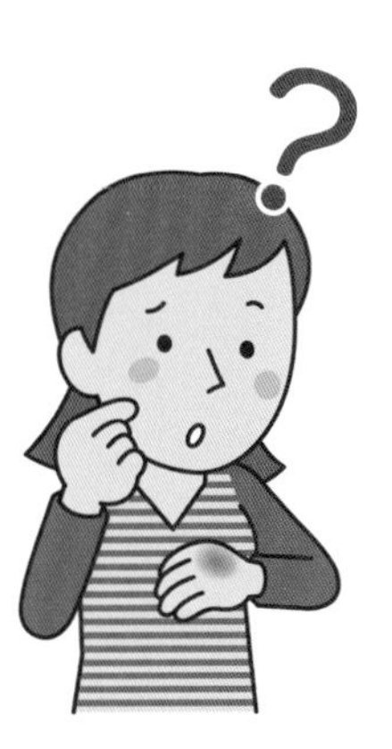

また、自律神経系にも障害があらわれ、脈の異常、便秘や下痢あるいは発汗などの症状が出現します。

◎腎臓で何が起こるの?

腎臓（じん）は血液中の老廃物をろ過して、尿として排泄する働きをしています。ろ過するのは糸球体というところで、細い血管がたくさん集まってできています。その血管がダメージを受けると、**老廃物をろ過することができず、やがて尿毒症を起こします**。そうなると、人工的に血液透析を行わないと生命が維持できません。

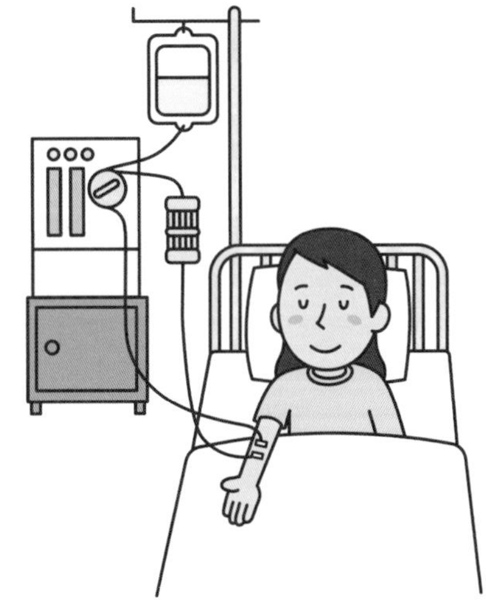

全身で起こる合併症

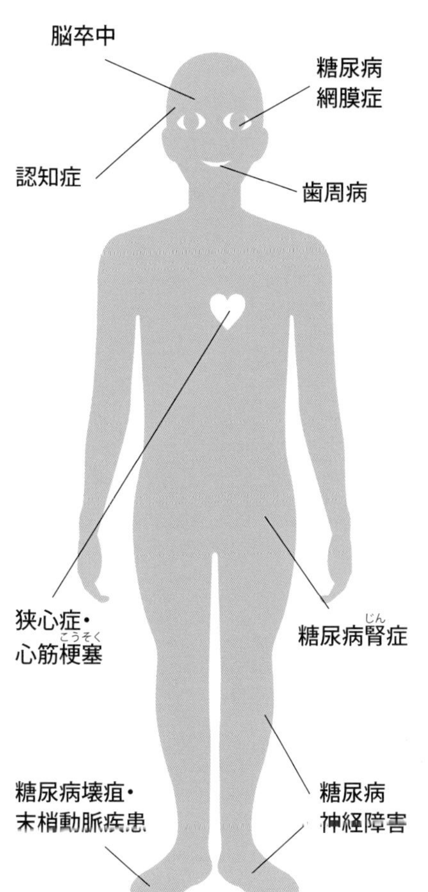

それぞれの合併症は複数が同時に進行し、治療しなければ悪化する

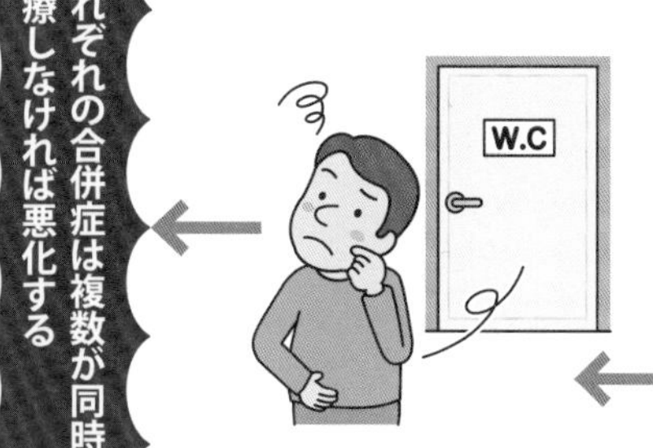

糖尿病腎症
〈発症７年目頃から〉
蛋白尿など腎臓の機能低下

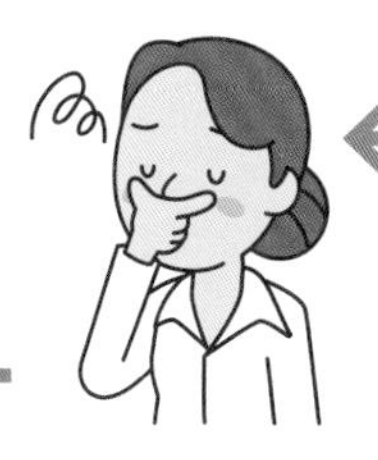

糖尿病網膜症
〈発症５年目頃から〉
目がかすむ、視力低下など

◎目で何が起こるの？

目の奥にある網膜はカメラでいうとフィルムの役割をするところで、そこにはたくさんの毛細血管が張り巡らされています。**この血管が切れたり傷ついたりして起こるのが、網膜症**です。

細い血管は切れても症状がありませんが、大出血が起こると、一部が見えなくなったり、網膜剥離の状態になり失明します。一度失明したら、視力を取り戻すことは不可能です。

増える合併症の患者

糖尿病の合併症が重症化する人は、増え続けています。

日本では、糖尿病網膜症による失明者は年間３千人以上で新たに失明する人の約18％、糖尿病腎症による透析導入者は年間１万６千人以上で新たな透析患者の約42％、糖尿病の神経障害などが原因で足の切断に至る人が年間３千人以上で全切断患者の40～45％であると報告されています。合併症も初期症状はわかりにくいものです。**予防のためには定期的に検診を受けましょう。**

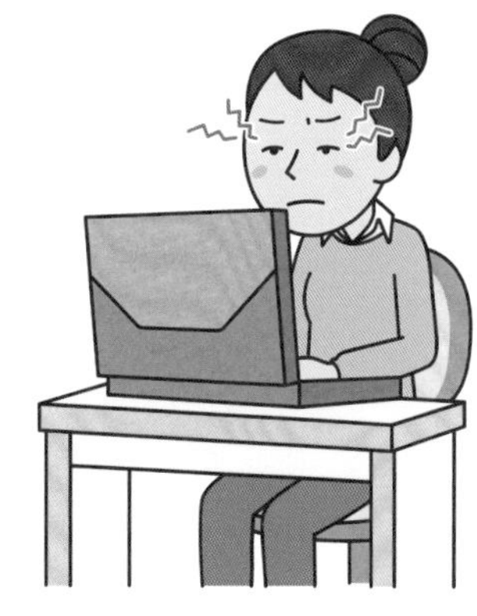

動脈硬化性の病気

糖尿病や糖尿病予備軍の人では、血液中のブドウ糖が上昇し血管の壁を傷つけ、そこにコレステロールがたまり、血管壁が硬くもろくなって動脈硬化が進行します。また糖尿病だけでなく高血圧や脂質異常も動脈硬化を促進します。

動脈硬化が進むと、血管が狭くなったり血栓で血管が詰まり、いろいろな臓器で深刻な病気を引き起こします。

心臓では狭心症や心筋梗塞、脳では脳梗塞や脳出血、胸や腹部の動脈で大動脈瘤ができたり、大腿部の動脈が詰まると足の血流が悪くなって間欠性跛行という歩行障害や、足に血が通わなくなり壊疽が起こることもあります。

動脈硬化に対する治療法は、**血流をよくする薬の治療**や、**血管の中にステントと呼ばれる網目状の筒を入れる処置**、詰まった血管とは別のルートを新設する**バイパス手術**などがあります。しかし、糖尿病に合併する動脈硬化は、全身の血管のあちこちで起こっているのが通常です。1カ所の血管の詰まりは氷山の一角にすぎないのです。

感染性の病気

高血糖になると細菌やウイルスに感染しやすく、感染症は治りにくくなります。これは、血糖値が高いと、体内に侵入した菌やウイルスなどを排除する免疫の働きが低下するとともに、血液中の糖分が細菌の栄養になって、細菌が繁殖しやすくなるためです。

靴ずれ、マメなどの傷や水虫が治りにくくなったり、風邪、インフルエンザ、膀胱炎など、感染症にかかりやすくなります。

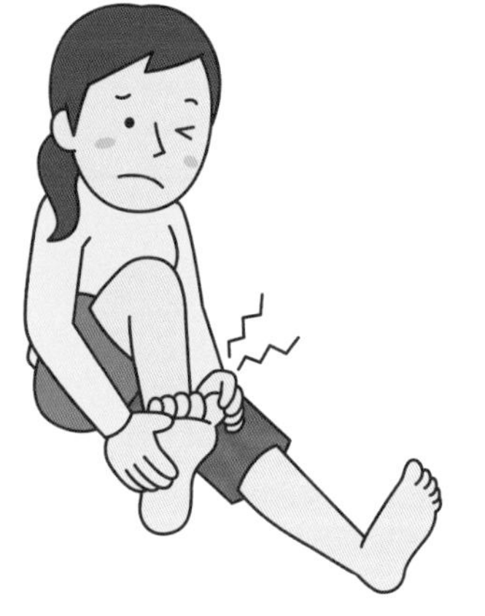

歯周病

歯と歯肉の間、歯と歯の間のすき間に食べ物のかすが残ると細菌が集まってきて歯垢（プラーク）が形成されます。この歯垢が歯肉の炎症を起こすわけですが、実は**炎症はインスリンの働きを悪くします。**

一方、高血糖では歯周病菌が繁殖しやすくなります。このようなことから、糖尿病と歯周病は互いに悪循環をもたらすといわれています。歯周病を治療すると血糖コントロールもよくなります。

認知症

糖尿病の人は、そうでない人に比べ、認知症を発症する可能性が高いといわれています。

その原因はまだすべて解明されたわけではありませんが、インスリンの作用が低下して、脳内の神経細胞でエネルギーがうまく使われないため、細胞が死滅して認知症が進行するのではないか、と考えられています。

糖尿病の薬療法

薬の種類

食事療法、運動療法をしばらく続けても効果が見られないときに、薬療法をはじめます。

目的	薬剤名（一般名）	働き
インスリンの働きを改善する	ビグアナイド薬	肝臓からのブドウ糖の放出を減らす
	チアゾリジン薬	骨格筋・肝臓でのインスリンの働きをよくする
インスリンの分泌を促進する	スルホニル尿素薬（SU薬）	インスリン分泌を促進する
	速効性インスリン分泌促進薬	短時間で膵臓β細胞に作用してインスリンの分泌を促進する
	DPP-4阻害薬	インスリンの分泌を促すインクレチンというホルモンの働きを助け、血糖値を上げるグルカゴンというホルモンの分泌を抑える
糖の吸収・排泄を変える	α-グルコシダーゼ阻害薬	腸管からの糖の吸収を遅らせる
	SGLT2阻害薬	糖の尿中への排泄を促進する

どんなときに薬を使う？

1型糖尿病や、2型糖尿病でも他の治療法で血糖がコントロールできない場合は、**インスリン療法**を行います。これは、膵臓（すい）で作れない、あるいは不足しているインスリンを注射で補う方法です。

2型糖尿病の治療は、食事・運動などの生活習慣改善が基本です。それでもよくならないときは飲み薬で治療します。1種類でよくならないときは働きの違う薬を2種類以上組み合わせます。2薬以上を組み合わせた合剤もあります。

薬剤の選択にあたっては、患者さんの性別、年齢、病気の状態や生活、家族によるサポートがあるかどうかなどから、医師が処方します。

血糖値は下げればよいというものではなく、**コントロールこそ重要**であるというのが現在の考え方です。薬による低血糖で意識不明などの危険な状態に至ることもあるからです。薬で治療している人は、低血糖が起こったときのためにブドウ糖を持ち歩くなどの準備が必要です。

糖尿病Q&A

糖尿病は、血糖コントロールができれば、健康な人と同じ生活が可能です。食事等に関するQ&Aをまとめてみました。気になった点は主治医に詳しく確認してください。

Q 食べてはいけない食材はありますか?

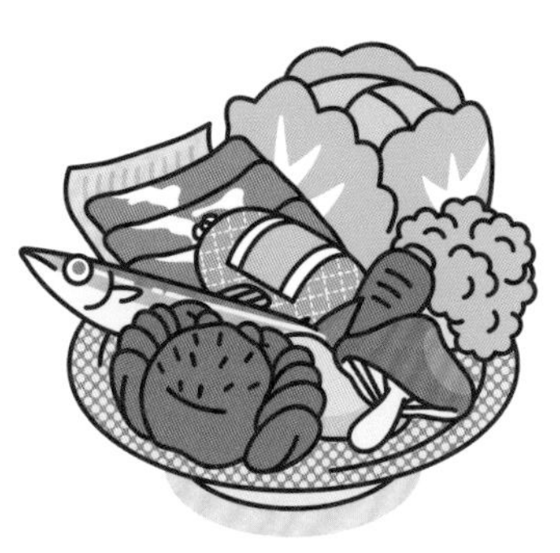

A とくにありません。糖尿病の食事療法は、血糖値をコントロールしながら、さまざまな合併症を防ぐことが目的ですから、食べ過ぎに注意しつつも、栄養素は過不足なくとることが大切です。炭水化物は血糖値を上げるとして、極端な糖質制限食を推奨する考え方もありますが、その際たんぱく質や脂質を取りすぎると、腎(じん)症や動脈硬化の進行が懸念されます。

Q 災害など非常時に持ち出したいものは?

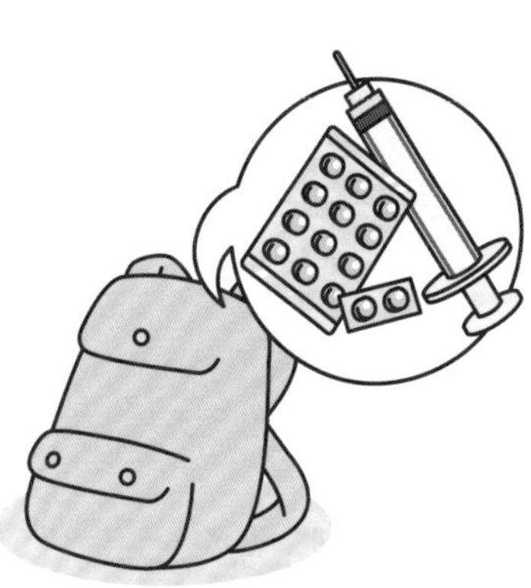

A もしもの備えとして次のものを準備しておきましょう。①災害後に医療機関に受診できないことを想定した1～2週間分の薬、インスリン製剤用の注射器、血糖自己測定器など。②主治医を受診できないときのための糖尿病連携手帳とお薬手帳、③ブドウ糖など低血糖対策用の糖分、④断水時に脱水症状を防ぐための飲料水、⑤停電でも注射や薬の確認をするための懐中電灯。

Q 海外旅行にも行けますか?

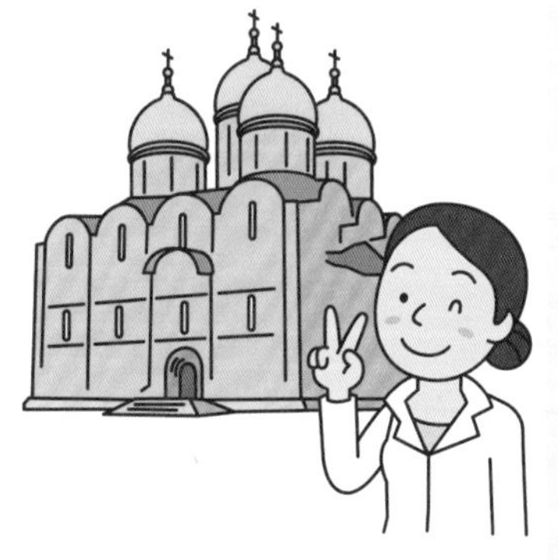

A もちろんです。ただ、インスリン療法中の人は、事前にインスリン製剤と注射器の「携帯証明書」と英文の「診断書」を主治医に作成してもらい、機内に持ち込みます。他に血糖自己測定器、ブドウ糖、食事時間があくことを想定したクラッカーなどの軽食も必要です。機内食は少し残すか、航空会社に糖尿病食の有無を聞き、あれば申し込みます。時差下での薬の服用時間などの対策は主治医に相談しましょう。

Q スープは、飲みほしてもいいのでしょうか？

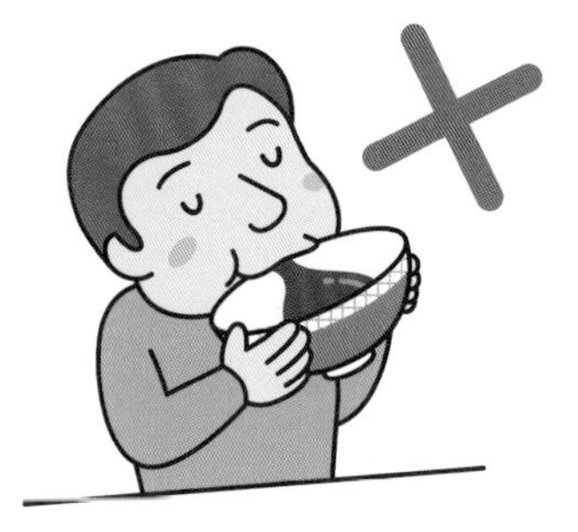

A みそ汁やスープなどの汁物は、なるべく残すようにしましょう。

ラーメンやそば、うどんなどのスープは、塩分が高くこれらだけで、１日の平均塩分量の半量を占めてしまいます。また、スープや麺は、できるだけ具の多いものを選ぶようにしましょう。汁気が減る分、減塩となります。

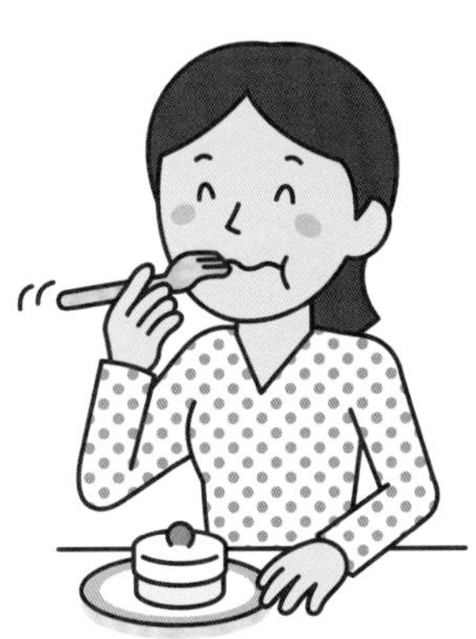

Q 天ぷら、ラーメン、ケーキがどうしても食べたい……。どうしたらいいですか？

A ガマンするのは辛いものです。食べる場合はエネルギー消費のよい昼食に食べるのがおすすめです。もちろん量は控えめにします。麺やごはんなどの主食は減らす、天ぷらの衣は全部食べない、または夜の食事を少なくして１日の適正摂取エネルギーが増えないようにする、食べた分だけ運動するなど、工夫しましょう。

Q 料理が得意ではありません。毎日、糖尿病食を作るのは大変で、続かないのですが。

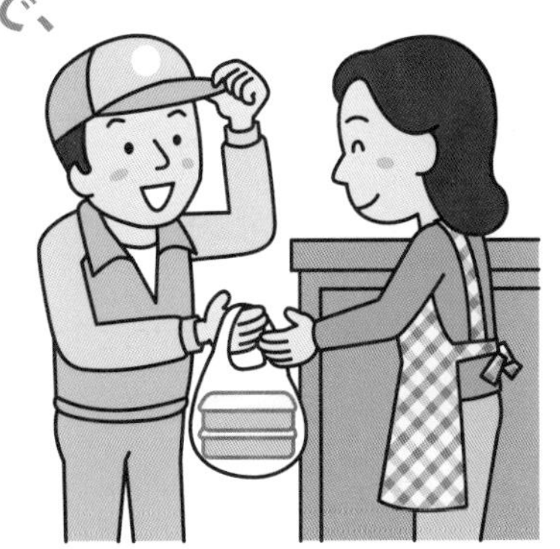

A 食事を作るのが大変なときは外食もとりいれ、ごはんを半分残したり、ソースを控えめにする、肉の脂身を食べないなど、食べ方で工夫しましょう。

糖尿病患者のために作られた食事を宅配してくれる業者もいます。自分で料理する場合の献立や味付けの参考にもなるので、試してみるのもよいでしょう。食事は毎日のことなので、無理をせずにこれらをうまく利用してみましょう。

食材別索引

※レシピの中のメイン食材を索引にしています。

汁物・スープ

麺・丼・ワンプレートレシピ

もう一品（低カロリー）

もう一品（デザート）

エネルギー別索引

※主菜、副菜、汁物・スープ、麺・丼・ワンプレート、もう一品（低カロリー・デザート）ごとに、1200～1500kcalを主体としてエネルギーの低い順番に並べています。

監修

春日雅人（かすが・まさと）

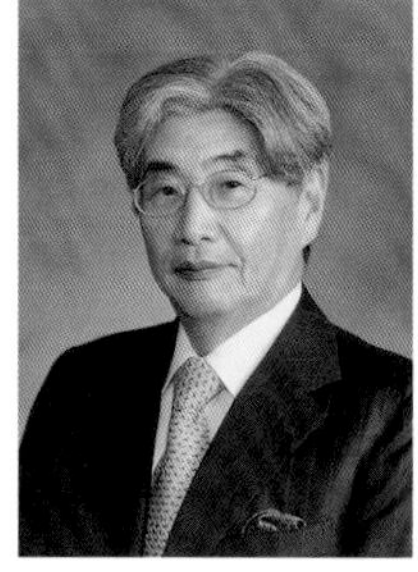

朝日生命成人病研究所所長。73年東京大学医学部卒業。東京大学医学部第三内科、米国留学、神戸大学医学部第二内科教授、神戸大学医学部附属病院院長、国立国際医療研究センター総長などを経て、現職。専門は内科学、糖尿病代謝学。日本糖尿病学会元理事長、日本肥満学会元理事長。監修書に『別冊ＮＨＫきょうの健康　糖尿病　自分のために、できること』（ＮＨＫ出版）、『明解！ あなたの処方箋　最新版　本気で治したい人の糖尿病』（学研プラス）などがある。

料理制作

金丸絵里加（かなまる・えりか）

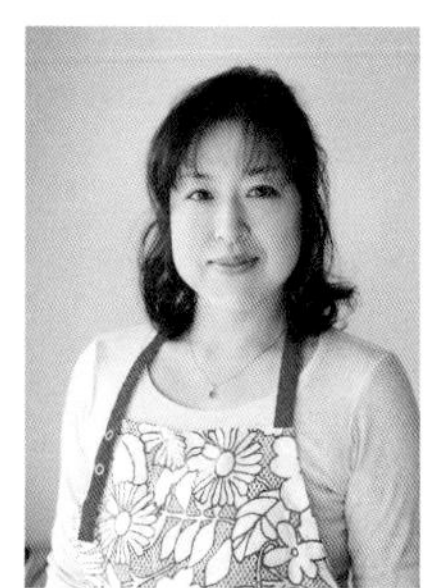

管理栄養士、料理研究家、フードコーディネーター。
女子栄養大学の講師を務める。またカロリー計算、栄養指導、飲食店のメニュー開発にも携わっている。著書に『干し野菜パパッとレシピ』（実業之日本社）、『スープジャーで作るすてきなヘルシーランチ』（東京書店）、『毎日の健康スープと煮込みレシピ』（ＰＨＰ研究所）などがある。

撮影　寺岡みゆき
スタイリング　高木ひろ子
本文デザイン・DTP　シーツ・デザイン
DTP協力　オノ・エーワン
本文イラスト　キットデザイン
執筆協力　山崎ひろみ（クロスロード）
校正　ぷれす
編集協力　ヴュー企画

※本書の情報は2021年9月時点のものです。

改訂新版　糖尿病の基本の食事

2021年11月23日　第1刷発行

発行人　中村公則
編集人　滝口勝弘
編集担当　神山光伸
発行所　株式会社 学研プラス
〒141-8415　東京都品川区西五反田2-11-8
印刷所　大日本印刷株式会社

●この本に関する各種お問い合わせ先
本の内容については、下記サイトのお問い合わせフォームよりお願いします。
https://gakken-plus.co.jp/contact/
在庫については　Tel 03-6431-1250（販売部）
不良品（落丁、乱丁）については　Tel 0570-000577
学研業務センター　〒354-0045　埼玉県入間郡三芳町上富279-1
上記以外のお問い合わせは　Tel 0570-056-710（学研グループ総合案内）